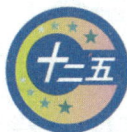

全国中医药行业高等教育"十二五"规划教材
全国高等中医药院校规划教材（第九版）

本草学概论

（供中药资源与开发、中药学类、药学类等专业用）

主　编　郝近大（中国中医科学院中药资源中心）
　　　　陈仁寿（南京中医药大学）
副主编　王家葵（成都中医药大学）
　　　　高慧琴（甘肃中医药大学）
　　　　韩　彬（广东药科大学）
　　　　张水利（浙江中医药大学）

中国中医药出版社
·北　京·

图书在版编目（CIP）数据

本草学概论/郝近大，陈仁寿主编 . —北京：中国中医药出版社，2016.8（2022.8重印）

全国中医药行业高等教育"十二五"规划教材

ISBN 978－7－5132－3472－6

Ⅰ.①本… Ⅱ.①郝… ②陈… Ⅲ.①中草药－高等学校－教材 Ⅳ.①R282

中国版本图书馆 CIP 数据核字（2016）第 131376 号

中国中医药出版社出版

北京经济技术开发区科创十三街 31 号院二区 8 号楼

邮政编码　100176

传真　010-64405721

河北品睿印刷有限公司印刷

各地新华书店经销

开本 787×1092　1/16　印张 14.5　字数 316 千字

2016 年 8 月第 1 版　2022 年 8 月第 3 次印刷

书号　ISBN 978－7－5132－3472－6

定价　42.00 元

网址　www.cptcm.com

服 务 热 线　010-64405510

购 书 热 线　010-89535836

维 权 打 假　010-64405753

微信服务号　zgzyycbs

微商城网址　https://kdt.im/LIdUGr

官 方 微 博　http://e.weibo.com/cptcm

天猫旗舰店网址　https://zgzyycbs.tmall.com

如有印装质量问题请与本社出版部联系（010-64405510）

全国中医药行业高等教育"十二五"规划教材
全国高等中医药院校规划教材（第九版）
专家指导委员会

全国中医药行业高等教育"十二五"规划教材

全国高等中医药院校规划教材（第九版）

《本草学概论》编委会

主　　编　郝近大（中国中医科学院中药资源中心）

　　　　　陈仁寿（南京中医药大学）

副 主 编　王家葵（成都中医药大学）

　　　　　高慧琴（甘肃中医药大学）

　　　　　韩　彬（广东药科大学）

　　　　　张水利（浙江中医药大学）

编　　委　（以姓氏笔画为序）

　　　　　王　辉（河南中医药大学）

　　　　　杭爱武（南京中医药大学）

　　　　　赵　杨（天津中医药大学）

　　　　　曹　宜（南京中医药大学）

　　　　　彭华胜（安徽中医药大学）

学术秘书　施　铮（南京中医药大学）

前　言

　　"全国中医药行业高等教育'十二五'规划教材"（以下简称："十二五"行规教材）是为贯彻落实《国家中长期教育改革和发展规划纲要（2010—2020）》《教育部关于"十二五"普通高等教育本科教材建设的若干意见》和《中医药事业发展"十二五"规划》的精神，依据行业人才培养和需求，以及全国各高等中医药院校教育教学改革新发展，在国家中医药管理局人事教育司的主持下，由国家中医药管理局教材办公室、全国中医药高等教育学会教材建设研究会，采用"政府指导，学会主办，院校联办，出版社协办"的运作机制，在总结历版中医药行业教材的成功经验，特别是新世纪全国高等中医药院校规划教材成功经验的基础上，统一规划、统一设计、全国公开招标、专家委员会严格遴选主编、各院校专家积极参与编写的行业规划教材。鉴于由中医药行业主管部门主持编写的"全国高等中医药院校教材"（六版以前称"统编教材"），进入2000年后，已陆续出版第七版、第八版行规教材，故本套"十二五"行规教材为第九版。

　　本套教材坚持以育人为本，重视发挥教材在人才培养中的基础性作用，充分展现我国中医药教育、医疗、保健、科研、产业、文化等方面取得的新成就，力争成为符合教育规律和中医药人才成长规律，并具有科学性、先进性、适用性的优秀教材。

　　本套教材具有以下主要特色：

　　1. 坚持采用"政府指导，学会主办，院校联办，出版社协办"的运作机制

　　2001年，在规划全国中医药行业高等教育"十五"规划教材时，国家中医药管理局制定了"政府指导，学会主办，院校联办，出版社协办"的运作机制。经过两版教材的实践，证明该运作机制科学、合理、高效，符合新时期教育部关于高等教育教材建设的精神，是适应新形势下高水平中医药人才培养的教材建设机制，能够有效解决中医药事业人才培养日益紧迫的需求。因此，本套教材坚持采用这个运作机制。

　　2. 整体规划，优化结构，强化特色

　　"'十二五'行规教材"，对高等中医药院校3个层次（研究生、七年制、五年制）、多个专业（全覆盖目前各中医药院校所设置专业）的必修课程进行了全面规划。在数量上较"十五"（第七版）、"十一五"（第八版）明显增加，专业门类齐全，能满足各院校教学需求。特别是在"十五""十一五"优秀教材基础上，进一步优化教材结构，强化特色，重点建设主干基础课程、专业核心课程，增加实验实践类教材，推出部分数字化教材。

　　3. 公开招标，专家评议，健全主编遴选制度

　　本套教材坚持公开招标、公平竞争、公正遴选主编的原则。国家中医药管理局教材办公室和全国中医药高等教育学会教材建设研究会，制订了主编遴选评分标准，排除各种可能影响公正的因素。经过专家评审委员会严格评议，遴选出一批教学名师、教学一线资深教师担任主编。实行主编负责制，强化主编在教材中的责任感和使命感，为教材质量提供保证。

　　4. 进一步发挥高等中医药院校在教材建设中的主体作用

　　各高等中医药院校既是教材编写的主体，又是教材的主要使用单位。"'十二五'行规教材"，得到各院校积极支持，教学名师、优秀学科带头人、一线优秀教师积极参加，凡被选中参编的教师都以高涨的热情、高度负责、严肃认真的态度完成了本套教材的编写任务。

5. 继续发挥教材在执业医师和职称考试中的标杆作用

我国实行中医、中西医结合执业医师资格考试认证准入制度，以及全国中医药行业职称考试制度。2004 年，国家中医药管理局组织全国专家，对"十五"（第七版）中医药行业规划教材，进行了严格的审议、评估和论证，认为"十五"行业规划教材，较历版教材的质量都有显著提高，与时俱进，故决定以此作为中医、中西医结合执业医师考试和职称考试的蓝本教材。"十五"（第七版）行规教材、"十一五"（第八版）行规教材，均在 2004 年以后的历年上述考试中发挥了权威标杆作用。"十二五"（第九版）行业规划教材，已经并继续在行业的各种考试中发挥标杆作用。

6. 分批进行，注重质量

为保证教材质量，"十二五"行规教材采取分批启动方式。第一批于 2011 年 4 月，启动了中医学、中药学、针灸推拿学、中西医临床医学、护理学、针刀医学 6 个本科专业 112 种规划教材，于 2012 年陆续出版，已全面进入各院校教学中。2013 年 11 月，启动了第二批"'十二五'行规教材"，包括：研究生教材、中医学专业骨伤方向教材（七年制、五年制共用）、卫生事业管理类专业教材、中西医临床医学专业基础类教材、非计算机专业用计算机教材，共 64 种。

7. 锤炼精品，改革创新

"'十二五'行规教材"着力提高教材质量，锤炼精品，在继承与发扬、传统与现代、理论与实践的结合上体现了中医药教材的特色；学科定位更准确，理论阐述更系统，概念表述更为规范，结构设计更为合理；教材的科学性、继承性、先进性、启发性、教学适应性较前八版有不同程度提高。同时紧密结合学科专业发展和教育教学改革，更新内容，丰富形式，不断完善，将各学科的新知识、新技术、新成果写入教材，形成"十二五"期间反映时代特点、与时俱进的教材体系，确保优质教材进课堂。为提高中医药高等教育教学质量和人才培养质量提供有力保障。同时，"十二五"行规教材还特别注重教材内容在传授知识的同时，传授获取知识和创造知识的方法。

综上所述，"十二五"行规教材由国家中医药管理局宏观指导，全国中医药高等教育学会教材建设研究会倾力主办，全国各高等中医药院校高水平专家联合编写，中国中医药出版社积极协办，整个运作机制协调有序，环环紧扣，为整套教材质量的提高提供了保障，打造"十二五"期间全国高等中医药教育的主流教材，使其成为提高中医药高等教育教学质量和人才培养质量最权威的教材体系。

"十二五"行规教材在继承的基础上进行了改革和创新，但在探索的过程中，难免有不足之处，敬请各教学单位、教学人员及广大学生在使用中发现问题及时提出，以便在重印或再版时予以修正，使教材质量不断提升。

国家中医药管理局教材办公室
全国中医药高等教育学会教材建设研究会
中国中医药出版社
2014 年 12 月

编写说明

　　本教材是由南京中医药大学段金廒教授担任总主编的中药资源与开发专业系列教材之一，是全国中医药行业高等教育"十二五"规划教材。本教材遵循国家教育部提出的"教材一定要保持中医药特色，体现继承性、科学性、先进性、启发性及实用性"的原则，在国家中医药管理局教材建设工作委员会的宏观指导下，以全面提高中医药人才的培养质量、积极与医疗卫生实践接轨、为临床服务为目标，依据中医药行业人才的培养规律和实际需求，由国家中医药管理局教材建设工作委员会办公室组织建设的，旨在正本清源，突出中医思维方式，体现中医药学科的人文特色和"读经典，做临床"的实践特点。

　　本草学作为中药学的分支学科，是以我国历代本草为研究对象，探析古代药学理论、药学实践经验及药物品种延续与变迁规律等的一门学科，具体研究内容包括历代中药文献、中药发展史、中药材品种考证及传统药物学中的炮制理论与方法、药性理论、临床效用、用法用量、使用注意等。本教材突出了中药学的传统特色，介绍了本草学的基本概念、基础理论、常见研究思路与方法和主要研究对象，并结合现代中药发展实践，介绍本草学在中药资源、生药学、药性理论与临床等各方面的应用情况和应用实例，为有效继承和发展我国传统药学的学术精华提供基础。

　　本教材分上、下两篇。上篇为本草学基础，下篇为本草学应用。其中，第一章由郝近大编写；第二章第一节和第四节由王家葵编写，第二节由赵杨、杭爱武、韩彬、曹宜编写，第三节由张水利编写；第三章第一节至第八节由陈仁寿编写，第九节由施铮编写；第四章第一节、第二节和第四节由郝近大编写，第三节由彭华胜编写；第五章第一节和第二节由曹宜编写，第三节由杭爱武编写；第六章第一节由高慧琴、王辉、韩彬编写，第二节由曹宜编写；第七章由陈仁寿、曹宜编写。

　　本教材的编写工作得到中国中医药出版社、中药资源与开发专业国家"十二五"系列规划教材总主编的指导和支持。由于本教材为本草学的首本本科教材，不足之处在所难免。望广大读者提出宝贵意见，以便再版时修订和完善。

《本草学概论》编委会

2016 年 5 月

目　录

上篇　本草学基础

下篇　本草学应用

上篇 本草学基础

第一章 绪 论

第一节 药、本草与本草学

随着现代学科发展日益细化的趋势，本草学作为一门学科，首先应该明白该学科的概念或定义。众所周知，自古至今本草学主要的研究对象都是药，也就是说本草学与药物有着密不可分的关系。为了说明本草学的概念，首先应该说明"药"与"本草"的含义。

一、古代"药"的含义

现代的"药"字是简化字，而在古代汉语中与这个"药"字相对应的有两个字。

其一是"藥"，从含义解释来看，这应该是"药"的正体字。《唐韵》注音：以灼切。《古今韵会》注音：弋约切。汉语拼音注音为："yào"，即与今之"药"发音相同。在含义方面，许慎《说文解字》曰："治病草。"《史记·三皇本纪》曰："神农氏尝百草，始有医药。"《急就篇》注："草木、金石、鸟兽、虫鱼之类，堪愈疾者，总名为药。"从以上注释不难看出，古代的"藥"与现代"药"的含义完全相同，即来源于自然界的植物、矿物、动物等而可以治疗疾病的物品，统称为药。

其二是"葯"。《唐韵》注音：於略切。《古今韵会》注音：乙却切。汉语拼音注音为："yuè"，从发音上看与"藥"是完全不同的。在含义方面，《博雅》曰："白芷其叶谓之葯。"《山海经》曰："崃山，其草多韭薤，多葯。"从含义上看，"葯"只是指白芷这种植物的叶子，而与"藥"无关。

此外，在植物学名词中，将花的雄蕊顶端，包含有花粉的粉囊，称之为"药"或"花药"，此处的"药"也与"藥"无关。

二、本草的概念

"本草"一词始见于《汉书·郊祀志》:"方士、使者、副佐、本草待诏,七十余人皆归家。"唐·颜师古注:"本草待诏,谓以方药、本草而待诏者,盖官名也。"《汉书·平帝纪第十二》:"征天下通知逸经、古记、天文、历算、钟律、小学、《史篇》、方术、《本草》,以及《五经》《论语》《孝经》《尔雅》,教授者……遣诣京师,至者数千人。"《汉书·楼护传》:"护少随父为医长安,出入贵戚家,护诵医经、本草、方术,十数万言,长者咸爱重之。"从以上三条引文的前后行文来看,"本草"一词在此三处均不可作"药物"解,即"本草"在其原始出处绝非是作为"药物"的代称而出现的。很明显,此三处的"本草"在当时是作为一种专门的学问或某一类知识的代称。

但从多年来中医药领域发表的有关本草的专著或论文来看,业内人士对于"本草"概念的认识并不统一。例如,《简明中医辞典》指出,"中药的统称或原始称号……五代韩保昇谓:'按药有玉石、草木、虫兽,而直云本草者,为诸药中草类最多也。'故本草又是我国历史上记载中药的著作所通用的名称,如《神农本草经》《本草纲目》等"。《辞海》1966年版中,"本草"条与此大致相同。《中医词释》(河南科学技术出版社出版,1983年)曰:"本草,中医的药物学和药理学的统称。"《辞源》曰:"本名《神农本草经》,三卷。因书中所记各药以草类为多,故称《本草》。"《中文大辞典》曰:"书名,《本草经》也。"《中国医学大辞典》曰:"记载药品书之通称。"以上所录诸条可谓为当代语言词汇学及中医药专业术语方面的权威性注释,但若将这些与解释"本草"一词的原始出处及历代文献应用实例进行分析对比,不难看出其中某些注释与其历史本义相去甚远。

对以上各条引文进行总结,"本草"一词的含义大致可归纳为三个方面:一是指药物(中药的统称),二是指中医的药物学,三是指包括《神农本草经》在内的历代药物学著作。

当代本草学大家——中国台湾的那琦先生指出,"'本草'一词于出现之当时,未见有加以注释其含义者,后世所论,多属臆说。自今日之观念言之,本草者,乃中国古代之药书也,或谓为中国古代之药学,亦无不可,惟不得指本草为药物"。

综上所述,"本草"的概念可以定义为:在其原始文献出处是作为有关药物学知识或记载这门知识书籍的代称,而在《神农本草经》一书广泛流传后至晋唐一段时期内,"本草"则成为该书的简称(在以后至近代亦颇流行),直至唐宋以降,"本草"则是指中国古代传统药物学或传统药物学著作。

三、本草的广义与狭义之说

从目前已发表的有关本草的论文可以发现,即使是在同一篇文章中所用"本草"的含义亦有所不同。有时此处是指古代药学著作,而彼处又指药物。所以,目前也有学者认为"本草"之含义应有广义与狭义之分,即广义是指药物,狭义是指药书。事实上,药书与药物虽有相关联之处,但却是两个完全不相同的概念。而且随着时代的进展，药物或中药早已成为通行的词汇，即便是在中医药学术领域内，"本草"也完全没有必要成为中药或药物的同义词。另一方面，从词汇学的角度来看，在汉语词汇中已成为某一事物或某一书籍代称的名词，就称为固定词组，其词义范围均被严格限定。这一类成为固定词组的名词在其相应的著作中使用时，一般均失去了该名词的表面含义。所以根据历史的沿革及当前的学科现况，或者说为了避免概念的混淆，"本草"一词不宜指代药物或中药。

四、本草学的概念

在搞清了"本草"的概念之后，"本草学"的概念应该说就可以迎刃而解了。古代的"本草之学"仅见于宋代《本草图经》序："昔神农尝百草之滋味，以救万民之疾苦。后世师祖，由是本草之学兴焉。"这一词汇在其他古代文献，甚至是历代本草医学著作中几乎无见。故严格来说，"本草学"应属于现代的概念。大约在20世纪初，时逢欧风东渐，学术界一系列尾接"学"字的新名词随之而生，"本草学"一词大约就产生于这一时代。

自鸦片战争以来，西医西药大量涌入我国，合成药物市场日渐增大，现代药物学说亦逐渐流行，在我国的药物学领域里就自然形成了传统药学与现代药学两个体系并立的局面。传入的化学药物一般被称为"西药"或"洋药"，与之相区别的"中药"一词虽在当时已有使用，但颇不流行，而在论及我国传统药物时往往以"国药"或"本草"相称。这种称谓在当时的医药学文献中相当普遍，而且一直流行至19世纪50年代中期。如50年代初一些中医药学校的中药学教材均名为《本草学讲义》《本草概论》等。

在21世纪的今天，人们通过几十年来的研究实践，已经认识到中药学的现代科学研究必须以中药的传统理论与经验为指导。因此，不论是现在还是将来，整理、研究我国历代本草都有着极其重要的理论意义与实际意义，也即是说，研究本草在当前或将来均有其存在和发展的必然性。

目前，中药学已发展成为一门包括生药、剂型、炮制、化学、药性、药理等多种分支学科的综合学科。而从目前对"本草学"研究的实质内容来看，"本草学"已成为中药综合学科下的一个分支学科。那么现在的"本草学"与"中药学"到底是什么关系呢？答案可以从国家学科设置标准中找到：在中华人民共和国国家标准GB/T13745—92、GB/T13745—2009学科分类与代码中，本草学是中药学下属的二级学科，代码为3604020。由此可知，现代的本草学是中药学下属的一个子学科。

第二节 本草学的研究对象与内容

本草学作为中药学下的一个分支学科，有着其他任何兄弟学科所不能兼顾的研究对象。如前所述，本草学侧重于我国古代药物学著作及药物学理论与实践经验的研究。但就中药理论体系而言，古代药物学与现代中药学并无本质区别，后者正是前者的发展、补充与提高，即现代中药学各分支学科均可视为古代药物学的延续。但是，历史上任何连续发展的事物，均有其相对应的时间性或阶段性。由于我国古代文字、刻板、绘图、印刷等的历史限制，致使一些传世的药学著作成为孤本、善本，不便为后人掌握运用。同时由于年代久远，使得药学理论及药物品种方面均存在不统一甚至混乱的现象。而这些前代遗留下的问题，直接影响着现代中药研究的发展及人民大众的医疗用药。所以，对古代药物学遗留给我们的宝贵经验及诸多问题，均需要认真对待，进行专门的研究。从目前的情况来看，对这些问题的研究，均不能为中药学内的其他分支学科所包括。因此，可以认为本草学的研究对象应当是我国历代本草及其所记载的古代的药物学理论与实践经验。

本草学的研究内容包括历代中药文献、中药发展史、中药材品种考证，以及传统药物学中的炮制理论与方法、药性理论、临床效用、用法用量、使用注意等。

第三节　本草学的定义与性质

研究任何问题都不应当先从定义出发，研究本草学的问题也是如此，不能先人为地规定出本草学的定义。学科定义的确立均应在具备了相当的研究结果的基础上，加以讨论、总结而形成。通过对近百年来本草学研究事实的总结分析，并在明确了本草学的研究对象及范围的前提下，可以认为本草学的定义是：本草学是研究我国历代本草，古代药学理论与经验及其形成发展的规律，以及药物品种延续与变迁的一门科学。

同时，从大量的本草学研究事实中可以看出，尽管某些研究项目也需要进行实地调查或实物研究，但从总体来讲，本草学研究的本质应属于文献学的范畴，即研究工作的重点是古代文献。有人认为中药品种本草考证学不是一门纯粹的古文献考证学，但其考证手段主要是通过古代文献，其结果亦只能为中药品种的鉴别提供古代文献依据。故从各个研究方面看，本草学实质上是中药学与文献学交叉而形成的一门学科。

第四节　本草学在现代中药研究中的作用

我国历代本草不但内容丰富，而且各具特点，既反映出古代医药学家的独特药学理论，也反映出由实践而得到的、行之有效的治病经验和有关药物的各方面的知识，是我国传统药学之大总结。这些宝贵经验和知识，有很多至今仍在应用和流传。因此，整理研究历代本草，深入了解其内容实质，分析比较其特点，探明其传承关系，总结药物的理论与实践知识，探讨中药的演进发展规律，对于医疗、科研、教学、生产和中国医药学史研究，以及对于提高中药质量、保证中药临床用药的准确性等方面，无疑都有着重要意义。事实上，本草学研究与现代的中药研究有着不可分割的联系，中药研究离不开历代本草，否则就会成为无源之水、无根之木。本草学研究的作用可以概括为以下几个方面：

一、辨章学术，辨别真伪，为继承和发展我国传统药学铺路架桥

据调查，现存的本草有1000余种，已亡佚的历代本草数量则更多，而且广泛记载

有古代药学知识的经史子集等各类古籍更是浩如烟海。一方面，就其作者而言，自两汉至晚清，上下两千余年，各自所处的时代、环境、社会状况、职业、个人所长、实践范围等均不尽相同，因而在每一部本草中所反映出来的学术观点及其特点亦都有所不同。同时由于历史条件所限，一些本草中也夹杂着某些封建迷信之糟粕，如不加以整理则影响学习与继承。因此，如何科学、客观地评价每一部本草，突出其所长，指出其所短，恰是正确继承与学习的前提之一。另一方面，在众多本草古籍中，由于相互引证、抄录、翻刻，常有真伪相杂或篡改原著而致混乱的现象，使近代国内外学者造成大量的引证错误，不同程度地影响了中药科研工作的质量。

本草学研究的作用之一，是将历代诸家本草的内容梗概、义理短长、价值特点、版本源流，以及诸药物学家的成就、流派和师授渊源等介绍给读者，以加强中医药专业队伍及其他人士对我国传统药学的认识与了解。同时，通过目录学的研究，为今人及后人开发利用这一宝贵遗产起到铺路架桥的作用。

二、总结药性理论，突出中药学传统特色

我国传统药物学中精华之精华，莫过于创立了一套与中医阴阳五行等传统理论相适应的药性理论学说，包括药物的形色气味、君臣佐使、归经、升降浮沉、七情宜忌、畏恶反杀等。这些理论贯穿于古代药物学的各个方面和各个环节，我国历代本草亦均将这部分内容作为其重要组成部分之一。

从历代本草中可以看出，药性理论也并非自始就很完整，也是有一个从低级到高级、从简单到复杂这样逐步发展完善的过程。如早期的《神农本草经》中只记载了性味、功能主治等，直至宋元以降，药性学说才趋于完善。

通过本草学研究，将历代本草中各个时期所增入的药性学说进行归纳整理与分析比较，探讨其演变的历史背景和原因，并总结药性理论的形成及特点，为当前及今后的中药药性理论的实验研究提供可靠的线索与依据。在过去几十年中，曾对这一部分精华未能给予足够重视，甚至对某些现在尚不能解释的理论无端斥为糟粕。可以说，如不重视对历代本草传统理论的研究与继承，突出中医药传统特色则无从谈起。

三、澄清中药材品种混乱，考证历代本草的用药品种基原

中药材用药品种的混乱现象，多年来一直相当普遍。历代本草中所载药物常出现名实不符或同名异物，或同物异名，或一名数物，或一物数名，或因避讳或方言而更名等，这种现象极为混乱，严重影响着中医疗效。

通过对历代本草中药物品种记述的深入考证研究，可以分析出中药材品种产生混乱的历史原因，并为确定用药正品提供可靠的依据。这是纠正目前中药品种混乱现象的重要途径之一。

1. **澄清中药材品种混乱现象** 中药材品种的混乱现象自古有之，历代著名的本草学家都为澄清这种混乱现象进行了大量的工作。从历史发展和经济价值的角度来看，只要中药材作为商品在市场流通，其品种混乱的现象就必然存在，只是混乱的品种及混乱

的程度、多少有所变化而已。单味药材的品种考证，是澄清这种混乱现象的重要手段之一，它能从复杂的异物同名品种中区分出哪个是经受过长期历史考验的传统的药用正品，并为确定药材正品提供文献依据。

2. 搞清中药材品种的历史演变规律   中医药学在两千多年的发展过程中，所用的药材品种既有延续又有变迁。有些品种，如人参、甘草等，从最早的本草记载至现代中医临床的应用，其品种始终不变；而有些品种，如枳实、枳壳、延胡索、巴戟天等，在各个历史时期所用的品种有所变化，与现今中医临床应用的品种有所不同。由此可见，在各个历史朝代中被称作同一药名的品种，其植物基原可能有所不同。搞清这一点，对于准确地继承传统用药经验十分重要。

3. 按现代植物分类系统，搞清重点古代本草的药物品种   这是自 20 世纪以来我国生药及本草工作者一直所努力追求的方向。准确彻底地按现代植、动、矿物分类系统考证清楚古代重点本草（如《本草纲目》）所记载的药物品种，对于深入挖掘、整理古代药学遗产，利用植物亲缘关系开发新药，具有重要意义。

4. 古方药物的品种考证   对古代医方中的药物进行品种考证，有利于传统医方的发掘与继承，并为新药研究开辟道路。例如青蒿素的发现，就是从研究晋代葛洪《肘后备急方》中的青蒿治疟病方，再经过科学试验而取得的科研成果。研究中药十八反时也须注意中药材品种的考证。例如大戟反甘草的问题，古方大戟为大戟科植物京大戟，倘若以现时茜草科红芽大戟与甘草配伍的反应来论证中药的十八反，就很有可能得出与前人不同的结论，如因此而否定古人长期以来的用药经验，就不免有失察之处。诸如此类，凡涉及一些重要问题的是非，均需要通过中药品种的考证来提供必要的佐证。

四、为当代中药材的生产、加工与炮制提供历史依据

药材的生产、加工与炮制是药物学的重要内容之一。当前一些中药的加工炮制技术均是自古相传至今，但在相当长的历史发展过程中，众多医家根据自己用药的心得体会，对中药的加工与炮制提出了各种不同的要求，故在历代本草及方书中也存在着某些不同的见解。

通过本草学研究，将历代本草中各个时期的加工炮制技术进行分析比较和系统整理，探讨其演进变化的历史背景和原因，并总结炮制理论的形成与特点，为当前及今后中药材的加工与炮制提供可靠的依据。对中药材的种植生产技术，可以用与现代科学相结合的方法，加以系统研究和整理，如学习生产道地药材（或称地道药材）的特殊技术和宝贵经验，研究地道药材的质量与植物地理学的关系等，用以指导当前中药材的生产。

五、开阔药源，为筛选出更多疗效卓著的药物提供线索

历代本草，尤其是唐、宋以后的诸家本草收载有大量经过临床反复验证的、行之有效的民间单方、验方。这部分内容对筛选防治常见病或疑难杂症的有效药物，是不可忽视的重要方面。因此，如果对历代本草中的附方进行系统的整理与研究，并结合临床验

证，将会为进一步开阔药源，为筛出更多的治病良药提供线索。

六、为中药学以外的各学科提供必要资料

历代本草在记载我国古代药物学的同时，也涉及其他多种学科的知识和经验。如对矿物的分布与提炼加工技术及提炼过程中一些奇妙的化学变化，植物的分布与生态、形态与分类、栽培及其多种经济利用途径，动物的形态、习性、亲缘关系及捕捉方法，以及各地的地理、物产和风俗等，均有较详细的记载。此外，我国历代本草在编撰体裁上极其严整、各具特色，叙述上笔墨精练、形容毕肖，表现出叙事状物的高度创作技巧。

通过对本草学的研究，将散在于历代诸家本草中有关各学科的知识分别加以系统整理，使之便于查考，必将对中药学以外的多种学科具有一定的借鉴作用。

第五节　本草学的主要研究思路与方法

一、注重版本差异，尽量选择善本

运用历代本草首先应该注意版本问题。因为一部流传较广的本草著作，在不同的时期往往会有不同的版本，然而，由于各种主客观因素的影响，版本与版本之间也许存在着一定的差异，这种差异很可能将读者引入歧途，茫茫然无所适从，甚至导致得出错误的结论，正所谓"差之毫厘，失之千里"。当然，版本学乃是一专门之学问，必须努力学习与钻研，才能达到运用自如的地步。如《本草纲目》共有一百多个版本，在这为数众多的各种版本中，有的区别是显而易见的，有的则必须仔细比对才能发现。明清时代的古代刻本以金陵本为善本，可惜国内馆藏仅存三部，学者查阅起来很不方便，目前学术界普遍认为人民卫生出版社校注本较好。因此，如果要研究《本草纲目》或者引用其中某些内容，那么最好选择金陵本或者人民卫生出版社校注本，以免出现不必要的讹误。

二、正确引用原文，避免张冠李戴

像《证类本草》这样体例繁杂的本草文献，对宋以前的本草是层层套叠、环环相扣的，如果没有搞清其中的传承关系，就贸然引用其中的某段原文，往往容易张冠李戴而闹出笑话。《证类本草》之所以重要，就在于它保存了宋代以前重要本草有关记载的精华，而且还保存了《本草图经》的药图。这部书的优点还在于它忠实古本草的原文。因此，它是学习研读本草的最重要文献。明代李时珍的《本草纲目》较《证类本草》晚出，所收的药物品种远较《证类本草》多。它是集16世纪以前本草大成的杰出著作，当然更是必读之书，但是它在引用前人有关记述方面时对原文时有改动，乃美中不足之处。因此，凡是《证类本草》与《本草纲目》在引用古文献方面有出入时，应以《证类本草》为准，这一点是值得注意的。

三、语言文字剖析深透

我国古代语言文字之学，古人称之为"小学"，包括字形、字音、字义之学。我们

但称语言文字，而音韵、训诂已在其中。所谓训诂，是指我国古代的一种词义解释的工作，即用易懂的、众所周知的语言来解释难懂的或只有少数人能懂的语言，以当代语言解释前代语言，以标准语解释方言，以常用词解释生僻词等。把文字、音韵、训诂弄清楚，剖析深透，是整理历代本草文献和品种考证的基本功。

《尔雅》和《说文解字》是本草考证常用的两部古代主要辞书。《尔雅》的作者不可考，大约先秦时已有，后来经过许多人的增补，最后成书于汉代。书名《尔雅》，尔，近也，雅，正也，就是取其"近乎正"的意思。"正"也含有正字义、正事物之名的意思。《说文解字》（以下简称《说文》）是我国古代流传至今最完整和最早的一部字典，为东汉人许慎所作。有许多汉字的古义早已失传，幸赖《说文》的解说才得以保存下来。这对于阅读、解释和印证古籍，都有很大的帮助，而且它对动物、植物、矿物、医学及天文、地理等方面的知识也非常广博和精审。总之，这两部书都是我国古代的百科性辞书，在考证古代药名、字义方面能起到释疑解惑的作用。

在上下几千年的历史长河里，中国文字经历了无数次的演变与发展，才最终形成了今天这样的形式。正是由于中国文字的特殊性和复杂性，古代文献中普遍存在一字多音、一字多义的现象，通假字、异体字、避讳字更是层出不穷，令人难以卒读。历代本草也不例外，我们在运用时也必须注意到这个问题，要学会充分利用各种工具书，遇到问题随时翻检、查阅，并认真做好札记工作。长此以往，锲而不舍，这方面的能力就一定会得到较大的提升。

四、了解作者思想，把握文献宗旨

历代本草的内容和形式往往取决于作者的思想方法，重书轻人不免会带有局限性，而重人轻书同样是不可取的。我们了解某一时期本草作者的总体情况，往往有助于抓住某一时期的特色。把握某一时期本草文献的宗旨，各时代本草发展的特点和总趋势就朗若列眉。例如，对早期本草整理做出巨大贡献的陶弘景是南北朝众多道家中的一员，自称"以吐纳余暇，游意方技"，所以在他的著作中掺杂着大量与方士有关的内容。唐、宋的本草编纂者以名宦大儒为多，自然多从典籍文献入手，勾稽编订，校勘汇纂。金元至明清的本草作者，大多数是临床医生，因而他们特别注重临床药效与理论的探求。

五、重视药图，考察版本

在考证药物基原的工作中，对本草药图的考察一般能起到辅助参考作用。如在文字表达不完备时，药图就具有关键性的作用。宋·苏颂《本草图经·序》云："昔唐永徽中，删定本草之外，复有图经，相辅而行，图以载其形色，经以释其同异，而明皇御制，又有《天宝单方药图》，皆所以叙物真滥，使人易知，原诊处方有所依据。"清·黄宫绣《本草求真》药图（乾隆本）之首记曰："遐方异物，按图可索。"即古人认为，药图有帮助辨药真伪和可以按图索骥之功。吴其濬《植物名实图考》在讨论大血藤时说："过山龙俗名甚多，不图其形，无从审其是否。"显然，附有药图的本草，较之没有附图而只有文字描述的本草，对药物品种考证来说，相对更直观、更精确一些。但如一书由于多次翻刻，其图版亦因之而有所变动的话，则在考证时应以原版或早期版本为准，否则结果是不可靠甚至是错误的。例如查考《本草纲目》的药图，就应该以金陵胡承龙本为准，江西夏良心本亦属金陵本系统，在看不到金陵本的情况下，亦可代用，但古临钱蔚起本（武林钱衙藏版，杭州本）和合肥张绍棠本则多有篡改，不足为据。

在分析研究药图时，要运用植物分类学的知识，掌握植物物种的特点，方能敏锐地看出药图的特征。例如旋覆花有多种，花序的大小、多少、叶基的形状都对分种密切相关，审图时要留心这些特点，而后才能从图上考订其品种。在文图对照，引用《本草纲目》有关文字时，应以近年人民卫生出版社出版的《本草纲目》校点本为准。

考证中药品种，现时国内有图可供参考的几部重要本草有《证类本草》《履巉岩本草》《救荒本草》《本草纲目》《本草原始》《植物名实图考》等。

六、特产药材，查考方志

地方志，简称方志，是记述地方情况的史志，有全国性的总志和地方的州郡府县志两类。我国方志起源很早，如《尚书·禹贡》记载方域、山川、土质、物质、贡献，《山海经》记载山川、形势、土性、怪异、古迹和道里之远近、物产之大概，二者皆具有总志的性质。地方性的方志，以省为单位的常称通志，以县为单位的常称县志。方志分门别类，取材丰富，不仅为研究历史及地理的重要参考资料，对研究动物、植物、矿产、药材也均有参考价值。方志中的科技篇，就记载有医药的史料。我国古代医药学家早就重视利用方志来搜集和考证药物的起源产地、品种、质量、栽植等。陶弘景曾经参考过班固撰写的《汉书·地理志》等方志，李时珍本人在撰写《本草纲目》时引用参考的经史书目达到四百四十家（种）之多，方志类达三十五家（种）以上。赵学敏在撰写《本草纲目拾遗》时所参考引用的方志又大量增加，各省、州、府、县志合计有九十一种。

地方志对考证中药材品种，特别是当地特产中药和道地药材有重要的参考价值。如杨竞生、曾育麟在考证鸡血藤膏时，就查考了云南的《顺宁府志》和《云南通志》；陈毓亨在研究姜黄和郁金（温郁金）时，就查考过浙江的《瑞安县志》；程志立在研究罗汉果药材标准时，起初对其进行历史考查，然而遍查历代本草均无载，最后还是从清代嘉庆年间朱依真纂修的《临桂县志》及联丰纂修的《永宁州志》中查得罗汉果，志中不仅有罗汉果的名字，并有其形态、性味、效用等项记载。如此等等，说明了地方志能提供历代诸家本草未曾提供的，即遗漏于本草以外的资料。这些宝贵资料，有时确能解决一些药物品种考证中的某些关键性的问题。张国淦编的《中国古方志考》（中华书局，1962 年出版）为古代方志书的综合书录。朱士嘉编的《中国地方志综录》（商务印书馆，1958 年出版）等均为查阅地方志的重要参考书。

第二章 历代本草文献

第一节 综合类本草

一、《神农本草经》

《神农本草经》亦称《神农本经》《本草经》《本经》，是我国第一部以"本草"为名的药物学著作，成书于东汉早期，作者不详，因为崇古的缘故，托名"神农"。《神农本草经》原书亡佚甚早，但其主体内容通过《本草经集注》《新修本草》《证类本草》保存了下来，南宋以来便有多种辑本，不同辑本间的文字小有出入，以清代孙星衍辑本、日本森立之辑本为优。

在篇章结构上，《神农本草经》由"总论"与"各论"两部分构成。

《神农本草经》的序例篇幅不长，类似于现代药学著作之总论，涉及药材学、调剂学、药物治疗学等多个方面，由此确定的基本原则，对后世本草理论的发展影响甚大。例如，序例说："阴干暴干，采造时月，生熟，土地所出，真伪陈新，并各有法。"这些都是与药物产地、采收、加工、贮存等有关的要素。曰："药性有宜丸者，宜散者，宜水煮者，宜酒渍者，宜膏煎者，亦有一物兼宜者，亦有不可入汤酒者，并随药性，不得违越。"这里强调剂型应当因地制宜，根据各药的特性而采选不同的剂型和调剂手段。曰："病在胸膈以上者，先食后服药；病在心腹以下者，先服药而后食；病在四肢、血脉者，宜空腹而在旦；病在骨髓者，宜饱满而在夜。"这是关于药物用法的规定。遵用至今的中药药性理论，如四气、五味、毒性，以及方剂的君臣佐使、七情配伍，皆由《神农本草经》奠定。序例说："药有酸咸甘苦辛五味，又有寒热温凉四气及有毒、无毒。""有单行者，有相须者，有相使者，有相畏者，有相恶者，有相反者，有相杀者。凡此七情，合和视之，当用相须、相使者良，勿用相恶、相反者。若有毒宜制，可用相畏、相杀者；不尔，勿合用也。"

《神农本草经》载药365种，分为上中下三品，序例中还谈到了分品的原则：

上药一百二十种为君，主养命以应天，无毒，多服久服不伤人。欲轻身益气，不老延年者，本上经。

中药一百二十种为臣，主养性以应人，无毒有毒，斟酌其宜。欲遏病补虚羸者，本中经。

下药一百二十五种为佐使，主治病以应地，多毒，不可久服。欲除寒热邪气、破积聚、愈疾者，本下经。

这种按照药物"善恶"区分品质的观念，源于汉代天人感应学说，由此确定上品药养命为君，中品药养性为臣，下品药治病为佐使，不免僵化。值得注意的是，这段描述也提示了，毒性有无乃是确定药物三品地位的关键因素，若进一步分析则能看出，《神农本草经》的作者对毒性有确切的认识。

按现代毒理学定义，药物的毒性反应可分为急性毒性和慢性毒性两类，其中急性毒性多由单次用药剂量过大造成，而慢性毒性则与用药时间过久，药物在体内蓄积有关。《神农本草经》已能区分这两类毒性。序例中说上药无毒，多服久服不伤人，其中"多服"与"久服"是两个不同性质的概念，多服指单次剂量过大，久服指连续用药时间过长。虽然此处是说"上药多服久服不伤人"，但也正表明《神农本草经》的作者已经认识到有的药物多服会伤人，有的药物久服会伤人。换言之，多服伤人属急性毒性，久服伤人属慢性毒性。

不特如此，《神农本草经》对药物的精神神经系统的毒理表现记载甚详，如云："麻蕡，多食令人见鬼狂走。"麻蕡应是大麻 Cannabis sativa L. 的雌花，含大麻酚（cannabinol），有强烈的致幻作用。而四氢大麻酚（THC）服用 20mg 以上，即可令人产生妄想和幻觉，闭目时发生幻视，看到颜色可出现闪光。所谓"令人见鬼"，正是吸食大麻过量的中毒表现。《神农本草经》又云："莨菪子，使人健行见鬼，多食令人狂走。"这一作用则与茄科植物所含的阿托品类生物碱如阿托品（atropine）、东莨菪碱（scopolamine）过量中毒的中枢反应有关。

《神农本草经》还涉及有毒药物临床使用的基本原则。序例云："若用毒药疗病，先起如黍粟，病去即止，不去倍之，不去十之，取去为度。"主张使用剧毒药物，应从极低剂量开始，逐渐加量，直至病愈。这种剂量递增的方法在《伤寒杂病论》中亦有应用实例。如用乌头桂枝汤治寒疝时，因乌头大毒，故要求"初服二合，不知，即服三合，又不知，复加至五合"。书中虽未直接调整乌头用量，但渐次增加服用量，事实上也相当于乌头用量的逐渐增多。

《神农本草经》所载 365 种药物，其中 200 余味至今仍为临床所习用。下面以人参为例，介绍《神农本草经》各论条目的撰写体例。

人参　味甘，微寒，无毒。主补五脏，安精神，定魂魄，止惊悸，除邪气，明目，开心益智。久服轻身延年。一名人衔，一名鬼盖。生上党山谷。

首先是药名，分正名和别名，别名在后。《神农本草经》记载的药物正名与汉代医方，如武威汉代医简中记录的基本一致，多数沿用至今；别名有见于经史文献者，亦有当时的俗称，皆后世罕用。正名之后为性味和毒性，《神农本草经》基本保持一药一性一味。主治功用是条目的主体部分，《神农本草经》所记载的药物效用，如麻黄止喘、大黄泻下、黄连止痢、海藻治瘿之类，皆遵用至今。最后是产地，因为在唐代《新修本草》中，《神农本草经》的产地被修改为《名医别录》文，故多数《神农本草经》辑本未将这部分纳入。

二、《本草经集注》

《神农本草经》在流传过程中，颇有增饰改篡，到南朝齐梁时代，药数或五百九十五、或四百四十一、或三百一十九，经文则"三品混糅，冷热舛错，草石不分，虫兽无辨，且所主治互有得失，医家不能备见"；不特如此，《神农本草经》问世后的数百年间，本草学有了进一步的发展，随着药物的知识和用药经验的不断积累，对药物的形态和功能方面也有一些新的认识，已非载药365种的《神农本草经》所能概括。有感于此，陶弘景乃"苞综诸经，研括烦省"，撰成《本草经集注》。

陶弘景（456—536），字通明，丹阳秣陵（今江苏南京）人。自幼酷爱读书，《南史》说他"一事不知，以为深耻"，"尤明阴阳五行，风角星算，山川地理，方图产物，医术本草"。陶弘景41岁辞官，隐居茅山修道，自号华阳隐居，故称"陶隐居"。《本草经集注》，简称《集注》，凡7卷，载药730种，成书时间在齐末梁初（公元500年前后）。此书亡佚于唐末，20世纪初敦煌藏经洞发现序录残卷，吐鲁番出土各论片段，但其主要内容仍通过《证类本草》保存下来，森立之、尚志钧皆有辑校本。

《集注》由《神农本草经》《名医别录》和陶弘景注释三部分组成。为了保存文献原意，陶弘景创用朱墨分书、大小结合的原则——即大字书写药条正文，小字注出疏解内容，用朱（红字）写《神农本草经》，墨（黑字）写《名医别录》。这一区别文献出处的方法，在当时印刷术未发明、药物资料不多的情况下，不但简易明了，而且难能可贵。

《集注》是我国本草上一部划时代的著作，它系统地整理了南北朝以前散乱的药学资料，建立了新的分类和编写体例，并对药物基原进行了第一次广泛而深入的探求。该书承上启下，开拓了延续数百年的以药物基原为重点的本草发展局面。就学术内容而言，其突出贡献有二：一是充实发展了《神农本草经》的药学理论及用药原则；二是开展了系统的药物基原的考察。前者集中反映在序录，后者散见于各药条下。

《集注》先总论后各论的体例，仿自《神农本草经》，但其总论部分远较《神农本草经》为详。陶弘景的许多医药学观点，皆见于此部分。在序录中，陶弘景除详细阐释《神农本草经》有关三品、方剂组成、配伍规律、药性理论、制剂及临床治疗学原则以外，针对当时临床用药的实际情况，还作了若干创造性的补充。这些内容包括：①采造及合药节度、药物道地性、品质的真伪优劣、采收时节、古今度量衡、炮炙及制剂学原则等，主要属于基础药物学理论。②诸病通用药，以疾病为纲，详列主疗药物，并简略标明寒热属性，以及解毒诸品，服药食忌，药不入汤酒，畏恶七情表等，主要属于临床药物学问题。③药对佚文五条，以其"义旨渊深，非俗所究"，列在篇末。

《集注》各论以《神农本草经》所载365种药物为基础，增加名医副品365种，合计730种。在编目上，陶弘景将药物之自然属性作为一级分类，而把《神农本草经》作一级分类的三品属性降为二级分类。即先将药物分为玉石、草木、虫兽、果、菜、米食和有名未用七类，每类中再按三品排序。

各论中陶弘景补充的资料涉及面也很广泛，并重点对药物品种和产地进行了讨论。用陶氏自己的话来说，即"分别科条，区畛物类；兼注铭时用土地所出，及仙经道术所须"。该书不仅解释古地名所在，而且介绍当时的药物产地、生长环境，评述药物真伪优劣，描述形态及相似品种的鉴别要点，还记载了很多他本人及当时医药学家的实际辨药经验。下面以人参为例，介绍《集注》各论条目的撰写体例。

人参　味甘，微寒、微温，无毒。主补五脏，安精神，定魂魄，止惊悸，除邪气，明目，开心益智。疗肠胃中冷，心腹鼓痛，胸胁逆满，霍乱吐逆，调中，止消渴，通血脉，破坚积，令人不忘。**久服轻身延年。一名人衔，一名鬼盖，**一名神草，一名人微，一名土精，一名血参。如人形者有神。**生上党山谷**及辽东。二月、四月、八月上旬采根，竹刀刮，暴干，无令见风。茯苓为之使，恶溲疏，反藜芦。

上党郡在冀州西南，今魏国所献即是。形长而黄，状如防风，多润实而甘，世用不入服，乃重百济者。形细而坚白，气味薄于上党。次用高丽，高丽即是辽东，形大而虚软，不及百济。百济今臣属高丽，高丽所献，兼有两种，止应择取之尔。实用并不及上党者，其为药切要，亦与甘草同功而易蛀蚛，唯内器中密封头，可经年不坏。人参生一茎直上，四五叶相对生，花紫色。高丽人作《人参赞》曰：三桠五叶，背阳向阴，欲来求我，椴树相寻。椴树叶似桐甚大，阴广则多生阴地。采作甚有法，今近山亦有，但作之不好。

上段条文之黑体字在《集注》写本中为朱书，代表《神农本草经》文；楷体大字为墨书，系《名医别录》文；楷体小字为陶弘景注释。《神农本草经》《名医别录》和陶弘景注释之间的关系一目了然。这段陶注先对经文"生上党山谷"作出地理学的解释；然后介绍当时人参的来源，以及各产地人参的品质优劣；再谈及人参药材的保存；引《人参赞》说明人参的生境；最后是关于人参采收加工的议论。

《本草经集注》对我国医药学发展影响深远，陶弘景虽然仍把药学起源归于神农，但却认为要取得药学新知，必须注重"田舍试验之法，殊域异识之术"。所谓"藕皮散血，起自庖丁，牵牛逐水，近出野老"，陶弘景颇注意搜集民间治疗实践，并将其验之有效的功效整理入本草之中。当然，由于客观条件局限，如孔志约在《新修本草》序中所说，《集注》因"闻见阙于殊方""诠释拘于独学"，故尚存在若干不足。

三、《新修本草》

唐高宗显庆二年（657），朝议郎右监门府长史苏敬表请修订本草，诏可。朝廷组织以太尉长孙无忌为首的写作班子，显庆四年（659）正月书成。此书以《本草经集注》为蓝本重新校修，故名《新修本草》，简称《新修》；因领衔奏进者为英国公李勣，遂称《英公本草》；苏敬既是该书的倡修者，又是编撰中的实际负责人，故历代书志多以苏敬为该书作者，本草文献有时候也用"苏敬曰"指代《新修》；又因此书为唐政府出面组织编修，后世亦称《唐本草》。

本书编修的宗旨，见于孔志约序，曰："窃以动植形生，因方舛性；春秋节变，感气殊功。离其本土，则质同而效异；乖于采摘，乃物是而时非。名实既爽，寒温多谬。用之凡庶，其欺已甚；施之君父，逆莫大焉。于是上禀神规，下询众议，普颁天下，营求药物。羽毛鳞介，无远不臻；根茎花实，有名咸萃。遂乃详探秘要，博综方术。《本经》虽阙，有验必书；《别录》虽存，无稽必正。考其异同，择其去取。铅翰昭章，定群言之得失；丹青绮焕，备庶物形容。"

《新修本草》54 卷，由三部分组成：①本草正文 20 卷，是全书的核心，通常所说的《新修本草》专指此 20 卷，另有目录 1 卷；②药图 25 卷，目录 1 卷；③图经 7 卷。其中药图和图经在北宋时已散佚，无法恢复；本草正文今残存 10 余卷，冈西为人、尚志钧皆有辑复本。

《新修》在《集注》730 种药物的基础上，增加 144 种，但因对《神农本草经》《别录》药物条目的调整归并，实有药物条目约 850 种。《新修》仍循《集注》体例，以前两卷为总论，内容几乎全为《集注》原有，少有发明。卷 3 ~ 20 为各论，分为玉石、草、木、禽兽、虫鱼、果、菜、米、有名未用等九类，除有名未用类外，每类之中又分上、中、下三品。至于具体药物条目，仍以人参为例：

人参 **味甘，微寒、微温，无毒。主补五脏，安精神，定魂魄，止惊悸，除邪气，明目，开心益智。**疗肠胃中冷，心腹鼓痛，胸胁逆满，霍乱吐逆，调中，止消渴，通血脉，破坚积，令人不忘。**久服轻身延年。**一名人衔，一名鬼盖，一名神草，一名人微，一名土精，一名血参。如人形者有神。生上党山谷及辽东。二月、四月、八月上旬采根，竹刀刮，暴干，无令见风。茯苓为之使，恶溲疏，反藜芦。

上党郡在冀州西南，今魏国所献即是。形长而黄，状如防风，多润实而甘，俗用不入服，乃重百济者。形细而坚白，气味薄于上党。次用高丽，高丽即是辽东，形大而虚软，不及百济。百济今臣属高丽，高丽所献，兼有两种，止应择取之尔，实用并不及上党者。其为药切要，亦与甘草同功而易蛀蚛，唯内器中密封头，可经年不坏。人参生一茎直上，四五叶相对生，花紫色。高丽人作《人参赞》曰：三桠五叶，背阳向阴，欲来求我，椵树相寻。椵树叶似桐甚大，阴广则多生阴地。采作甚有法，今近山亦有，但作之不好。〔谨按〕陶说人参，苗乃是荠苨、桔梗，不悟高丽赞也。今潞州、平州、泽州、易州、檀州、箕州、幽州、妫州并出。盖以其山连亘相接，故皆有之也。

对于如人参这样的《集注》旧有药物，基本保持《集注》格局，而小有改动（如将原作朱书的"无毒"和"生上党山谷"调整为墨书），新增的注文亦用小字，其前冠"谨案"；新增药品条文仍大致仿效《神农本草经》体例，药名以后，次第介绍性味、毒性、主治用法、别名产地等，其下以小字略述形态，末后以"新附"两字为标记。

《新修本草》是政府组织编修并出面颁布的第一部大型综合性本草著作，尽管此书并不完全符合现代"药典"的定义，但将其视为药典滥觞，应该没有问题。本书由朝廷通过敕令向全国各药物产区征集药材标本，绘制彩色写生，这其实是第一次大规模的全国药物资源普查。同时，该书也以其较多的药物基原考证和丰富的临床用药经验，赢得了中外医药人士的尊崇和借鉴。唐代中外交流频繁，大量外来药从域外舶来，至今常用的龙脑、安息香、茴香、诃子、郁金、阿魏、胡椒等，都首载于《新修》。其图文并茂的编写方式，开创了后世本草编写之先河。虽然《新修本草》对陶注批评甚多，但却尽量保持其原貌，不擅加改动，只是将不同意见附记于后，以示尊重传统。这种做法为后世本草的编撰树立了典范，故宋以后大多数本草也继承了《新修》的形式，从而对本草文献起到了很好的保存作用。

《新修本草》颁行后对国内外医药学的发展起到了推动作用，产生了很大影响，数年之间传播全国，并由唐政府列为医学生的必修课目。不久又流传到日本、朝鲜等国，也成为了这些国家学习医学的法定教材。

四、《本草拾遗》

《新修本草》问世以后，唐玄宗开元二十七年（739）明州（今浙江宁波）人陈藏器摭拾《新修》之遗逸，撰成《本草拾遗》10 卷。原书早佚，今有尚志钧辑本，仅得零星章句，远非完帙。

据《嘉祐本草》载，"《本草拾遗》，唐代开元中京兆府三原县尉陈藏器撰。以《神农本草经》虽有陶、苏补集之说，然遗逸尚多，故别为序例一卷，拾遗六卷，解纷三卷，总曰《本草拾遗》，共十卷"。是知该书实由三部分内容组成。

其"序例"部分，仍是药学总论性质，现存有经唐慎微引录于《证类本草》9 味药（象牙、牡鼠、五加皮、甜瓜、五倍子、竹叶、肉苁蓉、消石、延胡）下的序言佚文，这些佚文内容主旨多与《雷公炮炙论》词异义同，个中原委，尚待研究。序例中又有"十剂"的说明及五方之气致病的原因。过去多认为"十剂"之说出于北齐徐之才，经考证，《嘉祐本草·序例》所引的"十剂"内容实为陈藏器归纳，谓药有宣、通、补、泄、轻、重、涩、滑、燥、湿十剂，是我国早期按药物性能分类的方法，对后世有一定影响。

"拾遗"部分则专门拾补《新修》之遗逸。陈藏器收集《新修》未载之药 600 余种，是对各类文献及民间药物的一次大总结。由于各药资料来源不一，在书写体例上殊不一致，主要介绍了各药的性味、功效、主治、用药方法、别名、形态、生长环境、产地、混淆品种考证等内容。

"解纷"部分主要为辨正《新修》中的错谬，解除旧本草药物品种纷乱而设，所涉及的药物以《新修》品种为主，不仅考证品种，对性味功能也有辨析。

《本草拾遗》是唐代仅次于《新修本草》的一部重要本草。李时珍对此书评价甚高，认为"藏器著述，博极群书，精核物类，订绳谬误，搜罗幽隐，自本草以来，一人而已"。他还认为有很多药物若非此书收载，何从稽考，充分肯定了本书资料广博，考订精细的两大优点。除药物学外，《本草拾遗》还收录部分博物学内容，保留了一些重要的科技史料，如石漆条云："堪燃烛膏半缸如漆，不可食。"这一记载与石油的发现有关。鸵鸟屎条提到，"鸟如驼，生西夷，好食铁。永徽中，吐火罗献鸟，高七尺，如驼，鼓翅行，能食铁也"。这是有关鸵鸟传入我国具体时间的史料。此外，书中物理、化学现象及实验的记载也比较多。

此书广泛总结了唐代药物学成就，大量补充药物，其新增药物为《新修》新增药的六倍，其中颇有一些冷僻乃至荒诞之品。书中记载人肉"治瘵疾"，与"割股疗亲"

的风尚不无关系；而如将"寡妇床头尘土""自经死绳""死人枕"等载入本草，尤其为后世诟病。

五、《海药本草》

《海药本草》6卷，李珣撰，约成书于五代后唐时期。此书所载药物，大多数来自海外，或由海外移植南方，据李德裕《平泉草木记》云："凡花木以海为名者，悉从海外来。"故"海药"当与"外来药"同义。《海药本草》原书早佚，今存尚志钧辑本载药物130种左右，其中20余种为新增。

此书作者李珣，字德润，唐末五代时人，约生于885年，卒于930年。李珣祖上本波斯人，随唐僖宗入蜀，遂定居梓州（今四川三台），遂被称为"蜀中土生波斯"。波斯人在中土多以鬻售香药为业，李珣本人又曾游历岭南，熟悉南国乡土风物，这些皆是其撰著《海药本草》的有利条件。李珣的弟弟李玹好道，热衷于炉鼎，故书中亦有许多与炼丹术有关的内容。

今存《海药本草》条文多不完整，从佚文看，每条药物首先引用前人文献，以说明产地；次述药物形态、真伪优劣、性味主治、附方、服法、制药法、禁忌畏恶等，有些条文还记载了一些药物的释名。该书所记药物产地40余处，以中国南方及海外地名为多，少数是中国内地州县名。海外产地除南洋、西域外，也包括一些东方国家，如新罗、日本等。

《海药本草》对药物形态的记载较详，亦涉及品质优劣，真伪鉴别，如蛤蚧条说："凡用，炙令黄熟，熟捣，口含少许，奔走，令人不喘者，是其真也。"此与《本草图经》人参条"相传欲试上党人参者，当使二人同走，一与人参含之，一不与，度走三五里许，其不含人参者必大喘，含者气息自如者，其人参乃真也"皆属于判别药品真伪的"药理实验法"。又如琥珀条说："凡验真假，于手心熟磨，吸得芥为真。"此与《本草经集注》硝石条陶弘景云"强烧之，紫青烟起，仍成灰，不停沸如朴硝，云是真硝石也"皆属于判别药品真伪的物理或化学实验法。

《海药本草》为记载外来药物和香药的专著，书中所载内容对前代本草颇有补正。如迷迭香，据《本草拾遗》云："味辛、温，无毒。主恶气，令人衣香，烧之去鬼。"《海药本草》补充说："味平，不治疾，烧之祛鬼气。合羌活为丸散，夜烧之，辟蚊蚋。此外别无用矣。"

此书最大的特点是收载50余种香药，其著名者如青木香、兜纳香、阿魏、荜茇、肉豆蔻、零陵香、缩砂蜜、荜澄茄、红豆蔻、艾纳香、甘松香、茅香、迷迭香、瓶香、藕车香、丁香、乳头香、降真香、蜜香、龙脑、薰陆香、没药、安息香、毗梨勒、胡椒、甲香等。这些香品还可做药用，如丁香、毗梨勒、无食子皆能"乌髭发"，海红豆"宜入面药及藻豆"，楸木皮、没离梨"宜入面药"，荜澄茄"古方偏用染发，不用治病也"等。

六、《重广英公本草》

五代后蜀广政年间（938—964）翰林学士韩保昇奉后主孟昶之命编订。据《嘉祐本草》说："伪蜀翰林学士韩保昇等，与诸医工取《唐本草》并图经相参校，更加删定，稍增注释，孟昶自为序。凡二十卷，今谓之《蜀本草》。"这里所说的"图经"，应该是《新修本草》之图经部分。此书实为《新修》的第一次官方修订本，遂名《重广英公本草》。宋代立国，视五代诸国为僭伪，把蜀贬称为"伪蜀"，将本书省称为《蜀本》或《蜀本草》，后世习称《蜀本草》。

此书由韩保昇主持修纂，据徐春甫《古今医统大全·历世圣贤名医姓氏》云："韩保昇，蜀人，精医，不拘局方，详察药品，释本草甚功，所以深知药性，施药辄神效。"《蜀本草》原书不传，但韩保昇新增的部分注文被掌禹锡收入《嘉祐本草》中，但多数为节引，仅钩吻条之秦钩吻后《蜀本草》的按语最为完整，原文如下：

谨按：钩吻一名野葛者，亦如徐长卿、赤箭、鬼箭等，并一名鬼督邮。鬼督邮自是一物；今钩吻一名野葛，则野葛自有一种，明矣。且药有名同而体异者极多，非独此也。据陶注云"钩吻叶似黄精而茎紫，当心抽花，黄色者是"，苏云"野葛出桂州，叶似柿叶，人食之即死者"，当别是一物尔。又云"苗名钩吻，根名野葛"，亦非通论。按今市人皆以叶似黄精者为钩吻，按《雷公炮炙方》云：黄精勿令误用钩吻，钩吻叶似黄精，而头尖处有两毛若钩是也。

《蜀本草》对《新修》颇有补充和订正，新增药物可考者15种，其中掌禹锡引用7种，即锴墨、续随子、威灵仙、金樱子、丁香、蝎、马齿苋；唐慎微引用7种，即辟虺雷、地不容、胡黄连、留军待、独用将军、山胡椒、灯笼草，此7种新增药均冠以"唐本余"；此外，在"曲"条下黑盖子下又引有"蜀本云"佚文，与前7条所称"唐本余"不同，推测是大观年间艾晟所增。这些新增药物多数分布在西南一带，《开宝本草》《嘉祐本草》皆作为正品收录。

韩保昇注《神农本草经》序例时，整理了前代本草中有关药物七情畏恶的资料，云："凡三百六十五种，单行者七十一种，相须者十三种，相使者九十种，相畏者七十八种，相恶者六十种，相反者十八种，相杀者三十六种。凡此七情，合和视之。"此论述不一定正确，但后世"十八反"的说法即源于此。韩保昇在《蜀本草》中多介绍药物的性味、功能、七情畏恶等，也经常表述自己的观点，并补充药物炮制、形态描述和鉴别的内容。

七、《日华子诸家本草》

据《嘉祐本草》说："国初开宝中四明人撰，不著姓氏，但云日华子大明。序集诸家本草。近世所用药，各以寒温性味，华实虫兽为类，其言近用功状甚悉，凡二十卷。"四明即浙江宁波鄞县（今宁波市鄞州区），在北宋开宝年间（968—975）尚在五代吴越国（907—978）辖下，故此书作者日华子应当算五代吴越人。尚志钧又发现，日本《和名类聚抄》卷10蒴藋条引有《日华子诸家本草》的文字，而《和名类聚抄》成书于日本醍醐天皇时期，相当于中国后唐同光年间（923—924），则本书成书年代当更早于此，大约在五代吴越天宝年间（908—923）。日华子不详姓名，据《道藏·诸家神品丹法》卷6收载有"日华子点庚法"和"日华子口诀"，可见日华子是一位炼丹道士，"日华子"为其道号。

《日华子诸家本草》亦简称《日华子本草》，原书早佚，载药数目不明，从佚文来看，本书颇有一些新见解。

在药性方面，《日华子本草》分凉、冷、温、暖、热、平6类，主张同一药物的不同部位，药性亦有异。例如：茅性平，茅针性凉；李子温，李树根凉，李树叶平。书中还记载了因炮制方法不同而引起的药性变化，如干地黄"日干者平，火干者温"等。对于药物的"味"，除《神农本草经》五味之外，也有新提法，如槟榔味涩、苎根味滑等。本书所记述常用药物的功效、主治与附方，多从实效出发，其内容亦有发展。如桑寄生"助筋骨，益血脉"，五味子"下气消食，消心腹气胀"，木通"下乳"，藕节"消瘀，治产后血晕"等，不仅反映了当时的用药实际，而且有的至今仍在沿用。此外，对药物相互间的畏恶反忌及炮制方法，书中也记载甚详，尤其是炮制法，大多简便实用，如厚朴去粗皮，姜汁炙用，卷柏生用破血、炙用止血等，对后世均有影响。本书对药物形态基原的记载，有些是前代本草从未述及的，如描述空青的形态云："大者如鸡子，小者如相思子，其青厚如荔枝壳，内有浆，酸甜。"描述菟丝子的植株时说："苗茎似黄麻线，无根，株多附田中草，被缠死，或生一丛，如席阔。开花结子不分明，如碎黍米粒。"书中对药物产地、采收时月、形态鉴别、质量优劣等也总结了许多实际经验，如云牛膝"怀州者长白，近道、苏州者色紫"等，皆为实地考察之记录。

《日华子本草》总结了唐末五代时期的药物学成就，并对有些药物的资料有所补充，如延胡索、自然铜、仙茅、谷精草，盐肤子等。总之，本书内容广泛而充实，具有较高的学术价值，尤其对于临床药学有重要的参考意义。

八、《开宝本草》

宋代特别重视医药文献，政府多次编修本草，年代最早者是宋太祖开宝年间的《开宝本草》。

据《续资治通鉴长编》卷十四，开宝六年（973）四月"知制诰王祐等上《重定神农本草》二十卷，上制序，摹印以颁天下"。《宋史》记载略同。不过据《嘉祐本草·序》所说，《开宝本草》的编撰过程似乎还有些曲折，"国朝开宝中，两诏医工刘翰、道士马志等，相与撰集。又取医家尝用有效者一百三十三种，而附益之，仍命翰林学士卢多逊、李昉、王祐、扈蒙等，重为刊定，乃有详定、重定之目，并镂板摹行"。所谓"两诏"，即是两次诏敕。在《嘉祐本草·补注所引书传》中，将《开宝新详定本草》与《开宝重定本草》分列两条进行注释。对《开宝新详定本草》的注释为：开宝六年，诏尚药奉御刘翰、道士马志、翰林医官翟煦、张素、王从蕴、吴复圭、王光祐、陈昭遇、安自良等九人，详校诸本，仍取陈藏器拾遗诸书相参，颇有刊正别名及增益品目，马志为之注解，仍命左司员外郎知制诰扈蒙、翰林学士卢多逊等刊定，凡二十卷。御制序，镂板于国子监。对《开宝重定本草》的注释为：开宝七年，诏以新定本草所释药类，或有未允。又命刘翰、马志等重详定，颇有增损，仍命翰林学士李昉、知制诰王祐、扈蒙等重看详。凡神农所说，以白字别之；名医所传，即以墨字。并目录，共二十一卷。

尽管无法准确探知开宝七年（974）再次修订的原因，但政府对编修工作的重视可见一斑。今称《开宝本草》实际上包括《开宝新详定本草》与《开宝重定本草》两部书，尤其侧重于后者。

《开宝本草》是北宋第一部官修本草，与《新修本草》一样，仍由儒臣与医官合作，其内容也是在《新修本草》的基础上进行校定增补，故卷次、分类皆与《新修本草》相同。该书修订了《新修本草》中一些分类欠妥的药条，拟定了旨在保持前代本草面貌的体例，续增药品134种，其中丁香、乌药、天麻、延胡索、没药、五灵脂等，沿用至今。

《开宝本草》也是现在已知第一部以版刻印刷方式流传的本草，在版面上也有一些创新。《神农本草经》文大字阴刻，取代以前手写本的朱书大字，《别录》文大字阳刻，取代以前手写本的墨书大字，最后印刷出来的《神农本草经》文黑底白字，《别录》文为黑字，一目了然。一些药物条文后标注出处，如"唐附"表示系《新修》新增药，"今附"表示《开宝》续添之品。小字补注之文常冠以"今按""今注"。所谓"详其解释，审其形性，证谬误而辨之者，署为今注；考文记而述之者，又为今按"。

九、《嘉祐补注神农本草》

宋嘉祐二年（1057）八月，集贤院成立校正医书局，奉诏校修本草，由太常少卿直集贤院掌禹锡主持其事，先后参与者有林亿、张洞、苏颂、秦宗古、朱有章、陈检同、高保衡等。嘉祐五年（1060）成书，宋仁宗赐名《嘉祐补注神农本草》，简称《嘉祐本草》，全书共20卷，目录1卷。次年缮写成版样刊行，至绍圣元年（1094），又刊行小字本，今皆失传，但其内容完整地保存于《证类本草》中。

在本书编写工作正式开动以后，嘉祐三年（1058）掌禹锡等又奏请仿唐代《新修本草》的方式，编撰《本草图经》，"所冀与今《本草经》并行"。这样，本草与图经同时进行，各有分工，互相呼应。因此，《嘉祐本草》与《本草图经》应视为统筹规划下编成的姊妹篇。

《嘉祐本草》在《开宝本草》的基础上采拾补注药品功状，编著上尤其注重保持《开宝本草》之旧貌，乃至"立例无所刊削"。其凡例共15条：

凡名本草者非一家，今以《开宝重定》本为正，其分布卷类、经注杂糅、间以朱墨，并从旧例，不复厘改。

凡补注并据诸书所说，其意义与旧文相参者，则从删削，以避重复；其旧已著见，而意有未完，后书复言，亦具存之，欲详而易晓；仍每条并以朱书其端云"臣等谨按某书云"某事；其别立条者，则解于其末，云"见某书"。

凡所引书，以唐、蜀二本草为先，他书则以所著先后为次第。

凡书旧名本草者，今所引用，但著其所作人名曰"某人"，惟唐、蜀本则曰"唐本云""蜀本云"。

凡字朱、墨之别，所谓《神农本经》者以朱字，名医因《神农》旧条而有增补者，以墨字间于朱字，余所增者，皆别立条，并以墨字。

凡陶隐居所进者，谓之《名医别录》，并以其注附于末。凡显庆所增者，亦注其末曰"唐本先附"。

凡开宝所增者，亦注其末曰"今附"。

凡今所增补，旧经未有者，于逐条后开列云"新补"。

凡药旧分上中下三品，今之新补，难于详辨，但以类附见。如绿矾次于矾石，山姜花次于豆蔻，扶移次于水杨之类是也。

凡药有功用，《本经》未见，而旧注已曾引据，今之所增，但涉相类，更不立条，并附本注之末曰"续注"。如地衣附于垣衣，燕覆附于通草，马藻附于海藻之类是也。

凡旧注出于陶氏者，曰"陶隐居云"；出于显庆者，曰"唐本注"；出于开宝者，曰"今注"；其开宝考据传记者，别曰"今按""今详""又按"，皆以朱字别于其端。

凡药名《本经》已见而功用未备，今有所益者，亦附于本注之末。

凡药有今世已尝用，而诸书未见，无所辨证者，如葫芦巴、海带之类，则请从太医众论参议，别立为条，曰"新定"。

旧药九百八十三种；新补八十二种，附于注者不预焉；新定一十七种。总新、旧一千八十二条，皆随类粗释。

《嘉祐本草》增药99种，其中82种"新补"，辑自前人本草；17种"新定"，系宋时新用，不见书载者。需说明的是，掌禹锡等的自家注说在《嘉祐本草》中极少，仅见有11条，且多局限于讨论药物分类位置及前代本草编修中的某些问题，故李时珍评论"其书虽有校修，无大发明"。这其实是一种偏见，《嘉祐本草》与《本草图经》互相辅翼，各有侧重，掌禹锡、苏颂的见解发明，皆见于《本草图经》各药条目之下，其认识之深刻，远远超过《新修》以来的其他官修本草。

《嘉祐本草》文献价值甚高，为后世研究本草发展及文献辑佚提供重要参考。本书引用文献50余种，其中本草文献16种，比较重要的有《吴普本草》《蜀本草》《药对》《药性论》《食疗本草》《日华子诸家本草》《南海药谱》等。引用文献虽有所删节，但基本能保留其旨意。书中亦注意搜罗经史百家之药物资料，此举对唐慎微编纂《证类本草》有直接影响。

《嘉祐本草》开本草书中列要籍解题之先河，在《补注所引书传》一节，扼要介绍了16种本草的名称、卷数、成书年代、作者、内容特色、流传等，成为研究本草的珍贵史料。这一创举，为南宋陈衍《宝庆本草折衷》和明代李时珍《本草纲目》等书所仿效。

十、《证类本草》

如前所说，《嘉祐本草》与《本草图经》相辅相成，但分为两书，不便于学习使用，北宋末，两位医家陈承和唐慎微各自想到将二书合而为一。陈承所著者为《重广补注神农本草并图经》，成书于元祐七年（1092）并刊版；唐慎微的著作全名为《经史证类备急本草》，年代与前书先后，一般认为在绍圣四年至大观二年之间（1098—1108）。因为《重广补注神农本草并图经》失传已久，而《经史证类备急本草》在两宋之际经过多次官方、半官方的修订，流传广泛，遂成为《本草纲目》问世以前，影响力最大的本草著作。

此书作者唐慎微，字审元，蜀州晋原（今四川成都市下辖的崇州市）人。据《宾退录》卷三云："唐慎微，蜀州晋原人，世为医，深于经方，一时知名。元祐间师李端伯招之居成都，尝著《经史证类备急本草》三十二卷，盛行于世。而艾晟序其书，谓慎微不知何许人，故为表出。"

《证类本草》以《嘉祐补注神农本草》为框架，并入《嘉祐图经本草》（即《本草图经》），再增补诸家方书、经史传记、佛书、《道藏》中的有关药物资料，并参考了大量医药文献及文史古籍编纂而成。全书仍分总论、各论两部分：卷一、卷二为"序例"，包括前代重要本草著作的序文、各家本草序例及有关药物的炮炙、药性理论、方剂组成、各种病证的常用药物，以及药物的配伍宜忌等，其内容基本沿袭《嘉祐本草》，略有增加；卷三开始为药物各论，分类方法基本遵循《新修本草》，但次序略有调整，分部较细，卷数增多。全书共收药物 1746 种（不同版本的《证类本草》药数略有出入，此据张存惠晦明轩刻本《重修政和经史证类备用本草》统计），分为玉石部（卷三至五）、草部（卷六至十一）、木部（卷十二至十四）、人部（卷十五）、兽部（卷十六至十八）、禽部（卷十九）、虫鱼部（卷二十至二十二）、果部（卷二十三）、米谷部（卷二十四至二十六）、菜部（卷二十七至二十九）等 10 部。在 10 部的药物中，除"人部"外，每部又按照上品、中品、下品的次序排列。每一部又根据药物多少分卷，如草部药数众多，乃分"草部上品之上""草部上品之下""草部下品之下"等 6 卷；而禽部、果部药少，则三品共为 1 卷。10 部以外，另有"本经外类"和"有名未用药类"2 类，"本经外类"（包括草类和木蔓类）是原载于《本草图经》的部分药物的原文和药图；"有名未用药类"是原载于《本草经集注》中"有名未用"的药物。《证类本草》之"大观"版本系统中，"本经外类"与"有名未用药类"各自 1 卷，故《大观证类本草》全书 31 卷，含目录计则 32 卷；"政和"版本系统中，"本经外类"与"有名未用药类"合为 1 卷，故《政和证类本草》全书 30 卷，含目录计则 31 卷。

《证类本草》中的药物条文大体由三部分组成：药图与"图经曰"以下的小字为《本草图经》内容；这两者之间的文字系《嘉祐本草》原文；墨盖子（▱）标记以下内容系唐慎微续添。下图是张存惠晦明轩刻本《政和证类本草》人参条之全部内容，各种文献来源一目了然（图 2-1）。

《证类本草》是我国现存的内容完整的本草书中最早的一部。它几乎囊括了我国北宋以前的本草精华。在本草学发展史中有其独特的贡献：

1. 保存了大量的古本草资料 从《政和本草》（晦明轩本）序例所引"《证类本草》所出经史方书"，共引书目 247 种，包括宋代及其以前的本草、方书、经史、笔记、

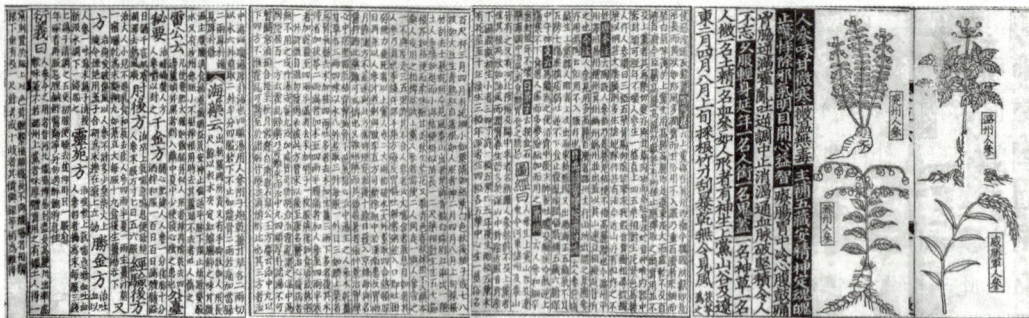

图2-1　《证类本草》人参条

地志、诗赋、佛书、《道藏》等。它转录了《嘉祐本草》《本草图经》二书的全部内容，保存了《神农本草经》《名医别录》《本草经集注》《雷公炮炙论》《新修本草》《本草拾遗》《重广英公本草》《开宝本草》等重要古代本草的主要或大部分内容，反映出原书的基本结构；还收录了《吴氏本草》《李当之药录》《药对》《药性论》《食疗本草》《食医心鉴》《海药本草》《日华子诸家本草》等古本草的部分内容，这些本草大多佚亡，因此，本书为辑校研究这些古本草的最重要的文献。本书引用方书80余种，其中不少方书今已佚散，赖本书得以流传，故李时珍盛赞本书"使诸家本草及各药单方垂之千古，不致沦没，皆其功也"。

2. **丰富本草学内容**　在唐氏之前的综合性本草中，描述炮制方法的内容不多。唐氏补入《雷公炮炙论》中药物288种，使炮制内容更全面。大量充实附方，各药后共附方3000余首，方论1000余条，发挥了以方证药，医药结合，使本书更好地为临床服务的作用。此外，本书还补充了许多食疗药物和内容。除了药学理论仍比较薄弱之外，该书在药物形态、产地、采收、性味、功能、主治、附方、炮制等方面，都有丰富的记载，由此形成了药物的名称、图形、论述、验方紧密结合的特色，为后世本草著作的编写提供了范例。

3. **严谨的编纂体例和科学的治学精神**　宋代印刷术的发展，结束了长期以来手写本草的状况，为本草学的发展提供了有利的条件。唐氏继承《嘉祐本草》的体例，采用大、小字，黑、白字，各种引文、原著书名的缩写，又创墨盖子作续添内容的标记。采用大字标出处、小字定注文，或用文字说明（如"××种××余"）等办法，系统整理本草及有关文献，使全书先后有序，引文层次级别分明，展现了历代主要本草发展的脉络，使本书成为集北宋以前本草之大成。《证类本草》体例严谨，出处明确，因而成为后世考察古本草发展，辑佚古医方、本草书，丰富和发展中国医药学的重要文献来源。

《证类本草》的流传过程中，衍生出多种版本系列，其中重要者有"大观""政和"两种。

北宋大观二年（1108），通仕郎行杭州仁和县尉管句学事艾晟受集贤院孙学士的委托，校订《证类本草》，添附部分医方，又取陈承《重广补注神农本草并图经》为参考，因其中"别说"部分"其言皆可稽据不妄"，遂予以增入。艾晟校订本的书名为

《大观经史证类备急本草》，简称《大观本草》。现存有南宋嘉定四年（1211）刘甲刻本，2002 年安徽科技出版社出版的尚志钧点校本。

政和六年（1116）曹孝忠奉敕取《证类本草》校正而润色之。其工作以校勘为主，"诸有援引误谬，则断以经传；字画鄙俚，则正以《字说》。余或讹戾毁互，缮录之不当者，又复随笔刊正，无虑数千"。此本书名为《政和新修经史证类备用本草》，简称《政和本草》。《大观本草》属于地方官刻本，《政和本草》则是朝廷官修，但后者编成以后尚未颁发，即发生靖康之变，北宋覆没，图书文献沦落，遂无缘在南宋传播。所以，南宋流通的主要是《大观本草》系统，而北方金朝主要使用《政和本草》系统。现存最早的《政和本草》版本，是蒙古己酉（1249）张存惠晦明轩重刻本，书名《重修政和经史证类备用本草》，较《政和本草》原本增附了《本草衍义》，有多种影印本，是目前流传最广的《证类本草》版本，华夏出版社 1993 年出版的尚志钧点校的《证类本草》，即以张存惠晦明轩重刻本为底本。

除《大观本草》《政和本草》版本系列外，还有《绍兴本草》和《新编类要图注本草》系列。《绍兴本草》全称《绍兴校定经史证类备急本草》，是南宋官修本草，医官王继先主持编撰，以《大观本草》为蓝本，校定而成。《新编类要图注本草》则是南宋时代的书商将《大观本草》与《本草衍义》合编而成，序例 5 卷，各论 42 卷，看似卷帙庞大，其实将二书任意删节割裂，篇幅仅为两书的三分之二，托名寇宗奭编，许洪校证。此一系列以《正统道藏》之《图经衍义本草》为常见。

十一、《本草衍义》

前文所提的《本草衍义》乃寇宗奭所著。寇氏为北宋末人，里籍不详。寇宗奭从宦南北 10 余年，留意于医药。鉴于当时掌禹锡等所撰《嘉祐本草》和苏颂《本草图经》两书的排列及释义有误，他在自己参与医疗实践的基础上，对药物的生产和辨识进行了大量的调查研究，历 10 余年编成《本草衍义》。

本书分序例和药物两大部分：序例分上中下 3 卷，论述本草起源、五味五气、摄养之道、治病八要、药物剂量、炮炙诸法、州土所宜、蓄药用药之法，以及单味药运用的若干典型医案等；药物部分共 17 卷，载药 502 种（《嘉祐本草》467 种和附录 35 种），按玉石、草、木、兽禽、虫鱼、果、菜、米谷等分类，参考有关文献及寇氏自己的辨药、用药经验，作进一步辨析与讨论。

本书对各药物的论述，采用笔记体裁，主要补充过去本草未备之言，因而涉及范围较广，包括各种药物的名义、产地、形色、性状、采收、真伪鉴别、炮制、制剂、药性、功能、主治、禁忌等，以及用药方法等方面，并结合具体病例阐明作者本人的观点，纠正前人的一些错误。现举几条药物说明其编写体例：

山药：按《本草》上一字犯英庙讳，下一字曰蓣，唐代宗名豫，故改下一字为药，今人遂呼为山药。如此则尽失当日本名，虑岁久以山药为别物，故书之。此物贵生干，方入药。其法：冬月以布裹手，用竹刀子刮去皮，于屋檐下风迳处盛竹筛中，不得见日色。一夕干五分，侯全干收之，惟风紧则干速。所以用干之意，盖生湿则滑，不可入药，熟则只堪啖，亦滞气。余如经。

菊花：近世有二十余种，惟单叶花小而黄，绿叶色深小而薄，应候而开者是也。《月令》所谓菊有黄华者也。又邓州白菊，单叶者亦入药，余医经不用。专治头目风热。今多收之作枕。

甘草：枝叶悉如槐，高五六尺，但叶端微尖而糙涩，似有白毛。实作角生，如相思角，作一本生。子如小扁豆，齿啮不破。今出河东西界，入药须微炙，不尔，亦微凉。生则味不佳。

人参：今之用者，皆河北榷场博易到，尽是高丽所出，率虚软味薄，不若潞州上党者味浓体实，用之有据。土人得一窠，则置于版上，以色丝缠系，根颇纤长，不与榷场者相类。根下垂有及一尺余者，或十歧者。其价与银等，稍为难得。

《本草衍义》的学术价值主要体现在以下三个方面：

1. 补充了《嘉祐本草》的不足　如《嘉祐本草》中新增药菩萨石、水银粉、玛瑙、石蛇、铅霜、古文钱、菊花水、浆水、蓬砂等药，本书均加以补充。

2. 纠正了前人的错误　如关于药性理论，本书提出，"生物者气也，成之者味也"，"以奇生则成而偶；以偶生则成而奇。寒气坚，故其味可用以耎；热气耎，故其味可用以坚；风气散，故其味可用以收；燥气收，故其味可用以散；土者冲气之所生，冲气则无所不和，故其味可用以缓。气坚则壮，故苦可以养气；脉耎则和，故咸可以养脉；骨收则强，故酸可以养骨；筋散则不挛，故辛可以养筋；肉缓则不壅，故甘可以养肉。坚之而后可以耎，收之而后可以散"。还指出，"凡称气者，即是香臭之气"。寇氏认为，《神农本草经·序例》中言药物寒、热、温、凉四气之"气"字，当改为"性"字，则于义方允。这一主张得到后世医家的认可，从此以后，中药"四气"便多改称为"四性"。

3. 充分体现了寇氏的医学主张　①提倡防病为主。寇氏继承发扬《内经》中预防为主的思想，在序例中强调"不治已病治未病"，主张"善服药，不若善保养"。②治病先明八要。提出治病"须审辨八要"（虚、实、冷、热、邪、正、内、外），"参知六脉，审度所起之源，继以望闻问切"。这是对后世四诊八纲辨证论治最早的归纳。寇氏医药兼通，认为"疾病所可凭者医也，医可据者方也，方可恃者药也"，主张治病必须"知病之虚实，方之可否"，"达药性之良毒，辨方宜之早晚""不可真伪相乱，新陈相错"。③提倡医德。序例指出为医者"宜博施救拨之意，不必戚戚沽名，龊龊求利"。

本书由寇氏之侄寇约刊于宣和元年（1119），宋淳熙十二年乙巳（1185）江西转运司刻、庆元元年乙卯（1195）重刻本藏北京图书馆。金元之交，张存惠于1249年刻《重修政和经史证类备用本草》时，也将本书内容逐条编入相应的药物项下。明代以后，多次翻刻张存惠刊本，而本书单行本反而少见，清初也无单行本，故《四库全书》未予著录。1990年人民卫生出版社出版点校本。

十二、《本草品汇精要》

《本草品汇精要》汇集群书所载药品，择其精粹，分项述要，故以书名。该书是明代唯一的大型官修本草。刘文泰任该书总裁，领衔修撰，具体纂修者大多为太医院冠带医士，个别为中书科儒士，共 10 人；又设催纂 3 人，均为太医院院判；参与誊录的为中书科儒士和太医院医士，计有 14 人。该书从弘治十六年（1503）八月议纂，至十八年（1505）三月初三日编成，由刘文泰署名进表。

本书在《证类本草》的基础上，总结了宋代和金元诸家本草的成就，根据"删《证类》之繁以就简，去诸家之讹以从正"的要求，选本草之精要，按其性质，分别归入 24 项子目中，简化了旧本引文的重复累赘，使内容精简核要，检阅方便。有些药物，作者根据实践所得或别有见解者，则用"谨案"的方式加以发挥，在一定程度上论证了前人之误讹，补充了旧本之不足。

全书 42 卷，另有序例、凡例、目录共 1 卷。各论载药 1815 种，分为玉石、草、木、人、兽、禽、虫鱼、果、米谷、菜 10 部，基本上沿袭了《证类本草》的分部方式及编排方式。卷首亦同《证类本草》，注名药物来源及数目、体例。此外，该书又将各药按《皇极经世》分类，草木谷菜果细分为草木飞走四类（如草部分为草之草、草之木、草之飞、草之走），禽兽虫鱼各部又分为羽毛鳞甲裸五类，每类又分胎卵湿化四生。但这种分类没有体现在卷次上，仅注于各药名下。

每药首述功能主治，均用大字，出《神农本草经》者朱书，出《名医别录》者墨书；历代诸家本草注文则用小字，分列于 24 项子目下。24 项子目分别为：名（记别名）、苗（植物形态）、地（产地）、时（采收时间）、收（加工贮藏）、用（药用部分）、质（药材性状）、色（色泽）、味（五味）、性（寒热温凉、收散坚缓）、气（厚薄、阴阳、升降之能）、臭（五臭）、主（功效）、行（所行经络）、助（佐使）、反（畏恶）、制（炮炙）、治（诸家所述疗效）、合治（配伍）、禁（用药禁忌）、代（代用品）、忌（配伍禁忌）、解（解毒作用）、赝（伪品及其鉴别）等。卷末附录为"解百药及金石等毒例""服药食忌例""药味畏恶反忌""旧本地名即今当代郡邑（地名考证）"等内容。

该书新增药号称 48 种，但是其中沥青、大枫子、秋石、一枝箭、隔山消、九仙子、石瓜、苦只剌把都儿、孩儿茶、锦地罗等 10 种药，只见于目录而正文中并无专条，且重复的异名同物药也有 10 余种。实际新增的药品只有炉甘石、鹅管石、粉霜、甘烂（澜）水、三赖、八角茴香、两头尖、樟脑、猪腰子、马槟榔、玉簪花等 11 种。故药物品种方面，很少发展。其所谓今分条者，如将术分为苍术、白术，芍药分为赤芍、白芍，木香分为青木香、广木香等，均与现在用药情况相符；所谓今移者，如将牡丹从草部移入木部，益智、阿魏从木部移入草部等，亦都符合植物本性。

本书附有彩图 1358 幅，是我国古代最大的一部彩色本草图谱。全书大多数药图是以《重修政和本草》中的墨线图敷色重绘而成。新增药图 336 幅，一些鱼类、介类等日常习见之品的彩图，是据实物重新写生绘制而成的，如鲨、文蛤、蚱蝉等，工笔重彩，极为精美。此外，尚有炼丹采制药图解及涉及冶金、制盐、制墨、酿酒、制樟脑等的技术设备和操作流程图，反映了明代某些科技领域工艺发展的水平，也是研究明代科技史的重要参考资料。惜本书原本及摹绘本很多流落海外，国内残存的药图，仅及原书之半，因此不得见其全貌。

本书原稿稿本 36 册，42 卷，原藏宫中，修成后因故未得刊行。清康熙三十九年（1700）于内库发现此秘本后，圣祖下诏摹造、校正各一部，其后有摹写本流传外间，但影响不大。1936 年商务印书馆据故宫旧抄本排印其文字部分，2002 年九州出版社原色影印日本杏雨书屋藏本《御制本草品汇精要》，2004 年华夏出版社出版曹晖校注本《本草品汇精要》。

十三、《本草纲目》

明代的官修本草《本草品汇精要》因故未能颁行，李时珍以一己之力修撰的《本草纲目》应运而出，作为大型综合性本草，获得崇高地位。李时珍（约 1518—1593）字东璧，晚年自号濒湖山人，湖北蕲州（今湖北省蕲春县）人，历时二十七年编成《本草纲目》一书，是我国古代药物学的总结性巨著，在国内外均有很高的评价，已有几种文字的译本或节译本，另著有《濒湖脉学》。

《本草纲目》全书共五十二卷，由序例 2 卷，百病主治药 2 卷，正文 46 卷及附图 2 卷组成。"序例"相当于总论，分 33 专题，介绍了明代以前的 41 种本草著作，勾勒出我国本草发展的大体轮廓，详细列出了所引据的医家及经史百家书目和从诸家本草中所采集的药物数目，对药物的君臣佐使、七情畏恶、四气五味、有毒无毒、升降浮沉、七方十剂、用药法则、引经报使、采收加工、制剂方法、药食禁忌等中药理论进行了深入探讨和系统整理，对同名异物、比类隐名进行了归纳，并引录了李东垣、陈藏器的用药凡例和张子和汗吐下三法，还附记了《神农本草经》的目录及宋本草的旧目录，以揭示本草之发展轨迹。

卷三、卷四为"百病主治药"，在宋以前本草"诸病通用药"的基础上，以各科病名为纲，辨证为目，罗列主治药物，并介绍其功效用法。若某病主治药物数目较多时，则又分"草部""谷菜"等若干类，以便于临证检索。此两卷可以看作是一部辨证用药简明手册。

《本草纲目》正文载药 1892 种，新增药物 374 种，其中有 103 种是当时医家习用或流传于民间的有效药物，271 种见录于前代文献，这些新增药大部分至今仍在沿用；附方 11096 首，集旧方 2938 首，新增方 8000 多首；药图 1109 幅，由其子建中、建元所绘，对药物鉴别有一定的参考价值。

在《本草纲目》中，传统的自然属性分类方法已经达到成熟阶段。李时珍具有崭新的分类思想，提出"不分三品，惟逐各部；物以类从，目随纲举"，"从微至巨"，"从贱至贵"等一套分类纲领，在药物分类方面做出了巨大贡献。

《本草纲目》在废除三品分类法、改变部类的基础上，建立了完整的较先进的分类体系。它将 1892 种药物首先进行一级分类，即分成水、火、土、金石、草、谷、菜、果、木、服器、虫、鳞、介、禽、兽、人等 16 部（纲）。其以水而始，以人而终，排列方式蕴含着从无机到有机、从微至巨、从贱至贵的科学内涵。再进行二级分类，共分 60 类（目），其中水部分为天水、地水 2 类，火部 1 类，土部 1 类，金石部分金、玉、石、卤石4类，草部分山草、芳草、隰草、毒草、蔓草、水草、石草、苔草、杂草、有名未用10类。书中还对旧本草的分类编排进行了增补、拆并、重编等更改，进行"当分者分，当并者并，当移者移，当增者增"。如将旧本草的虫鱼一部拆分成虫、鳞、介三部，增加了水、火、土、服器四部，更改名称二部，"玉石"改为"金石"，"米谷"改为"谷"。李时珍在《本草纲目》中首次确立了动物在整个自然界中的位置。陶弘景将虫兽部安排在木部和同属于植物的果菜部之间，由此可见，李时珍之前的本草学家们并不了解动物在整个自然界中的位置，不清楚动物之间的关系。《本草纲目》首次将动物作为一个完整的部分安排在矿物和植物之后。在明代这种科学尚不发达的时代，能够有如此丰富内容的分类是非常可贵的。

各论中，每药按9个项目加以论述："释名"项收集异名及出处，解释命名意义；"集解"项集诸家本草关于药物产地、形状、鉴别、采收、栽培、药用历史的变迁与药物品种考证的记述；"正误"与"辨疑"项辨前人记载的可疑处，纠正前人记述之谬误；"修治"项述雷公炮炙及后世炮制法；"气味"项注明药性，包括四气五味、有毒无毒，不同见解用小字注文；"主治"项录功效与主治；"发明"项阐发诸家及李时珍对药性理论的论述；"附方"项引述与该药药效有关的方剂与制剂。

《本草纲目》是我国药学史上的一部巨著，收药众多，系统整理了明代以前的本草学成就，辑录和保存了大量的古代药学文献，并补充了许多经采访和亲身体验得到的经验，内容丰富，资料广博，堪称集明代以前本草之大成。同时，本书还纠正了历代诸家本草中的错误，记述"正误"项70多条，正确考订了许多药物的基原，如凝水石、苹、三白草等；明确了部分名同实异、名异实同的药物，更正了它们的分类位置，如重析葳蕤、女萎，二物并为一条，归并南星、虎掌于一条，将生姜、薯蓣自草部重归菜部，槟榔、龙眼由木部重归果部，对以往混同的兰花和兰草、卷丹和百合、黄精和钩吻、旋花和山姜、硝石和芒硝等一一加以区分，等等。在药性方面，李时珍科学地指出，通过炮制、配伍等方法，可以改变药性；并提出推断药性不能以消除某一症状作为确定药性的唯一标准，还应考虑到症状得以消除的内在机理，结合整体效应来评定药性；并记载了一些在人体或小动物身上所进行的简单的药理实验；更正了前人部分药物性味的谬误，如改玄精石"咸温"为"咸寒"，改兔肉"辛平"为"甘寒"等。此外，书中还记载了药物栽培、炮制、制剂及治疗各科病证等丰富的内容。

在医学方面，李时珍凭借其精深的理论素养和丰富的临床经验，在书中阐发了许多医学见解。在解剖生理方面，提出脾即胰脏及肾间命门说，指出命门与三焦是一体一用的关系。书中明确指出"脑为元神之府"，对大脑功能的认识有了很大进步；对铅中毒、汞中毒、一氧化碳中毒、肝吸虫病、寄生虫病患者的癖嗜等疾病的认识，达到了相当精确的程度；首次论及人的胆石症疾病，并有一定的正确认识。在养生长寿方面，李时珍对方士滥服金石等药物以求长生不老的荒谬做法进行了严肃批判，从医学角度对延年益寿的理论和方法进行了认真研究，书中共记载用药物延缓衰老的案例10则，搜集历代合理的健身长寿方552首，他自己创立新方59首，其中有些经现代研究证实的确有效。此外，李时珍还推崇食物养生，对瓜果、蔬菜、乳汁、药酒及药粥的养生功效多有阐述。在预防医学方面，李时珍对前人的经验进行了搜集整理，在"百病主治药"瘟疫一节，收录明代以前的防疫措施83项，如苍术熏烟、大蒜捣汁等，并提出"天行瘟疫，取初病人衣服，于甑上蒸过，则一家不染"。这是我国最早的用蒸气消毒法预防疾病的记载，在当时也是最先进的预防手段。

本书除在药学、医学方面取得了很大成就，对于其他学科，也颇有成绩。《本草纲目》收载了大量宝贵资料，英国卓越的科学家达尔文称其为"十六世纪的中国百科全书"。在植物学方面，李时珍对明代以前的植物学文献进行了广泛地收集整理，加上个人实地考察，详尽地保存了植物产地、形态、鉴别等方面的资料，对于今人进行植物品种考证及植物学研究和开发方面，都有很重要的参考价值。其在动物学方面，记载了400余种动物药，其中一部分为稀有动物，书中对它们的形态、产地、生境、习性、繁殖、遗传变异等都有深入的研究和细致的描述。其中关于金鱼在家养下发生变异，以及鸡的7个品种的描述，曾被达尔文引用在他的《动物和植物在家养下的变异》一书中。在矿物学和化学方面，记载了许多金属、金属矿物、非金属矿物知识，以及丰富的无机化学、冶炼技术等内容，记载了包括蒸馏、蒸发、升华、重结晶、风化、沉淀、干燥、烧灼等各种化学物理方法。书中所记述的制取碱式碳酸铅（粉锡）及醋酸铅（铅霜）、利用消石与矾石的分解和氧化作用以制备铅丹等方法，都真实地反映了当时的化学水平。其制备没食子酸的方法，是以五倍子制没食子酸的最早记录。

此外，李时珍对药物名称的由来及发展变化，从形、音、义三方面详加考究，参考引用前人字书、经注达20余种之多，包含了丰富的文字学、音韵学、训诂学知识，对后世语言文字学研究有重要的参考价值。书中所载的例证，常为后世引用。

《本草纲目》于明万历三十五年（1607）传入日本，继而传入朝鲜及欧洲许多国家，被全部或部分地译成日、朝、英、德、法、意、俄、拉丁等多种文字，在世界范围内产生了很大的影响。

《本草纲目》成书以后，明万历二十一年（1593）由金陵（今南京）胡承龙刊刻，此乃本书初版，称"金陵本"；崇祯十三年（1640），程履祥剜去金陵本原版上"辑书姓氏"，改题"校书姓氏"，加上"程履祥及摄元堂"字样，即是所谓的"摄元堂本"。"金陵本"与"摄元堂本"是后来《本草纲目》各版本系统的祖本，1993年上海科学技术出版社据上海图书馆藏金陵本影印出版，1998年华夏出版社出版刘衡如、刘山永先生校注之金陵本。

十四、《本草纲目拾遗》

《本草纲目拾遗》由清代赵学敏撰。赵学敏（1719—1805），字恕轩，号依吉，钱塘（今杭州）人。赵学敏十分钦佩李时珍潜心本草的毅力和《本草纲目》内容的广博，认为"物生既久，则种类愈繁"，若不及时增补，则"过时罔识"，于是，决心对《本草纲目》进行增补和订正，故名。初稿成于乾隆乙酉年（1765），然未刊行，此后赵氏又不断采访体察，对该书进行增补修订。书中常记有赵氏医药活动情况及时间，最晚的年代为嘉庆癸亥年（1803），可见此书初成之后还经过了近四十年的增补修订。

《本草纲目拾遗》共 10 卷，为综合性本草。卷首包括小序、凡例、总目、正误、目录等内容，卷末有跋和《利济十二种》之总序。"正误"篇中纠正了《本草纲目》某些药物在分类、鉴别、制法、性味、功效、主治方面的错误，共 34 条。各论药物分类大致按《本草纲目》次序，仅将原金石部分为金部、石部，又增加藤部和花部。赵学敏认为，人部药有"非云济世，实以启奸"之嫌，故予以删除。全书收录药物716 种，附药 205 种，共计 921 种。各论药物正文为笔记体裁，不分项目。药名之下，径引文献，注明出处。赵氏个人见解附于最后或夹注文中。作者注重实地调查，采访实物，或亲自种植进行观察，故对药物的产地、形状、效用、鉴别等方面，记述翔实，有重要的参考价值。《本草纲目拾遗》是继《本草纲目》之后一部重要的本草著作，备受后世重视。

该书的另一个特点是注重草药。书中不仅大量记载浙江一带的药用植物，还特别收载了许多边远地区、少数民族地区、沿海地域及国外的药物，如广东、广西、云南、贵州、台湾、西藏、新疆、蒙古等地的药物。药品分布的地区之广是历代本草中罕见的。国外药品如日精油、金鸡勒等数十味，均首见于此书著录。此外，《本草纲目拾遗》附有大量医方，其中不少是采访得来的用药经验，简便有效，这一部分宝贵的资料还有待于进一步发掘。总之，该书是清代新内容最多的本草著作之一，它对清中期以前的草药进行了一次系统的总结，为现代药学发展提供了宝贵的资料。

本书不足之处是以笔记体裁撰写，繁简不一，体例不严谨，条理欠分明；而且缺乏药图，不利于正确辨识实物；内容上，由于受时代局限，夹杂了一些封建迷信的东西。但瑕不掩瑜，该书所取得的成就，代表了清代本草学的水平。

本书有抄本数种，刻本以同治三年（1864）钱塘张应昌刊本最早，1998 年中医古籍出版社出版点校本。

第二节　专题类本草

一、药物资源与地方药物类本草

（一）《南方草木状》

《南方草木状》由西晋嵇含撰。嵇含（263—306）字君道，自号亳丘子，其叔祖是"竹林七贤"之一的嵇康。嵇含自幼聪颖好学，喜好文学、方书、本草、地志等，历官振武将军、襄阳太守、平越中郎将、广州刺史。在广州目睹南越、交趾植物珍奇，有感"中州之人或昧其状"，遂将所见所闻诠叙成书，即《南方草木状》。

关于本书的作者和成书年代，或云后人伪托，或言原书佚失后人辑复，学界倾向于后一种说法。

全书共 3 卷，将植物分为草、木、果、竹四类，其中卷上草类 29 种，卷中木类 28 种，卷下果类 17 种、竹类 6 种，共记载 80 种植物，均是当时生长于南海、番禺、高凉、交趾、合浦、桂林、九真、日南、林邑、扶南和大秦（今广东、广西、海南及东南亚、波斯）等地的热带及亚热带植物，是今存最早的地区植物志。

《南方草木状》对每种植物的记述详略不一。全面介绍者，一般包括植物形态、生境、产地、用途、别名等；简略者，仅记述其某一方面特点。书中对植物形态的描述细致而生动，如对朱槿形态的描述：

朱槿花，茎叶皆如桑，叶光而厚，树高止四五尺，而枝叶婆娑。自二月开花，至中冬即歇；其花深红色，五出，大如蜀葵，有蕊一条，长于花叶，上缀金屑，日光所烁，疑若焰生；一丛之上，日开数百朵，朝开暮落，插枝即活。

书中除个别植物外，均注明产地，对于外来品种，记录原产地和引种历史。如从大秦（即当时的罗马帝国）引入薰陆香、指甲花、抱香履、钩缘子等，从番国引入蒟酱、耶悉茗、末利等，为研究岭南植物的地理分布和引种历史提供了宝贵资料。

书中还提到一些植物的药用功效，兼有本草文献的性质。如豆蔻花，破气消痰、进酒增倍；山姜花，治冷气；留求子（即使君子），治婴孺之疾；诃黎勒（即诃子），可作饮，变白髭发令黑；槟榔，以扶留藤、古贲灰（即牡蛎粉）并食则滑美，下气消谷。

此外，书中还记述了古代的农业技术、植物加工方法及岭南的风土人情。如柑橘条中，提到利用黄猿蚁防治柑橘害虫，是世界上生物防治的最早记录；蕹菜条下，在浮苇筏上种蕹菜的方法，则是世界上有关蔬菜水面栽培（无土栽培）的最早记载。讲到加工利用植物，如甘薯"可充粮糒"，诸蔗（即甘蔗）"榨取其汁，暴数日成饴"，草曲"合糯为酒"等。讲到民俗，前面提到草曲可"合糯为酒"，接着讲述了"南人有女数岁，即大酿酒……置酒罂中，密固其上，瘗陂中……女将嫁，乃发陂取酒，以供宾客，谓之女酒，其味绝美"。本书文字简练，语言生动，并引用大量经典古籍，如《南越行纪》《林邑记》《三辅黄图》《东观汉记》等，使1700年前南方民族丰富的生活景象跃然纸上。

本书作为我国现存最早的植物学文献，对我国植物学的发展产生了巨大影响，其中记录的药用植物，是研究岭南中草药的珍贵资料，同时对于农学、园艺学、民俗学等都具有重要价值。12世纪中叶传入日本，20世纪70年代有英译本在国外发行，中外不同领域的学者早已开展对此书的研究，我国1980年曾举办关于本书的国际学术研讨会。

《南方草木状》版本甚多，以南宋百川学海本为最早；1916年吴江沈怡园据宋本校刻，并撰写跋文；1955年商务印书馆据沈氏校本重印，并附上海历史文献图书馆珍藏的《南方草木状图》60幅。此外，2009年广东科技出版社影印明万历二十三年《广汉魏丛书》本，亦可使用。关于《南方草木状》中植物的现代研究，可参考1991年云南民族出版社出版，中国科学院昆明植物研究所编著的《南方草木状考补》。

（二）《滇南本草》

《滇南本草》，明·兰茂著，约成书于1443年，是一部记述云南地区药物，包括民族药物在内的本草著作，是我国现存内容最丰富的古代地方本草。兰茂（1397—1476），字廷秀，号止庵，晚号和光道人、玄壶子，云南省嵩明县杨林镇人。兰茂因母病而留心医学，一发而不可收，三十年间，他边行医，边采药，边著书，足迹踏遍云南全境。《滇南本草》的问世对于救助民众疾苦，普及医药知识，总结民间用药经验有重大贡献，使"滇南之一草一木，悉有功于人世而流传不朽"。

《滇南本草》成书后，主要以抄本流传，至清初才有刊本；清末民国时期，又有几次较大规模的整理补充，出现了对后来影响较大的几个版本；1949年以后，云南省非常重视《滇南本草》的整理工作，专门成立整理组，于1975年整理出版三卷本的《滇南本草》。

《滇南本草》的内容特色，主要体现在下列几个方面：

1. **地方性**　《滇南本草》记载了许多云南特产的名贵优质品种，如云黄连、滇龙胆、金钗石斛、西升麻、红花、山药等，均为《中华人民共和国药典》一部收载之正品，另外有些药材，虽不是药典品种，却一直被云南地方所习用，如滇黄芩、云防风、滇丹参、滇百部、滇紫草等，地区特色十分浓郁。此外，书中的药名多采用云南地方土名，如黄龙尾（即仙鹤草）、白龙须（即白薇）、金丝接骨草（即菟丝子）等，学习及研究时应注意对药材来源的正确把握。

2. **民间性**　云南植被丰富，除中医习用的药材之外，还有奇花异草可做药用。《滇南本草》中药与草药并收，在数量上大约各占一半。书中的草药也根据中医药理论确定了性味、归经、功能主治，方便临床辨证应用。这些草药常常具有十分卓越的疗效，如"专治面寒疼，胃气心气疼"的金铁锁（又名独定子，系石竹科植物金铁锁的根，后来成为著名的云南白药的组成药味之一）；"主治疟疾和一切痈疽疔毒"的地不容；"消宿食、消痞块，治癥瘕积聚"的草血竭；"治诸热毒，泻六腑实火，泻六经客热，退虚劳发热"的羊蹄根（又名土大黄）等。由于《滇南本草》具有云南地方性及广收草药，使得书中的药品种类与其他本草有很大不同。据粗略统计，由《滇南本草》首载的品种近150种，一些当时的草药，在应用中已逐渐成为常用的中药，如仙鹤草、重楼等，均始载于此书。

3. **民族性**　云南少数民族众多，有傣族、彝族、白族、藏族、纳西族等，各民族在利用草药防病治病上均积累了丰富的经验。《滇南本草》记载的一些品种，如金铁锁、草血竭、羊蹄根、青阳参、灯盏花、滇橄榄、杏叶防风等，皆因疗效显著，故为各民族所共同喜用和常用。对于这些药物，作者书中大多并未记述它们的民族用法，因为在作者看来，它们就是其平时习用的草药罢了，或者他已将民族用药经验吸收转化为中药的功用主治。书中仅对个别药物提及了民族经验，如记述假苏时说："勐笼地区做菜食，另不染瘟疫。"勐笼为西双版纳地名，属傣族自治州。但从今天本草学的研究角度来看，《滇南本草》确实记载了诸多民族药，是研究民族药发展的重要历史资料。

此外，书中药物的服用方法常用到酒，多数药物及方剂采用了点水酒服，也有使用白酒、烧酒，或采用煮酒、泡酒等方式。兰茂喜用酒，除了酒具有活血散寒的功效外，很大程度上是受彝族用药习用酒的影响。

4. **医药结合**　兰茂是一位熟悉药物的临床医生，其论药讲究医药结合，注重医疗用药。每药项下几乎均有附方，少则 1~2 首，多则 5~8 首，如姜味草有附方 8 首。全书共载附方 500 余首，其中单味方 200 余首，其余为复方。复方多由 2~5 味药物组成，选药精当，配伍严谨，药少力专，涉及内、外、妇、儿、五官多个科。兰茂创造性地糅合汉药理论与草药治疗经验，在中医理论指导下，将草药与中药共同组方，创制出许多行之有效的新方剂。

有的药物项下，除方剂外，还列有治疗验案，书中共记载医案 33 则。如艾叶项下"昔一人，吐血不止，用艾叶煨汤，点童便，服之即愈"；皮哨子项下"昔一人饮水，将蚂蟥一条吸入鼻中，头常眩疼，鼻中常流血水，面黄形瘦，后得一人传此方，以水一钟于鼻上闻，蚂蟥见水，从鼻孔中伸出，动则缩入鼻中，将皮哨子壳为末，吹入鼻中，蚂蟥自落下"。

综上，《滇南本草》是一部地方性的集中草药与民族药于一体，注重医疗用药的本草著作，是云南各族人民擅用地利所赋予的丰富的中草药资源来治病防病的临证实用手册，成书至今已近 600 年，被历代云南人奉为"滇中至宝"。通过对《滇南本草》的研究和发掘，已成功开发了多种疗效确切的新药和原料药。如灯盏花，为菊科植物短莛飞蓬的全草，书中记述能治"左瘫右痪，风湿疼痛"，经研究证实其具有活血通络、祛风止痛的功效，该品种已被《中华人民共和国药典》一部收载；同时，从中提取的黄酮类成分——灯盏花素，具有扩张脑血管、增加脑血流量、改善微循环等作用，灯盏花素注射液已广泛应用于临床，治疗脑供血不足、脑出血后遗症、脑血栓、冠心病、心绞痛等疾病。紫金皮，为卫矛科植物昆明山海棠的根皮，书中记载其"有毒，治筋骨疼痛、风湿寒痹、麻木不仁、瘫痪痿软、湿气流痰"，现代研究发现其含有雷公藤碱等生物碱类成分，具有抗炎、调节免疫和抗肿瘤等多种活性，对治疗类风湿关节炎有特效，还可治红斑狼疮、慢性肾炎、银屑病及抗肿瘤等，是治疗自身免疫系统疾病具有发展前景的药物之一。再如土黄连，系小檗科植物三棵针，其根及茎中含有大量小檗碱，可作为提取小檗碱的原料药。由此可见，《滇南本草》已成为我国开发研制具有自主知识产权新药的资源库。

(三)《救荒本草》

《救荒本草》由明周王朱橚组织编撰，永乐四年（1406）刊刻，是我国第一部以救荒为目的编写的植物学著作。朱橚（1361—1425），明太祖朱元璋第五子，明成祖朱棣的胞弟，洪武三年（1370）封吴王，十一年改封周王，十四年就藩开封。朱橚博学多才，精通医药，其显赫的社会地位使其能够聚集起当时的大批名医和药学专家，其一生主持编纂的医药著作有《保生余录》《袖珍方》《普济方》《救荒本草》等，对我国的医药卫生事业做出了巨大贡献，死后谥定，又称周定王。

明初，由于战乱与自然灾害，人民常常食不果腹，朱橚虽身居王位，但能体恤民间疾苦，遂广泛搜集可食用的野生植物，"植于一圃，躬自阅视，俟其滋长成熟，乃召画工绘之为图，仍疏其花实根干皮叶之可食者，汇次为书一帙，名曰《救荒本草》"。全书上下两卷，共记载植物 414 种，分草、木、米谷、菜、果五部，各部之下又按可食部位分为诸多小类，如叶可食、根可食、实可食、叶及实皆可食、根及实皆可食、花可食、花叶可食、花叶及实皆可食等，每小类之下再按本草原有和新增，分别记录。每种植物记录形态、分布、救饥食用方法、功效等，并配有精细的植物图。它的问世对于当时民众救饥度荒发挥了重要作用，正如李濂重刻《救荒本草·序》中说："是书有图有说，图以肖其形，说以著其用……或遇荒岁，按图求之，随地皆有，无艰得者。如法采食，可以活命，有助于民生大矣。"

《救荒本草》对于植物形态的描述使用了一套较为科学的术语，如描述某些植物花为"小铃样"（钟形花）；描述花序时有"穗状""菊花头（头状花序）""伞盖状（伞形花序）"；果实用"蓇""小菁葵（菁葵果）""角（荚果）""长角""小短角（角果）"。这些术语有些在之前的本草中使用过，有些是本书所创，虽然其中一些术语与今天的概念不完全相同，甚或在今天看来并不正确，但是它们的使用排除了之前对植物描述的模糊性与不确定性，是植物学上的一大进步。

每条皆有"救饥"一项，记述了野生植物的食用方法，除生食外，还有水浸、淘洗、磨粉、熬蒸、过滤、蒸晒、腌制、干藏，以及用盐油调味等，展示了我国劳动人民加工利用野生植物的丰富经验。如栝楼根（天花粉）条说：

采根，削皮至白处，寸切之，水浸，一日一次换水，浸经四五日取出，烂捣研，以绢袋盛之，澄滤令极细如粉。或将根晒干，捣为面，水浸澄滤二十余遍，使极腻如粉。或为烧饼，或作煎饼，切细面皆可食。采栝楼穰煮粥食，极甘。取子炒干捣烂，用水熬油用亦可。

书中对有毒植物的减毒食用方法，尤为引人注意，如白屈菜"采叶和净土煮熟，捞出，连土浸一宿，换水淘洗净，油盐调食"，这种利用净土吸附减去毒性的方法，是现代植物化学中吸附分离法的鼻祖。

本书植物图多数是王府画工依照园圃中植物写生而成，数量上较《本草图经》有所增加，基本做到一药一图；绘图质量较高，能反映植物的主要特征，且刻工精细，堪称历代本草插图中的佼佼者。因此《救荒本草》同时也是一部非常重要的植物图谱（图2-2，2-3）。

《救荒本草》开启了我国野生植物研究的先河，之后周履靖《茹草编》、鲍山《野菜博录》、王磐《野菜谱》、姚可成《救荒野谱》、顾景星《野菜赞》都是受本书影响而作；《救荒本草》也是我国传统本草学向应用植物学分支的重要里程碑。《救荒本草》16世纪初传入日本，1716年由松冈恕庵出第一版，1799年小野兰山出第二版，1842年小野蕙畝出第三版，对日本的农学、植物学产生深远影响。

《救荒本草》永乐四年（1406）初刻于开封周王府，今已不存；嘉靖四年（1525），山西都御史毕昭和按察使蔡天祐组织重刻刊印，简称太原本，是现存最早、影响最大的版本，前有李濂重刻《救荒本草·序》；徐光启《农政全书》把《救荒本草》全部收入其中。2007年中医古籍出版社出版王家葵等的《救荒本草校释与研究》，对书中植物名实有所考释。

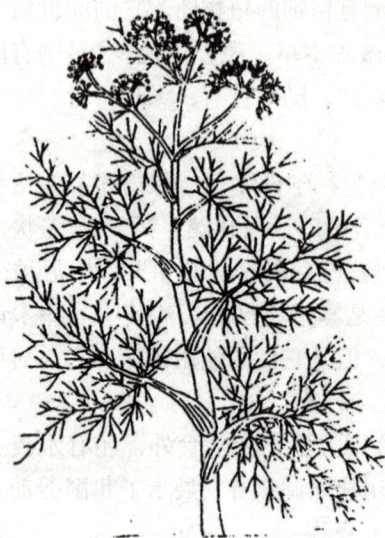

茴香

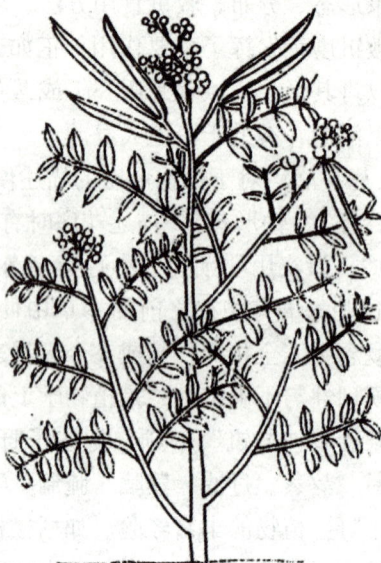

望江南 新增

图 2 - 2   《救荒本草》茴香图   图 2 - 3   《救荒本草》望江南图

（四）《生草药性备要》

《生草药性备要》，清·何克谏著，成书于 1711 年。何其言，字克谏，号青萝山人，广东番禺人，约生于明崇祯初年（1633 年前后），少时业儒，明亡，随父兄隐居于故里，为乡亲治病。番禺有青萝峰，何克谏经常入山采药，故有此号。何氏在使用民间草药方面积累了丰富的经验，经过研究与整理，于康熙五十年（1711）写成《生草药性备要》两卷。此外，何克谏还与其侄何省轩共同将西湖沈季龙的《食物本草》进行增补，著有《增补食物本草备考》两卷。因此何氏是岭南中医药发展史中一位重要的本草学家。

本书分上、下两卷，上卷收药 162 种，下卷收药 149 种，共计 311 种。其中植物药308 种，动物药 3 种。书后附有"生草应验药方"，收验方 8 种。

本书主要记录岭南民间草药，所录品种与前代本草重叠者较少，可以肯定为本书首载的品种不下 100 种，其中有不少后来成为岭南乃至全国习用的药物，如田基黄、丁公藤、珍珠草、五爪龙、破布叶等。对于其他本草中已载品种，本书也做了补充，或增加药用部位，如扁豆在《本草经集注》中使用种子，本书增加叶和根的功效；或扩大应用范围，如火炭母在《本草图经》中去皮肤风热、流注骨节、痈肿疼痛，捣敷，本书补充了止痢、贴烂脚、拔毒、干水、敛口等。此外，还有一些药物见于前代本草，在本书中改变药名，如五指金即《本草经集注》中的牡荆，自灸草即《本草纲目》中的毛茛，寮刁竹即《神农本草经》中的徐长卿，龙船花即《新修本草》中的卖子木等。

每药论述简要，主要记述性味、功用、用法、别名等。其独创之处和卓越的贡献是第一次归纳总结了 200 余种草药的性味，从而使这些草药的疗效不再只是零散的经验，而是纳入了中药的范围，按照中医理论去认识和使用。序言中有一段关于药性的总纲："凡草药，梗方骨对叶者，多属温；梗叶圆者，多属寒。"今天看来，这种以植物形态归纳药性的观点缺乏科学性，但在具体研究书中草药性味时发现，何氏也并未拘泥此点。那么，草药性味究竟是如何总结出来的，序言中说"从友延师，授其草性相传"，可见药性的发现非一人，而是几代众多医生实践经验的总结。对此何克谏仍秉持严谨的态度，告诫读者"犹当的指参详，未可尽以为据"。

综上，本书对于继承整理岭南地区民间草药，起到了承前启后的作用，清代至民国时期，对岭南草药进行系统的整理和总结即是从本书开始的，其后的《本草求原》（清代赵其光著），《岭南采药录》（民国萧步丹著）及《山草药指南》（民国胡真著），都是在本书的基础上整理补充著成的。

本书现存版本以清代守经堂刻本较为精细，错误较少，1999 年中国医药科技出版社出版的《岭南本草古籍三种》一书中的《生草药性备要》即以守经堂本为底本点校而成。

（五）《天宝本草》

《天宝本草》不分卷，不著撰人，约成书于 1883 年。本书所载均系四川民间草药，是一部歌赋体的本草手册。

全书分药性赋与药性歌两部分。药性赋按药性寒、热、温、凉将药物分为四类，分别编入寒性赋、热性赋、温性赋、凉性赋四篇赋歌，使用骈文成韵，易于记诵，共涉及药材 182 种。药性歌，每药编成一首七言四句歌诀，涵盖药名、性味、功能、主治，偶尔涉及草药形态，共计 149 味药物。现录两首歌词如下：

酸通 酸通一名雄黄连，脾胃湿热蛊气连，能疗周身筋骨痛，手足拘挛皆可瘥。（酸通即蓼科植物虎杖）

仙遗粮 仙遗粮即土茯苓，解毒利水能强筋，诸般疮毒称妙剂，周身筋骨利通行。

值得指出的是，药性赋与药性歌中的品种并非完全对应，其中为两部分共有者 140 种，其余药材只有赋，没有歌，或正好相反。此外，书中药名多使用四川当地土名，给研究、利用本书造成许多不便。

《天宝本草》主要版本为清同治年间川人龚锡麟辑本；现代则有 2001 年中国古籍出版社出版的由谢宗万、邬家林整理的《天宝本草新编》，对原著药性歌中的 149 味药材的品种进行考证，增补植物图，规范功能主治。

（六）《岭南采药录》

《岭南采药录》由萧步丹著，成书于 1932 年。萧步丹，广东南海人，出身医学世家，其祖父萧绍端为清代南海名医，著有《妇科微旨》，其父萧巽平，数十年采集生草药为人治病。萧步丹师从乃祖、乃父，兼采民间草药治病经验，整理总结集成此书。他推崇草药简、廉、快、效的特点，提醒临床医者不可轻视草药在治疗中所发挥的作用。

本书序言中写道："百粤地濒热带，草木蕃殖，中多可采以治病者。乡居时，尝见野老村妪，遇人有疾苦，辄踥躞山野间，采撷盈掬，归而煎为汤液，或捣成薄帖，一经服用，即庆霍然，是生草药亦医者所不可轻视也。"

本书共收载岭南草药 482 种，均是经过萧氏三代的亲自试验，以"得诸实验，其效尤确"为遴选原则，其中一些药物，至今在岭南地区使用。如用于煲汤的霸王花、木瓜等，用于制作凉茶的岗梅根、鸡骨草、田基黄、火炭母、破布叶等，用于洗澡的香茅、柚叶等。在编写体例上，本书效仿五代肖炳所著《四声本草》，取药名第一字，按四声（平、上、去、入）相从分类，并于书后列表，方便检索。

书中多数草药列有药名、别名、植物形态、入药部位、性味主治、用法用量等。书中对于植物形态的描述，使用了当时西方植物学中的术语，如雄蕊、托叶、总状花序、穗状花序等名词。如对木芙蓉的描述：

木芙蓉　落叶灌木，高至丈许。叶心脏形，掌状浅裂，有叶柄，互生，秋冬之间梢头开花，花大有长柄生于叶腋，花冠呈带红色或白色等，或为单瓣或为复瓣，颇美丽。雄蕊甚多，雌蕊 1 枚，柱头五裂，果实为蒴，种子有纤毛，易飞散。

本书系统总结了清代以来岭南地区民间草药的经验，是岭南本草典籍中内容最详细，描述最严谨者，具有极高的学术价值，也是流传最广，影响最深远的岭南本草著作。

《岭南采药录》最早为 1932 年铅印木，由萧灵兰室刊印，1936 年再版，有所增删，二版载药 576 种。

（七）《祁州药志》

《祁州药志》由我国当代本草学家、生药学奠基人赵燏黄先生编著，成书于 1935 年。祁州，今河北安国市，是近代华北地区最大的中药材集散地和药材市场。本书全名为《祁州药志（附北平）第一集：菊科及川续断科之生药研究》，是赵燏黄 1934 年从上海转至国立北平研究院工作后，亲赴安国药市及华北地区多个药材产区，对菊科及川续断科 50 余种药材及其原植物进行实地考察所得的调研报告，编辑而成。

赵先生在自序中强调了鉴定工作的重要性及难度，谓药材"一入药市，则万汇杂陈，鉴定为至难之第一问题"。并提出鉴定之步骤，大别为二：第一步，必须追究药材之母体由何种原植物而来，此非实地调查考察不为功；第二步，运用生药学的研究方法，识别药材外部之形色性质及内部之组织构造，检出其定型，以为准则。于是，赵先生针对第一个步骤展开工作，带领其工作小组历赴祁州、禹州及华北一带的药材产区，实地调查我国北方的药材品种，将调查结果按照原植物分科的顺序整理，陆续发表，待全部出版后，不啻为一完备之华北药材志。

本书对于北方地区凡来源于上述两科的药材，基本搜罗殆尽，共 50 余种。每科之内按药用部位分根、花、叶及草卉、果实等类；每药之下，先考察现代药材品种与古代本草记载是否相符，其次考定药材之原植物，以实地采集之完全标本为对照，确定其真实入药品种，纠正错误品种。

《祁州药志》是我国按植物自然分类系统整理本草，研究国药生药学的开始，也是中国最早编著的地区药材志，只可惜因受时局影响，未有续集出版。

本书除1935年初印本外，2004年福建科学技术出版社出版的《民国名医著作精华丛书》收有整理本。

二、药材鉴别类本草

（一）《本草蒙筌》

《本草蒙筌》由明·陈嘉谟撰，成书于1565年，是《证类本草》之后，《本草纲目》之前一部非常重要的本草著作。陈嘉谟（1486—约1570），字廷采，号月朋子，新安祁门（今安徽祁门）人，少时习儒，因体弱多病，遂弃举子业而留心医学，博览群籍，可谓是精通医药的大家。陈嘉谟极重视本草，谓："不读本草，无以发《素》《难》治病之玄机，本草者，方药之根底，医学之指南也。"鉴于当时盛行的《证类本草》《本草集要》《本草汇编》等各有短长，陈氏遂会通诸家，结合自己的经验，写成《本草蒙筌》。"筌"是捕鱼用的竹制工具，"蒙"指童蒙，即谓本书是本草入门之工具。为了便于初学者记诵，书中大部分内容按声律编排成对偶句。此书于1559年开始编撰，历经7年，五易其稿，终于1565年付梓，此时作者已八十高龄，此书可谓集其终身之成就。

本书由总论、各论两部分组成。总论分"出产择地土""收采按时月""藏留防耗坏""贸易辨真假""咀片分根梢""制造资水火"等十七个专题，论述了产地、采收、贮藏、真伪、加工、炮制等与药材质量、临床疗效关系密切的重要原则，对药材生产、加工、使用过程中影响药效的因素总结得非常全面，在历代本草中可谓首屈一指。如在"贸易辨真假"专题中，首先引谚云："卖药者两只眼，用药者一只眼，服药者全无眼。"强调了药物鉴别的重要性，之后列举了市场中众多实例加以说明。以假乱真者，如"茅苍指人参，木通混防己"，"姜黄言郁金，土当称独滑"；掺伪者，如"麝香捣，荔枝掺"，"藿香采，茄叶杂"；经人工伪饰后以假乱真或以次充好者，如"小半夏煮黄为延胡索，嫩松梢盐润为肉苁蓉"，"当归酒洒取润，枸杞蜜拌为甜"。

总论之后为本书的主要内容，共12卷，分草（草部分上中下，各占1卷）、木、谷、菜、果、石、兽、禽、虫鱼、人10部，共载药物742种。每药的叙述大致分为两部分，即正文和按语。正文按照气味、药性、升降、阴阳、归经、有毒无毒、产地、形态、采收、炮制、主治、功用、配伍禁忌等顺序叙述，内容多源自旧本草，经作者重新编排整理，并创制成易于诵读的对偶句。按语，系作者所加，标以"谟按"二字，主要是阐述作者多年临床用药的心得体会，对前人观点，多能结合实际予以讨论，错误之处用中医理论加以驳正，并提出自己的新见解，常有独到之处。如人参味甘气温，当时一些本草著作认为肺寒可服，肺热不可用，陈氏驳之曰"寒热之中，又当区别虚实"，继而辨析虚热病机，认为治疗虚热证，应当运用人参等甘温补阳之剂补足元阳，使火自退，所谓甘温能除大热是也。

所载742种药物中，主药447种，附名295种。主药单列为1个条目；附名即在主药条下，附带提到的同类药物。如人参项下列有：紫团参，紫大稍扁，出潞州紫团山；白条参，白坚且圆，出边外百济国；黄参，生辽东、上党，黄润有须梢纤长；高丽参，近紫体虚；新罗参，亚黄味薄。最后总结出在上述几种之中独黄参功效易臻。又如白术项下有：浙术，种平壤，颇肥大，由粪力滋溉；歙术，产深谷，虽瘦小，得土气充盈。又云二者"采根秋月俱同，制度烘暴却异。浙者大块旋暴，每润滞油多；歙者薄片顿烘，竟干燥白甚。凡用惟白为胜，仍觅歙者尤优"。大多数药材均存在因产地生境，或入药部位，或加工炮制不同而形成多种商品规格，书中皆以附名形式予以介绍，并对不同规格的产生原因及其药效差别做了简要说明。

本书作者陈嘉谟是一位精通医药并且具有真知灼见的大家，本书是其一生医药学成就的集中体现，不仅是初学者的启蒙读物，也是一本具有理论和实用价值的著作，其出版时间也早于《本草纲目》。李时珍对明初的本草评价不高，但对本书则甚为推崇，表扬道，"每品具气味、产采、治疗、方法，创成对语，以便诵记。间附己意于后，颇有发明。便于初学，名曰'蒙筌'，诚称其实"。

《本草蒙筌》初刊于明嘉靖四十四年（1565），流传甚少；崇祯元年（1628）经刘孔敦增补并作序，于卷首补入熊宗立历代名医图姓氏，改名《重刻增补图像本草蒙筌》，由金陵万卷楼刊刻，较为通行，今天出版的多种《本草蒙筌》点校本，皆以此为底本。

《重刻增补图像本草蒙筌》书前有"历代名医图"，乃沿袭自明代熊宗立《医学源流》，共绘始于三皇迄于唐代的14位名医画像，图边配有文字简介，依次为伏羲皇帝、神农炎帝、轩辕黄帝、天师岐伯、太乙雷公、神应王扁鹊、仓公淳于意、医圣张仲景、良医华佗、太医王叔和、皇甫士安、抱朴子葛洪、真人孙思邈和药王韦慈藏；又在各论每条药物下增加图例，基本一药一图，有的增附药材图，共计药图559幅，其中药材图30余幅，这些药图大多从《证类本草》和《本草纲目》转录摹写。

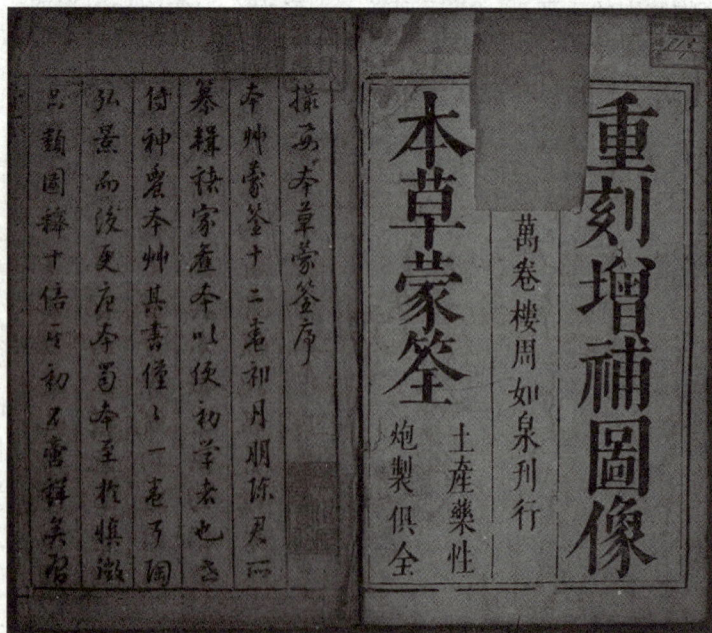

图 2-4 《重刻增补图像本草蒙筌》（金陵万卷楼刊本）图

(二)《本草原始》

《本草原始》由明末李中立撰，成书于 1612 年。本书突出药材的来源及性状鉴别，并绘制精美的药材图，是我国第一部药材学（生药学）性质的本草著作。李中立，字正宇，明末雍邱（今河南杞县）人。李氏自幼聪明多才，少从罗文英业儒，博及秦汉诸书，虽为一介儒生，却兼通医药，深得时任杞县县令的马应龙赏识。明末，医药分家、医不知药的现象已很普遍，作者因有感于当时一些医家"谬执臆见，误投药饵，本始之不明而懵懵"，遂对当时市售的药材"核其实名、考其性味、辨其形容，定其施治"，且"手自书而手自图之"，著成图文并茂的《本草原始》。所谓"原始"，意即推原药物的本始。

全书共 12 卷，分草（草部分上中下，各占 1 卷）、木、谷、菜、果、石、兽、禽、虫鱼、人 10 部，共载药物 452 种，加上附品（某药项下附带论述之药），实际药物数量超过 500 种，并有药图 379 幅。

每药项下，首先介绍药材的来源，以植物药为例，包括植物的形态、生境、产地等，有时还兼有释名，此段内容以大字书写，突出此部分是该书推原究始的重点；之后转为小字，依次介绍气味、主治、修治、禁忌、前人经验及复方等。

文字叙述中插入精美的药材图。以前诸本草的插图多以植物图为主，而本书则侧重描绘药用部位。药图均由作者实际观察，亲自绘制，图旁配有文字，注明药用部位、采收时月、鉴别要点及优劣标准，图注使用了许多药工辨药的经验术语，简洁形象，一语中的。如远志图（图 2-5），图中插入说明文字"入药根苗俱用，皮皱粗大者良"。车前图（图 2-6），不仅图绘准确，在叶穗间还插入说明文字"穗类鼠尾，叶似牛舌"，图侧记录采收时间"五月五日采苗，七月八月采实"。肉苁蓉图（图 2-7），绘肉苁蓉两枚，其侧批注性状特征"色黑，皮有鳞甲，肉有筋膜，长五六寸至一尺以来"。

有时为突出因产地、加工、炮制等不同造成的性状不同，常采用一药多图。如山药图（图 2-8），在药材纵切片图旁注释"色黄，多须，俗呼片子山药，堪食"；另一幅似未剖切的棍棒状，旁注"肉白，指细，紧实者入药，今人多用怀庆者"。五味子图（图 2-9），分别绘出辽五味和南五味，旁注特征。黄芩图三幅（图 2-10），分别是条芩、片芩、枯芩，亦各注特征。

按照作者本意，此书是为临床医生知药识药而著，其重点在药材品种及真伪鉴别，因其独特的体例及著述插图方式，使其成为我国本草史上极具特色的一部著作，也是我国第一部药材学（生药学）专著，书中的药图和药材鉴别成就永远是本草史上辉煌的一页。

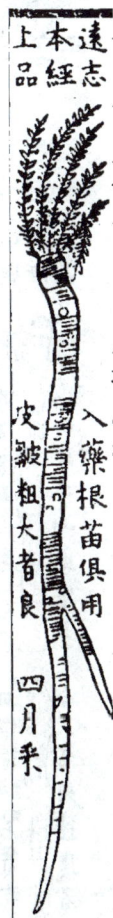

图 2-5 《本草原始》之远志

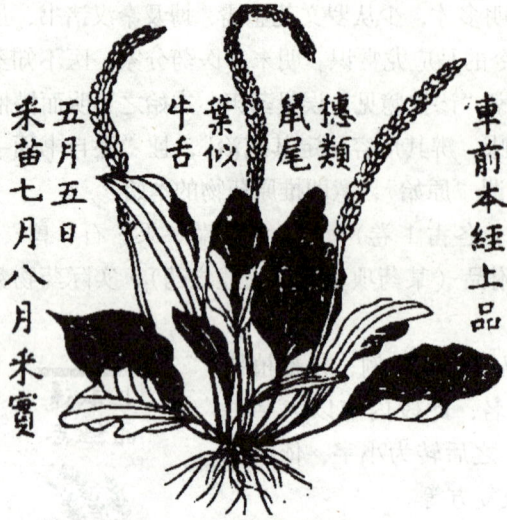

五月五日采苗七月八月采实

叶似牛舌

穗类鼠尾

车前本经上品

图2-6 《本草原始》之车前

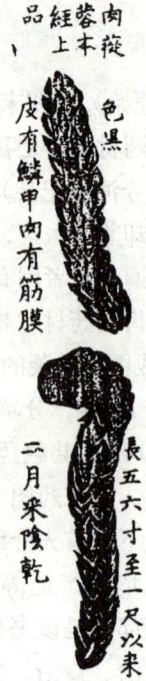

肉苁蓉本经上品

色黑

皮有鳞甲肉有筋膜

长五六寸至一尺以来

二月采阴乾

图2-7 《本草原始》之肉苁蓉

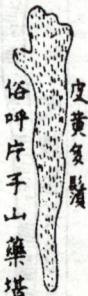

山药本经上品

皮黄多鬚

俗呼片子山药塌食

肉白指细紧实者入药

今人多用怀庆者

图2-8 《本草原始》之山药

五味子本经上品

辽五味子鲜子红色久黑色俱多膏润泽核

南五味子新紫色久亦黑但少膏润燥

图2-9 《本草原始》之五味子

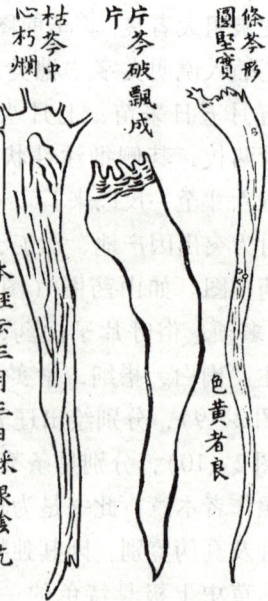

枯芩中心朽烂

片芩破飘成片

条芩形圆坚实

色黄者良

本经云三月三日采根阴乾

图2-10 《本草原始》之黄芩

今存明万历四十年（1612）初刊本，前有罗文英、马应龙序。崇祯十一年（1638）鹿城葛鼐（端调）校订，与《纪效新书》合刊，仅保留马应龙序。2007年人民卫生出版社出版郑金生等点校本。

（三）《增订伪药条辨》

曹炳章在郑肖岩《伪药条辨》的基础上增补合编写成《增订伪药条辨》，1928年出版，是近代一部专论药材真伪优劣鉴别的专著。曹炳章（1878—1956）字赤电，浙江鄞县人，出身于商贾家庭，通晓中医中药。1913年，曹炳章在绍兴发起创设"和济药局"，倡导药品改良，先后出任神州医药总会绍兴分会评议，中央国医馆名誉理事，热心发展中医事业，著述颇多，代表作为《中国医学大成》，1927年夏于闽县（今福州市）在郑肖岩《伪药条辨》的基础上增补编写成《增订伪药条辨》，次年出版刊行。

郑肖岩字奋扬，闽县（今福州市）人，出生于医学世家，对伪药之弊常有所闻，通过多年留心观察与研究，积累了许多药物鉴别的资料与经验，汇集整理后于1901年编成《伪药条辨》。《伪药条辨》记载药物111种，从形态、气味、色泽、产地等方面，论述鉴别药材真伪优劣的方法。书成之后，将书稿寄给绍兴曹炳章，托他评注作序，曹氏见他与自己的著述《规定药品之商榷》有许多相似之处，于是将郑氏书中所述药材重新分门别类，仍保留郑氏原文，将自己的论述作为按语，附于各药之后，编成《增订伪药条辨》。

该书凝集了两位医学家的智慧与经验，分为4卷，共记载110种药材的辨识方法，分为山草、芳草、隰草、毒草、木、石、虫介、兽等8部。书中内容分郑肖岩原文和曹炳章按语。郑氏原文一般较短，对于药材介绍较为随意，一般记述品种、产地、性状等方面内容，曹氏按语则比较有章法，主要是厘定品种及从质量上分优劣等级。

曹氏极重药物品种之辨析，针对品种混乱的药材厘定品种时，一般先以各家本草的论述去考证，之后还通过亲自种植观察，方下结论。如仙鹤草，《中西医话》《百草镜》《救荒本草》《植物名实图考》《滇南本草》中均有形态的描述，然而各家说法不一，莫衷一是。曹氏通过种植观察，详细描述其形态，临证试用，最后作出结论："龙芽草当分二种：金顶龙芽即仙鹤草，紫顶龙芽即马鞭草，石打穿即石见穿，别有一物。"

曹氏善于通过外观性状来区分药材的质量优劣，其对药材的性状观察入微，总结出非常丰富的实践经验。如肉桂一药，品种繁杂，质量悬殊，曹氏总结出一整套鉴别方法，提出"一辨皮色，二辨气味，三辨刀口"的鉴别原则，其中辨皮须以"结、实、滑、润、净、洁六字为要……皮纹直实，肉如织锦，纹细而明者，为上品。然野生者，间有横纹，其形状必苍老坚结，横直交错，斑点丛生，皮色光润，纹细而滑，亦为野生佳品。若横纹多而色红，皮粗纹粗，如荆棘滞手，皆为下品"。辨气"亦有六法：醇、厚、馨、燥、辣、木虱臭是也……以馨而纯，如花之清香不杂者，为上品。若似花椒、丁香气而燥，如山奈、皂角气而辣，皆下品也"。"试味之法，以百沸汤冲水少许，凉而尝之。当分醇、厚、燥、辣四味……须以味醇厚不燥辣者为最佳"。辨刀口亦有多种区别，总以刀口整齐、皮肉不起泡点者为佳。由此观之，曹氏掌握的药材种类非常之多，对药材性状的观察极其详尽，并且善于归纳总结。这些鉴别经验对于提高药师的鉴药能力大有帮助。

郑氏原稿未曾刊印，《增订伪药条辨》1928年由绍兴和济药局刊印，在国内广泛流传，2004年福建科学技术出版社出版刘德荣点校的《增订伪药条辨》。

（四）《药物出产辨》

《药物出产辨》由近代药物学家陈仁山编撰，1930年出版，书中记载药物产地最详。陈仁山，广东南海人，药品商人，在其经营药业的数十年中常留意药物之道地产区，亲自访问采药贩药之人，并常与同行相互研究，20世纪20年代末任香港中药联商会董事及广东中医药专门学校董事，此时其手中已有《药物出产辨》大部分书稿，但尚未完成。1929年，民国政府通过了一项提案《规定旧医登记原则》，虽然没有取缔中医，但是限制中医发展，同时西方医药传入国内日盛一日，广东、香港的医药界人士自发组织起来以振兴国药、保存国粹为己任，欲将国药发扬光大，时任广东中医药专门学校校长的陈任枚在得知此书后，极力支持，并于本书付梓后亲自作序。该书于1930年由广东中医药专门学校刊印出版。

全书按土、金石、草、谷、菜、果、木、虫、鳞、介、禽、兽、人、器物、生草药分为15类，每类下又分类，如金石下又有金、玉、石、卤四类，兽类下又分畜、兽、鼠三类等，共计46类；加上书后所列"所用之中西药"为《万国药方》中的药品，共载药物763种，以广东药材为多，具有鲜明的地方特色。每药论述简短，突出介绍产地，并述性能、主治、用法等，个别的录入别名、形态、采收及真伪优劣鉴别。陈氏从事药业多年，十分清楚产地与药材质量的关系，提出用药需用道地药材的观点，指出"药非地道，虽对症必无功，则选如不选，用如不用"。其在研究药材产地的过程中发现，药材产地会发生变迁，即"药无古今，地道有变。昔时此地出产最良，今则不良，或无出产者有之，此地向无出产，今则有出产，且最良者有之"。因此，陈氏书中所记录的药材产地绝非沿袭古书，而均是其亲自考察得来，正如其自序中说："仆经营药业历数十年，道地出产尤为留意，所见既多，不无一得。又遍访诸身亲采药贩药之人，人亦竭诚相告。更与同业者互相研究，尤得其真。始笔之于书。"因此，记录可靠的药材产地，是本书最大的特点和贡献。兹录入原文两条，读者可从中一窥本书内容。

三七　产广西田州为正道地。近日云南多种，亦可用。以蓝皮蓝肉者为佳，黄皮黄肉者略差。暑天收成者佳，冬天收成者次之。主治：甘、苦，微温，散瘀定痛，治吐血、衄血、血痢、血崩，为金疮杖疮要药。

天麻　四川、云南、陕西、汉中所产者均佳。每年春秋两季收成。贵州亦有产，但全无气味，不适用。日本亦有产，亦无味，不适用。用姜汁渍，蒸熟吹爽开片，名曰制天麻。主治：辛、平，微温，治风痰，定眩晕，疗四肢湿痹麻木，医小儿风痫惊风。

本书反映了近代广东地区中草药的产地、种类及药用情况，吸收了近代植物学和西药知识，尤其重视药材产地，对研究近代药物产地及道地药材提供了丰富资料。

本书版本较少，仅见于《中国本草全书》据1930年广东中医药专门学校铅印本影印者；《中药与临床》杂志从 2010 年起在"旧籍新刊"栏目中连载本书标点本，可以参阅。

三、炮制类本草

（一）《雷公炮炙论》

《雷公炮炙论》又称《雷敩炮炙方》《炮炙方》《雷公炮炙》《雷公》等，雷敩撰。雷敩生平无考，本书成书时间亦多有争议，上起南朝宋，下迄五代宋，没有定论。原书早佚，后世辑本因采用底本不同，统计方法差异，所得药数不一。如张骥辑本（1924年）258 种，尚志钧辑本（1983 年）288 种，王兴法辑本（1986 年）268 种，互有出入。据尚志钧统计，唐慎微援引"雷公曰"药物计 271 味，其中《神农本草经》药 167味，《名医别录》药 45 味，《新修》药 27 味，《开宝》药 28 味，《嘉祐》药 2 味，《证类》药 2 味，其中《新修本草》以后的药有 59 味，或许是后人补充进去的。

现存该书佚文中，除引用《乾宁记》一书外，未转录他书资料。各药内容以实际炮制操作为主。书名"炮炙"，但文中多称制药为"修""修事""修合""修治""使"等。所记制药方法大致有：①净选：计有净拣，去甲土，上粗皮，去节并沫，揩、拭、刷、刮、削，剥等；②粉碎切制：计有切，挫，擘，搥，舂，捣，碾，杵，研，磨，水飞等；③干燥：计有拭干，阴干，风干，晒干，焙干，炙干，蒸干等；④水、火制：计有浸，煮，煎，炼，炒，熬，炙，焙，炮，煅等；⑤加辅料制：如苦酒浸，蜜涂炙，同糯米炒，酥炒，麻油煮，糯泔浸，加各种草药制等。

本书在叙述药物炮制之前，一般先述药材特征及与混淆品的区别。例如，"黄精，凡使，勿用钩吻，真似黄精，只是叶有毛钩子二个，是别认处，若误服害人"。炮制药物必先鉴别真伪的传统自《雷公炮炙论》肇始，一直为后世所承继和发扬。

本书对炮制的作用有较多的介绍，如白垩条"水飞过，免结涩人肠"，半夏条"上有黏涎，若洗不净，令人气逆，肝气怒满"等。对用药部位的修治净选方面，有许多特殊要求，如人参去芦，当归分头、身、尾等。对操作要求、辅料数量、修制时间等亦均有具体的记载。

由于时代的影响，本书所述炮制每掺杂一些浓厚的道教色彩（见磁石等条）；炮制方法则过于繁琐而不切实用，故少为后世所沿用。但本书作为我国第一部系统的炮制专著，对后世药物炮制法的继承发展具有很大的影响，深为历代医家和药业人员的尊崇和重视。

《五藏论》中曾提到了本书，但在唐代其他方书如《千金要方》《外台秘要》等中未有记载，说明本书的流传并不广。五代的《蜀本草》引用了本书名（见钩吻条），北宋嘉祐年间的《本草图经》明确提到了该书的作者，宋代晁公武《郡斋读书志》、赵希弁《郡斋读书后志》著录了此书，沈括、洪迈也都提到了《雷公炮炙论》。

原书大量的条文散见于《证类本草》，后世多种本草引《雷公炮炙论》都是转引自《证类本草》。但明清以后的许多本草著作，每以"雷公"或"炮炙"命名。有人甚至将后世出现的一些炮制方法，也托名"雷公"，如所谓"雷公炮炙十七法"，然而有些方法并不见于《雷公炮炙论》。又如明、清以后，多种书籍将"雷公炮制"加在其书名中，明代钱允治将《证类本草》中散见的《炮炙论》条文摘编入李中梓的《药性解》中，名为《雷公炮制药性解》。余应奎《太医院补遗本草歌诀雷公炮制》、俞汝溪《新刊雷公炮制便览》，都曾将《雷公炮炙论》条文摘引于书中各药正文之后。其他一些本草书中，也常附有该书条文，但都不是以《雷公炮炙论》条文为正条及主体，因此并不能视为该书的辑本或辑注本。

本书辑本最早的是近代张骥所辑《雷公炮炙论》（1924年），但所辑佚文仅180余条，并不全面。今有尚志钧辑《雷公炮炙论》，辑录资料较全面，并有校注及文献研究论文数篇。1983年皖南医学院科研科油印，1991年安徽科学技术出版社正式出版。

（二）《炮炙大法》

《炮炙大法》由明代缪希雍撰，成书于明天启二年（1622）。缪希雍，字仲淳，号慕台，生于1546年，卒于1627年，东吴海虞（今江苏常熟）人，少时多病，长嗜方技，不事王侯，惟精研医药，尤长于本草，前后用了30余年加以参订注疏，撰成《本草经疏》，另著有《先醒斋医学广笔记》，"炮炙大法"为其中第4卷。

本书共收载药物439种，其中有172种药物引用了《雷公炮炙论》的内容，但删去了一些不切实用的制法。本卷首列"雷公炮制十七法"，即炮、爁、煿、炙、煨、炒、煅、炼、制、度、飞、伏、镑、搕、晒、曝、露等17种。药物分为水、火、土、金、石、草、木、果、米谷、菜、人、兽、禽、虫鱼等14部，记述各种药物的炮制法、炮制理论、药物真伪优劣鉴别及配伍、使、恶、杀、忌等内容。各药条文简要，制法实用，对明、清两代药材的炮制影响较大。书末附"用药凡例"，节录历代本草序列的部分内容，收有"药剂丸散汤膏各有所宜不得违制""煎药则例""服药次序""服药禁忌""妊娠服禁""六陈""十八反""当禁不禁，犯禁必死"，"不必忌而忌之过"等9节。

《炮制大法》有明末庄继光校刻本，又有崇祯十五年（1642）刊本，附于《先醒斋医学广笔记》之后。1956年人民卫生出版社，1985年北京中国书店皆据庄继光本影印。

（三）《修事指南》

《修事指南》由清代张睿撰，成书于清康熙四十三年（1704）。张睿，字仲岩，南通州人（今江苏南通人），一说紫琅人，康熙间太医院使。张睿谓后世冠"雷公炮炙"之书，多有名无实，乃撰《修事指南》，集药232种，抄录《本草纲目》"修治"项下条文，汇编成册，题书名为《修事指南》。

本书首为炮炙论，总论制药之法，其次分论232种药物具体的炮炙方法，是我国第三部中药炮制学专著，比较切于实用。在炮制理论方面，承袭《本草蒙筌》而有所增补，如"吴茱萸汁制抑苦寒而扶胃气，猪胆汁制泻胆火而达木郁，牛胆汁制去燥烈而清润，秋石制抑阳而养阴，枸杞汤制抑阴而养阳……炙者取中和之性，炒者取芳香之性"

等，但是该书作为炮制专书，在炮制方法和炮制理论方面创新较少。

该书中药物炮制资料全文抄录《本草纲目》"修治"专目的内容，但在序中对李时珍一字未提，径署紫琅张仲岩著。

本书除康熙四十三年（1704）初刻本外，尚有嘉庆道光年间来树轩刻本，民国有多种石印、影印、排印本。1928年世界书局石印该书时，改名为《制药指南》。1931年，上海万有书局铅印时改名为《国医制药学》。

四、药性与药用类本草

（一）《药性论》

《药性论》又称《药性本草》，4卷，一般认为为唐代甄权撰，《本草纲目》说："《药性论》即《药性本草》，乃唐代甄权所著也。权，扶沟（今属河南）人，仕隋为秘书省正字，唐太宗时，年百二十岁，帝幸其第，访以药性，因上此书。授朝散大夫，其书论主治亦详。"但《中国医籍考》对此存疑，曰："按《隋志》所载《甄氏本草》，与立言《本草药性》，疑是同书。若《药性论》，亦岂一书欤？唯卷帙不同。至李时珍说，恐难信据。"近人范行准则依据五代陶谷《清异录》和日本《和名类聚抄》所引，考证为五代后周孟贯所著。尚志钧在辑校《药性论》中也发现书中有唐代中期出现的药物名如骨碎补、补骨脂等。不过，因李时珍此说流传甚广，现仍从旧说，将作者定为甄权，将成书年代附于唐太宗贞观初年（627）。

甄权约生于南朝梁大同七年（541），卒于唐贞观十七年（643），因母病，与弟甄立言，精究医术，遂为名医。甄权于针灸术造诣尤深，兼通药治，一生著述颇多，绘有《明堂人形图》1卷；撰有《针经钞》3卷，《针方》《脉诀赋》各1卷，《药性论》4卷。这些著作均已亡佚。

本书虽佚，《证类本草》所引《嘉祐本草》中记有本书的佚文370条，李时珍又加转引，但多经化裁（注以"药性""甄权""权曰"等）。该书列述药物正名、性味、君臣佐使、禁忌、功效主治、炮炙、制剂及附方等，其中以七情及君臣佐使的讨论最为突出，关于各药的配伍及具体药性亦有独到见解。书中共计标明君药76味，臣药72味，使药108味，还有些药物注明单用或配伍宜忌等。服药时的饮食宜忌也有不少记载，如云"麝香禁食大蒜，乌头、天雄忌豉汁，桂心忌牛葱，忌羊血者最多，有硇砂、阳起石、钟乳石、半夏等7种"。少数药物下有归经络或脏腑等的记载，如龙胆归心，蓼实归鼻，蓝实治络中结气，牛蒡达十二经脉等。

本书补充了若干药物的功效主治。如藕节捣汁，主吐血不止，口鼻并皆出血；又如《神农本草经》中独活、羌活的药性主治不分，本书首次分别二药的性味及功效主治，补充了羌活的功效，谓此药可治贼风失音不语、多痒、血癞、手足不遂、口面㖞邪、遍身顽痹等。此外，本书对于药物的毒性有一定的新认识。如丹砂，《神农本草经》云无毒，《日华子》云微毒，本书则认为有大毒，且云："《神农本草经》以丹砂为无毒，故多炼治服食，鲜有不为药患者。"本书在各药下还多附有方剂（如石灰、莨菪、大麻子、蓼实、苏子等），这些附方多为《本草纲目》转录；在若干药物下，记有炮炙（如连翘去心等）、制剂（如蟾蜍取眉脂以朱砂、麝香为丸等）方法。作为我国本草史上早期的药性专论，本书对后世有一定影响。

《药性论》原书早佚，2006 年安徽科技出版社出版尚志钧辑校本，与尚志钧著《药性趋向分类论》合刊。

（二）《汤液本草》

《汤液本草》由金元时代的王好古撰。王好古（1200—1264）字进之，号海藏，赵州（今河北省赵县）人，先后师从于张元素和李杲，尽得二氏真传。王好古潜心研究《伤寒论》，特别注重伤寒阴证的研究，以论述阴证著称于世，从而奠定了阴证学说的基础，成为金元时代著名的医家之一。其平生著述甚丰，现存有《阴证略例》《医垒元戎》《汤液本草》《此事难知》《癍论萃英》等。

《汤液本草》全书共分上、中、下 3 卷，刊于 1289 年。上卷为总论，首述"五脏苦欲补泻药味"，次叙其师李东垣《药类法象》《用药心法》的部分内容并做了若干补充，最后附"五宜""五伤""五走"和"七方""十剂"等包括药性理论的内容。中卷载药草部，下卷载木、果、菜、米谷、玉石、禽、兽、虫等，共计 8 部药物，收录 228 种药物。书中所载药物，分别述其气味、阴阳、苦欲补泻、升降浮沉、归经功用等，是一本记载药物归经及其使用的简明的综合性本草专著。其学术成就如下：

1. 在《内经》对药性理论的有关论述之上，对五脏补泻和归经等内容进行了全面的归纳和阐述，使药性理论得到了深入发展。

王氏出身翰林，其学术思想渊源于《内经》《伤寒论》等经典，复受历代医家特别是其师张元素及李杲的影响，认为五脏发病应补虚泻实，选择适宜的五味对相应的五脏进行补泻。心肝脾肺肾五脏，在人体中各占有重要位置，并起着不同的重要作用，又各具不同的特点，若因情志的恐怒而急，则自伤难以忍受，就应缓肝受困之急；心为君主之官，主神明，主血脉，心若缓则气虚，应以酸收之；脾若受困，应以苦燥之；肺气下降为顺，若肺气上逆则应以苦泄之；肾为水脏，主津液而恶燥，应以辛润之。该书阐明了药物的气味阴阳，重视气味合参，并以《内经·脏气法时论》"五脏苦欲"为根据，采用四时五行生克之法，概括了药物五味对五脏的补泻。王氏还提出了"五宜"是五味补泻法与五脏相宜的理论，是五味适应五脏需要的表现；"五伤"和"五走"是超过五脏需要的限度，是五味补泻法与五脏相忌的理论。如"多食咸，则脉凝涩而变色，多食苦，则皮槁而毛拔；多食辛，则筋急而爪枯；多食酸，则肉胝䐢而唇揭；多食甘，则骨痛而发落"。"咸走血，血病毋多食咸，苦走骨，骨病毋多食苦；辛走气，气病毋多食辛；甘走肉，肉病毋多食甘"。

《汤液本草》对归经理论的研究也很深刻，在许多药物的论述中，单列了归经一项与气味、阴阳并列，把归经作为重要的药性理论，将每脏的苦欲补泻药都列出了具体药物，并总结了脏腑泻火药，如"黄连泻心火""黄芩泻肺火""柴胡泻肝火、胆火""知母泻肾火""黄柏泻膀胱火""石膏泻胃火"等。

2. 旨承《内经》，以药物气味法天地四时之象，提出药物的升降之能由性味参合而定，形成了以"升降浮沉"为中心的"药类法象"理论，为丰富中药药性理论做出了贡献。

药类法象是中医学用以探索药物作用和疗效机制的一种理论模式，其特点是利用药物的自然属性来分析药物的性能及疗效。王好古认为，药物的功用是由其形、色、味、体、质、所生之地、所成之时等自然特征所决定的，并以此来指导临床用药。

《医学启源》把药物的气味、厚薄、升降浮沉与自然界四时生长化收藏的物象相结合，将药物分为风升生、热浮长、湿化成、燥降收、寒沉藏等五类。王氏对此分类法所涉及药物的气味阴阳作了言简意赅的总结，同时以药物的基源为纲、以气味阴阳属性为核心，对常用的242种药物功效进行了详尽的论述。

药类法象理论模式作为一种对中药认识和应用规律的探索，曾对丰富和发展中药学理论起到了积极的作用，推动了中医学的临床用药由经验用药向理论用药的提升，对于归纳辨证用药规律和联想记忆药物功用都起到了积极的作用。随着中医对脏腑生理病理认识的发展，后世医家在法象理论的基础上，又建立了更为合理的升降浮沉理论思想，即以脏腑辨证为理论依据，相对于病势来阐述药物作用的趋向性，从而进一步丰富了药物理论内容。

3. 重视辨证论治，强调药食同源，阐述了"七方""十剂"的制方原则，重视配伍运用，并在炮制、剂型、服药宜忌方面，也有一定的论述。

总之，《汤液本草》对临床用药各方面均有较深的研究，不失为一部使用性较强的综合性本草专著。

《汤液本草》现存版本较多，有元、明、清多种刻本，《四库全书》本，《医统正脉》本及《东垣十书》本，最早者为至元元年（1335）刻本，常见者为《医统正脉》本、《四库全书》本。

（三）《本草汇言》

《本草汇言》由明代倪朱谟撰。倪朱谟，字纯宇，钱塘（今浙江杭州）人，明末医药学家，通医学，对本草颇有研究，并广集历代本草书籍，详加辨误及考订，于天启四年（1624），撰成《本草汇言》20卷。书稿由其子倪洙龙收藏，邑人沈琯（字西玛）校正刊行。因本书是在汇集历代本草及作者亲自登门采访的众多医药学者的有关药学言论的基础上编纂而成，故名《本草汇言》。

全书分卷首、各论和总论三部分。卷首列"师资姓氏"12人，均为万历年间名医；"同社姓氏"136人，系作者所访医药人士的姓字名号、籍贯。

前19卷为各论，载药600味左右，附药图500余幅，其中药材图180余幅，有时一药数图，如条黄芩、片黄芩、枯黄芩等。各论药物分为草、木、服器、金石、石、土、谷、果、菜、虫、禽、兽、鳞、介、人15部，基本上是按照《本草纲目》的分类系统。每药正名之下记有气味、毒性、阴阳、升降、归经等；其次，以小字叙述产地、生采时期、形态、鉴别等；再次，以大字集录《神农本草经》至《本草纲目》等40余部著作药论，并荟萃同时代医家的用药经验，先述药理功用与适应证，并详陈其随证炮制与宜忌，为全书精华之处；最后为集方，搜集与各药相关的方剂，并以小字注明出处。

第 20 卷为总论，列药论 23 条，如气味阴阳、升降浮沉、五运六淫、用药主治……制药节度、服药时候、药弗过剂等。

本书药论处方，比较严谨，"必见诸古本有据，时贤有验者"。书中不立主治项，倪朱谟认为，"主治者必出于独断独用乃可，是书备引古今名家，未拘一说，故不得直标主治二字。观其主论处方，即可以意消息之，庶一药不执于一说，不滞于一用"。

书中收载了作者同时代医家的用药经验，包括一些民间习用治病方法，对于全面了解明末药物，特别是江南地区的药物临床使用情况，具有重要意义。如引《方龙潭稿》论黄柏有益阴清热之专功，能抑阴中之火与清湿中之热，并阐明所疗治之适应证，根据治疗需要而生用、酒炒、盐制或童便拌炒及禁忌等。"王明源抄"松花条则谈及江南民间习俗，即"土人及时拂取，和白米、芡实、白糖调匀，印为糕饼，作茶馔食之，大能善胃清郁热。越东风俗，以此款宾。历、启间所时尚也"。

此外，书中也附有倪朱谟个人的药论，内容涉及功效辨证、用药心得、医疗见闻，乃至药物鉴别、栽培等。如《药性论》提出柴胡治劳乏羸瘦，各本草曾为之聚讼纷纭，本书明确提出柴胡一名三种，即"银柴胡清热，治阴虚内热也；北柴胡清热，治伤寒邪热也；软柴胡清热，治肝热骨蒸也。其出处生成不同，其形色长短黑白不同，其功用内外两伤主治不同，胡前人混称一物？"这一结论发前人所未发。倪朱谟还重视实地调查，记载了浙江温州、处州药农人工种植茯苓的情况，以及到山西、四川产区山谷中调查龙骨的所见。

现存版本有明泰昌元年庚申（1620）首刊本、明天启四年甲子（1624）刻本、清顺治二年乙酉（1645）大成斋重刊本、康熙三十三年甲戌（1694）刻本等。2005 年上海科学技术出版社出版点校本。

（四）《神农本草经疏》

《神农本草经疏》由明·缪希雍撰，天启五年（1625）成书。

全书共 30 卷，载药 490 味，分玉石、草、木、人、兽、禽、虫、鱼、果、米谷、菜等类。每味临证常用药都"备为具疏"，并附有"主治参互""简误"二项，考证药效及处方宜忌等。该书卷一、卷二为《续序例》上、下，专门论述药物的性味、主治等内容，并载有医论 30 余篇，将药物药性与临床辨证结合起来论述，分列诸病应忌药七门（阴阳表里虚实、五脏六腑虚实、六淫、杂证、妇人、小儿、外科）；卷三以下为玉石部，其后各卷的编排次序与《证类本草》相同，有部分混杂者，为之移正，并以注疏的形式，加以发挥药物；卷三十为补遗《证类本草》所未记载的药品 27 种。

本书是以注疏《神农本草经》为主的著作，但其中不少引录药物的叙述文字并非《神农本草经》原文，而是见于《名医别录》《证类本草》等书。可见缪希雍视野广博，对先贤著述广为采掇，以为补充，并不拘泥于一部著作，一家之见。其学术贡献可以归为以下几方面：

1. 详尽阐明并发挥药性理论　缪氏认为，药物的四气五味来自大自然，提出"物有味，必有气，有气斯有性，自然之道也"。他还进一步指出，"药有五味，中涵四气，因气味而成其性，合气与味及性而论，其为差别，本自多途"，明确阐述了药物气、味、性的区别和联系。

2. 在编写体例上多有创新　缪希雍在撰写体例中专列疏、主治参互、简误三项篇目，且内容极其详细。具体特点如下：

疏注药物，以畅经旨。本书对药物的疏解详尽而实用。每疏注一药，均先引录《神农本草经》等书对该药性味、功效的论述，继之根据经文所载予以发挥解说。所疏注的药物多为临床常用药，使本草药物的论述更切于实用。注疏时不拘一格，形式多样，意在"发明经旨，适当于用"。疏注药物时，从药物的气、味、性出发，联系中医理论和经典著作，对《神农本草经》所述药物的功用，与阴阳五行、气血津液、藏象生理病理及临床运用有机结合。缪希雍还注重汲取新知，如疏五味子时，除对《神农本草经》中的记载进行论述外，还收录了《药性论》《日华子本草》中的记载，以此来启迪后学，并开拓药物在临床中的应用。如注疏麦冬时曰："麦门冬在天则察春阳生生之气，在地则正感清和稼穑之甘。《神农本草经》甘平，平者，冲和而淡也。《别录》微寒，著春德矣。入足阳明兼入手少阴、太阴，实阳明之正药。"注疏麦冬为胃经正药，提出了甘凉养胃之法；注疏山楂之时又纠正了前人关于山楂"味酸气冷"的说法。

《神农本草经疏》对药物描述之"主治参互"一项，博采众家之所长，参以自己之心得，论述尤其详尽。如在黄柏"主治参互"一项中，引用了《外台秘要》《千金方》《肘后方》《经验方》《宣明论方》等18种方书，共23方，使主治参互实际起到了保存前人珍贵的方剂学资料的作用，并贯穿衔接单味药物与方剂组成之间的有机联系。

立"简误"，以防其失。缪希雍对历代本草著作中的一些不正确描述，或临证用法宜忌，或临床运用可能产生歧义及注意之处，以"简误"予以论证。专设"简误"一项，是以往本草书很少列出的，这是缪氏的一个贡献。用药不仅要知其功效主治，还要对其弊端、忌用了然于心，只有这样才能趋利避害，恰如其分地用于临床。该书论述药物之"简误"，指出简误防失，必须严格掌握药性及使用和配伍禁忌，从掌握药性及功效的角度阐述药物的使用禁忌。如"柴胡"一味，《神农本草经》云："久服轻身，明目益精。"缪氏则认为，"柴胡性升而发散，病人虚而气升者忌之，呕吐及阴虚火炽炎上者，法所同忌。疟非少阳经者勿入。治疟必用柴胡，其说甚误。不可久服，亦无益精明目之理"。又如论述"黄芪"曰："功能实表，有表邪者勿用；能助气，气实者勿用；能内塞补不足，胸膈气闭闷，肠胃有积滞者勿用；能补阳，阳盛阴虚者忌之；上焦热盛，下焦虚寒者忌之；病人多怒，肝气不和者勿服；痘疮血分热盛者禁用。"如此可使后学对该药的运用清晰明了，而不至于犯虚虚实实之误。

3. 较好地保存了明末以前的文献　本书广引历代本草方书，如《新修本草》《开宝本草》《本草衍义》《千金方》《三因方》《圣惠方》《普济方》及《本草拾遗》等，为后世研究部分佚失的本草著作提供了宝贵的资料。

本书的特点正如缪氏在自序中所说"据经以疏义，缘义以致用，参互以尽其详，简误以防其失"，确有其独到之处。全书重在阐发药性理论，介绍用药经验，论述病忌、药忌，亦辨析药物名实种类等，对于临床用药有其独到见解，故对后世影响较大。

《神农本草经疏》今存天启五年（1625）绿君亭原刻本，另有《四库全书》本、周氏医学丛书本等。

（五）《得配本草》

《得配本草》由清代严洁、施雯、洪炜合纂。严洁，字西亭，又字青莲；施雯，字澹宁，又字文澍；洪炜，字缉庵，又字霞城。三人均为清代姚江（今浙江余姚）人，俱有医名，遇奇病险症，常共同商治，并合辑《盘珠集》，内有医药书数种，《得配本草》即为其中之一。

本书成于乾隆二十六年（1761）。嘉庆九年（1804），施氏后人施爱亭、洪氏后人洪西郊，与同里医者张涣，同刊此书。由于本书主要论述药物相得配伍在临床中的运用，即"药之不能独用"，"得一药而配数药，一药收数药之功，配数药而治数病，数药仍一药之效"，因之名《得配本草》。

全书10卷（附《奇经药考》），依照《本草纲目》之次序，分25部，收药647种。卷末附《奇经药考》，列入奇经八脉药43种，除茴香、秋葵子、马鞭草入奇经，泽兰调病伤八脉外，分别涉及冲、任、督、带、阴维、阳维、阴跷、阳跷各脉，足见对奇经之重视。

本书重在论述药物配伍所产生的作用。每味药物之下首先标明七情之畏、恶、反、使，次列性味、归经、主治应用、炮制加工和禁忌等，然后为总结前人或自己用药配伍的经验，常以"君""得""配""佐""和""同""入""合"等组成药对或小方治疗病证，或附有怪症用药，最后常有药论或发明，论主治、功能，多实用而有独到之见，颇切合临床实际应用。畏、恶、反、使系摘引前人本草所载，得、配、佐、和则萃取临床用药经验。如荆芥配生石膏，治风热头痛；黄芩得厚朴、川连止腹痛，得白芍治下痢，得桑白皮泻肺火，得白术安胎，配白芷、细茶治眉框痛等。学者每可由此触类旁通，是一部较好的本草入门书。

本书始见于《盘珠集》，有清小眉山馆刻本，藏上海中医药大学图书馆；现存有清嘉庆九年甲子（1804）小青山馆刻本，藏河南中医药大学图书馆；1957年上海卫生科技出版社铅印本；1958年、1994年上海科学技术出版社铅印本。

（六）《本草备要》

《本草备要》，清·汪昂著，成书时间不详，康熙三十三年（1694）增订复刻。汪昂（1615—1695），字切庵，明末清初安徽休宁县人。汪氏本为明朝诸生，恰逢甲申之变，明清鼎革，不愿为夷狄统治者效力，遂放弃仕途，而以毕生精力研究医学。汪昂不是一个临床医学家，因而主要从事医学理论的研究，他著辑的著名医药书籍《素问灵枢类纂约注》《本草备要》《医方集解》《汤头歌诀》等均为医药入门书籍。汪氏认为，"古今方书，至为繁夥"。故而他用毕生精力呕心沥血，进行普及性医药书籍的著辑，用以教人济世。他的著作通俗易懂，易记易学，几百年来风行海内外，一直是初学者极好的基础入门书。汪昂特襄诸家本草，由博返约，取适用者，凡四百品，汇成小帙，取名为《本草备要》。

《本草备要》全书8卷，以及"药性总义"1篇，共收常用药物478种，续增日食菜物54种，附图400余幅。内容分草、木、果、谷菜、金石水土、禽兽、鳞介鱼虫、人、日食菜物等部。卷首为药性总义，论述药物性味、归经及炮制大要；卷一草部药191种，卷二木部药83种，卷三果部药31种，卷四谷菜部药40种，卷五金石水木部药58种，卷六禽兽部药25种，卷七鳞介鱼虫部药41种，卷八人部药9种，共计478种。每药先辨其气、味、形、色，次述所入经络、功用、主治，并根据药物所属之"十剂"，分记于该药之首。本书为汪氏采集诸家本草简辑而成，其中主要取材于《本草纲目》和《神农本草经疏》，是一部内容简要的药物学著作，可以当作临床药物手册的医药入门书使用。

《本草备要》继承了李时珍的药物自然属性分类方法，采用了集汇众说的编写体例，然而本书对于某些药物性能功效的解释和医学理论的阐述，却也不乏创见和新意。如本书收载"记性在脑"，汪氏亦知"记性在脑说"源自西人，然提出李时珍"脑为元神之府"于其义相符合。正如草部辛夷条下载，"吾乡金正希先生尝语余曰：人之记忆，皆在脑中。小儿善忘者，脑未满也。老人健忘者，脑渐空也。凡人外见一物，必有一形影留于脑中"。"昂按：今人每记忆往事，必闭目上瞪而思索之，此即凝神于脑之意也。不经先生道破，人皆习焉而不察矣。李时珍曰'脑为元神之府'，其于此义，殆暗符欤？"再如草部香薷条下载，"暑必兼湿，治暑必兼利湿"。这是对暑必夹湿的较早记录，为后世叶天士等温病大家的暑病治疗提供了新的理论，为温病学的发展做出了一定的贡献。又如草部威灵仙条下记载治疗痛风的痛风六法，"大法宜顺气、清痰、搜风、散湿、养血、祛瘀为要"，至今仍被应用在临床治疗中。

《本草备要》注重将医理药理之间进行有机联系和衔接，使读者更易于理解药物的主治及功效，把握临床应用的基本规律，自1694年刊行之后的300余年深受后人青睐，影响至深。该书版本众多，先后发行有木刻本、石印本、铅印本107版。其对清代及近现代中医药教育的影响不言而喻。而本书中所载药物绝大多数为现今常用药，更有382味被2002年版全国高等中医药院校《中药学》规划教材所收载，且该教材文摘一项引用《本草备要》22处条文之多，足见其对中医药的弘扬意义极为深远。

《本草备要》博采众家之长，引用了大量的文献资料，既有《内经》《难经》《神农本草经》等中医学经典著作，又有《诗经》《说文解字》《道藏》等文学、宗教、小说及其他著作。全书共引用文献资料113种，引言而未具书名者共78人，居前三位的医家为李时珍（117次），朱震亨（46次），李杲（41次）；在引用的医学著作中，《内经》（37次）为最多，其次为《本草经疏》（25次）。

《本草备要》字笺句释，仿传注之详明。该书对大量的中医药名词术语和前世医家论述，甚至生僻字都一一做出了详尽的解释，使得本书行文浅显易懂，不仅可以为医药工作者使用，对于初学者或者并非从事医药专业人士者，学习起来也不费力。书中对前世医家的解释如：朱震亨，号丹溪，著《本草补遗》；汪机，号石山，著《本草会编》；王好古，号海藏，著《汤液本草》等。再如对常见症状病机的解释：凡痰壅喘促，鼻塞（肺气不利），目赤，喉痹咽痛（两少阴火），齿痛（阳明风热），口疮，肺痈干咳（火郁在肺），胸膈刺痛（火郁上焦），下痢腹痛，腹满肠鸣（肺火郁于大肠），并宜桔梗开之。

《本草备要》为普及性入门级本草读物，易学实用，流传极广，对祖国医药学的发展贡献巨大，虽有某些不足，但作为重要的中医入门读物，仍值得学习借鉴。

（七）《本草求真》

《本草求真》，清·黄宫绣著，成书于乾隆十五年（1750），或将书前王光燮序所署"乾隆己丑（1769）"指为成书时间，恐误。黄宫绣（1730—1817）字锦芳，江西省宜黄县棠阴君山人，清代著名医学家，乾隆时代的宫廷御医。黄宫绣出自儒医世家，其父名鹮，系当朝名医，著有《理解体要》等书。黄宫绣在父亲的教导下，专心致志研究医学，他根据中医经典医籍的理论，参考历代名医的学说，结合自己的见解，著书立说，著有《医学求真录》《脉理求真》《本草求真》《锦芳医案》诸书，而以《本草求真》一书流传最广。黄宫绣在《本草求真》的凡例中说："余尚论药性，每从实处追求，既不泥古以薄今，复不厚今以废古，惟求理与病符，药与病对。"这种求实精神，是非常可贵的。

《本草求真》全书共 10 卷，约 25 万字，收载药物 520 种，其中药物 440 种，食物 80 种，附图 20 余幅。全书分为上、下两篇，上篇为一至七卷，按品性分为补、涩、散、泻、血、杂、食物七类，每类又各分为若干子目，对每种药物均描述颜色、形状、性味、功效、配伍、禁忌和制法等内容，并分析比较性能相似的药物。卷八和卷九是叙述藏象和病因病证主治的药物。卷十全面概括地总结、归纳了药物的药性理论及药物使用的佐使和七情配伍关系，内容极其广泛而完备。其学术贡献如下：

1. 从整体上改变了旧有的本草编写体例，以功效类分列并分述药物　《本草求真》按照性味、功效对药物进行分类，将功效相似的药物作为一类。如人参、白术、黄芪、当归均有补益的作用，因而划归为补剂一类。补剂内又分为平补、温中、补火、滋水等，在每项下再叙述各药的性味、功效、禁忌、配伍等内容。例如，山药和白术虽同属补剂，但山药为平补，白术为甘温补中，临床运用，自当有别。这种按功效分类的方法突破了当时本草著作按部属分类法，即将药物以草、木、虫兽、金石等为编次的局限，为后世《中药学》教材的按功效分类的编写方法奠定了基础，具有较强的实用性，并且便于背诵记忆和归纳总结。为了方便查阅，《本草求真》卷后又照部属分类法分以草、木、金石、虫兽，另立篇目，在每味药物脚下注以号码，便于读者稽查。在用药方面，《本草求真》根据五色入五脏的理论，提出以形、色、性、味来区分用药。黄宫绣认为，"凡药色青、味酸、气臊、性属木者，皆入足厥阴肝、足少阳胆经"，"凡药色赤、味苦、气焦、性属火者，皆入手少阴心、手太阳小肠经"，"凡药色黄、味甘、气香、属于土者，皆入足太阴脾，足阳明胃经"，"凡药色白、味辛、气腥、性属金者，皆入于手太阴肺、手阳明大肠经"，"凡色黑、味咸、气腐、性属水者，皆入于足少阴肾、足太阳膀胱经"，并明确提出药有"形性气质""气味升降浮沉""根梢上中下""五伤""五走""五过"。这些认识，增强了掌握和遣使药物的准确性，以宜于临证运用为目标，且为把握药物的功效和临床研究起了积极的作用。该书奠定了现代中药学以功效分类药物的编写形式的基础，开体例之先。

2. **发前贤未竟之义，阐明了一些药物的新功能，补充了以往本草之不足** 如刘寄奴用于金疮出血，可使血顿止等。书中还对于药物的来源、真伪和炮制提出新论，如党参性甘平，只能清肺，并不能补益，与人参绝不相同；防风以北出地黄润者佳，泗风、车风不堪入药等。对药物的炮制，黄氏也十分精通，以黄连为例，就有 10 种制法，这些叙述在中药的炮制方面颇有实践意义。

3. **师古而不泥古，客观指出古书中之错误和先贤之谬误** 《本草求真》十分重视前人的理论和经验，但并不盲从。如该书中修正了《神农本草经》中对白茅根能补中益气，玄参可益精明目（其性苦咸微寒，故只可以折火，不能以滋阴）的错误；改正了如张洁古、李东垣、朱丹溪等视黄柏为滋阴之补品的认识。类似的厘正在书中还有多处，反映了作者严谨求真的学术态度。

4. **注重气味、功效相类似药物的比较，在历代本草著作中独有新意** 中药数量以千百计，很多药物气味同而功相近。对于这些相类的药物在学习中如何掌握差异，在临证如何选用，常常是学者、医者最感疑惑之处。黄氏认为，"药多有形质相同，气味相等，若各为注释而不比类合观，则疑似莫辨。如诃子、粟壳共为涩药之类，白蔻、砂仁共为燥胃之类，猪苓、泽泻共为利湿之类，羌活、独活共为祛风之类，大戟、甘遂共为泻水之类，枳壳、枳实共为破气之类……本草分论虽多，而合论则少。是篇尚论药味，凡有气味相同，无不先于篇首合同阐发，再于各味之中，又取相类以为分别，庶使毫厘千里，无有差谬"。《本草求真》对有些性用十分相似，极易混淆的药物进行了辨析，力求尽得深蕴。如黄氏指出，麦冬与天冬均属养阴清热之品，然天冬主肺，而麦冬主肺，更在心；半夏与贝母皆能祛痰，半夏兼治脾肺，贝母独清肺；辨芍药赤白之异，赤者能泻能散而白者善补善收；当归分头尾等。再如他对羌活、独活比较之论：羌活、独活虽皆治风，而此专治太阳之邪上攻于头，旁及周身肌表，不似独活专理下焦风湿，病在足少阴肾气分，而不连及太阳经也。但羌活性雄，力非柔懦，凡血虚头痛及遍身肢节痛者，皆非所宜。本书言简而意明，使初学者能觅入门之捷径，更深刻掌握各药之特点。

综上所述，本书是一本阐述透彻详明，分析入微，文字流利，理论与临床相结合，确有实用价值的本草佳作。其特点在于切合实际，求真务实，不尚空谈，是一部医药学紧密结合、内容精简扼要、临床实用价值较高的本草专著，值得后人进一步学习和研究。

《本草求真》版本甚多，现存乾隆四十三年（1775）版、嘉庆十一年（1806）版等，近代又有多种排印点校本出版。

（八）《本草害利》

《本草害利》，清·凌奂著，成书于同治元年（1862年）。凌奂（1822—1893），原名维正，字晓五，一字晓邬，晚号折肱老人，浙江吴兴人。凌奂师从于浙江名医吴芹（号古年），吴古年撰有《本草分队发明》，凌奂以此书为基础，集诸家本草之药论，补入药物有害于疾病之内容，更名《本草害利》。凌奂通晓男妇、大小方脉等诸科，求诊者盈门；恰逢乱世，曾为太平天国后期军事统帅忠王李秀成等治病，被授天医医院仙官；另著有《医学薪传》《饲鹤亭集方》（1892）《外科方外奇方》（1893）《凌临灵方》等，后两书辑入《三三医书》。

《本草害利》全书10万字，收载常用中药300余味（包括不同药用部分和不同炮制品种，还包括一些食物）。其中植物药187种，动物药30种，矿物药14种，其他类2种。由于凌氏师从吴古年，故而《本草害利》分类仍沿袭《本草分队发明》之旧。书中每味药按害（药物毒副作用及其用药禁忌）、利、修治3项论述，对每味药的记载，是先陈其害，后言气味所利，同时详述它的出产、形状、采摘和炮制方法等（合称之为"修治"之法）。全书辨证地认识药物的利弊，内容丰富，切合临床应用。

《本草害利》在体例安排上强调"先陈其害"，这种安排有其独到之处，是凌氏对中药安全用药的突出贡献。正如凌氏在本书序言中指出，"凡药有利必有害，但知其利，不知其害，如冲锋于前，不顾其后也。余业是道，二十余年，遇证则慎思明辨，然后下笔，补偏救弊，贻误者少。审识药品出产形状，亲尝气味，使药肆中不敢伪充而误人耳"，"遂集各家本草，补入药之害于病者，逐一加注，更曰《本草害利》，欲求时下同道，知药利必有害，断不可粗知大略，辨证不明，信手下笔，枉折人命"。

现代的药害概念是指用药过程中发生的任何不可预测的不利结果，药害以药物不良反应和用药错误最为常见。凌氏在《本草害利》中辨证地认识药物的利弊，对药害有深刻的认识，他认为，"凡药有利必有害"，即药物对身体和疾病的害处。不管是否毒药，若辨证不清，使用不当，每味药都会有害，所以书中在每味药的项下均论述其害。而且对于不明药性、用药错误所致的药害论述颇详。因而，《本草害利》所提出和论述的有关药害之见解，对今天的防治中药药害的研究仍有较大的指导意义。

《本草害利》强调其害，临床应用要趋利避害。如书中记载木通之害：苦降淡渗利窍，凡精滑不固，梦遗及阳虚气弱，内无湿热者均忌，妊娠尤忌。巴豆之害：此禀火烈之气，触人皮肤，无有不灼烂。柏子仁之害：仁体多油，且滑肠，泄泻者勿服。汉防己之害：其性悍气猛，走窜决防，苦伤胃，凡胃虚阴虚，自汗盗汗，口苦舌干，肾虚小水不利，以及胎前产后血虚，虽有下焦湿热，慎勿用之。干姜之害：性大辛，辛能潜上，也能散气动血，损阴伤目。甘遂之害：其性阴毒，虽善下水除湿，然能耗损真阴，亏竭津液。乌梅、木瓜、山楂等味酸，久服损齿及骨、伤筋等。这些都是由于药物本身的性能过于强烈，或本身所含的有毒成分引起药害。

《本草害利》强调合理用药的重要性。正如凌氏所云："苟调度不精，一或失机，一败涂地，即用药不审，草菅人命也。"如女贞子：纯阴至静之品，若虚寒人服之，则腹痛作泻。熟地：按熟地乃阴滞不行之药，大为脾胃之病所不宜……胃虚气弱之人，过服归地，必致痞闷食减，病安能愈。这些都指出了临床上大部分药害是由于药物使用不当引起。此外，尚有炮制不当之害、采收不当之害。如朱砂：独用多用，令人呆闷，若火炼，则有毒，服饵常杀人，须细水飞三次；桑寄生：杂树上者，气性不同，恐反有害。

《本草害利》是以讨论禁忌为主要内容的专题本草。书中选常用之药，先陈其害，后陈其利，侧重于辨证不当引起的药害，对病证用药禁忌所论甚详细，为本书特色。该书极大地扩展了中药相恶、相畏等七情的配伍，对临床防止用药偏差、减少药害有实用价值。

（九）《本草问答》

《本草问答》，清·唐宗海撰。唐宗海（1847—1897）字容川，天彭（今四川彭县）人，少习儒，因父多病，遂留心医学，研究方书。光绪十五年（1889）进士，授礼部主事。唐宗海以医名世，见识广博，治学提倡"好古而不迷信古人，博学而能取长合短"，为近代著名的中西医汇通派医学家，著有《中西汇通医经精义》《中西医解》《中西医学入门》《本草问答》《金匮要略浅注补正》《伤寒论浅注补正》等。光绪十八年（1892），唐宗海游广东，应张伯龙之请，论列中西药品，发明本草疑义，二人相与问答，次年成书，取名《本草问答》。

《本草问答》属药性本草，其中有关本草问答近40则，约60问。问题包括阴阳五行、升降浮沉、引经、药物之根茎花实、形色气味、寒热温平、上下表里、炮制、反畏、宜忌等的理论探讨，以及感受风、湿、火、痰、外感、内伤等疾病后治疗选药的原则，或某些类似药物的应用鉴别等。作者在回答这些问题时，比较系统地表述了自己的观点，反映作者不仅精通医药，而且有丰富的临床经验和深邃的医学理论修养。书中也涉及历代本草文献的一些问题，如问："先生论药，谓各书皆未尽善，然各书可废乎？"答曰："不然，各有优劣，但当弃短取长，毋得一切废黜……愿天下操术留心者，共同订证焉。"足见作者博学与严谨之学风。

在西学东渐日盛时，唐宗海较早地在药学领域比较了中西二说的异同，认为中西医互有优劣，在采用传统理论阐释中药药理的同时，也涉及人体解剖生理等方面的论说，但限于历史条件，对现代科学知识了解有限，故而这种比较难免有牵强附会之处，但其辨药、用药经验和对药性理论的某些见解，至今仍有参考价值。

本书有清光绪十九年（1893）善成裕记初刻本，其后有石印、排印本多种，又见于《中西汇通医书五种》《中西医学劝读十二种》丛书中。

（十）《本草正义》

《本草正义》由近代张山雷所著，成书于1920年。张山雷（1872—1934），名寿颐，江苏嘉定（今属上海市）人，清末至民国时期医家。年幼时因母亲患病，故而学医，师承当地老中医俞德玶、侯春林及吴门黄醴泉、朱阆仙等学习内外科，曾在故乡和上海市区设诊，后自己出资在黄墙村开办中医学校，又先后在神州中医学校和兰溪中医专门学校任教。张山雷从 1920 年起在兰溪定居，《本草正义》是张氏在兰溪中医学校任教时所编之教材。《本草正义》初稿于 1914 年，用于黄墙中医学校教学，后数度修订，于 1920 年铅印发行。张山雷在中医学校执教先后长达 15 年，教授学生达 600 余人，为中医人才的培养做出了贡献，著有《难经汇注笺正》《脏腑药式补正》《本草正义》《疡科概要》《沈氏女科辑要笺正》《脉学正义》《小儿药证直诀笺正》《中风斠诠》《医事蒙求》《医论稿》等著作。

全书分草、木、果、蔬、金、石、鸟、兽、虫、鱼、人等类。每味药名之下，首先列举《神农本草经》《名医别录》原文。下面所列项目有："正义"，是阐述原文之义；"广义"，是《神农本草经》《名医别录》以后各家学说论药之功用；"发明"，是张氏自己对该药的见解；还有"正讹"一项，是纠正诸家论药不切之说。其学术贡献如下：

1. 解释药物命名，澄清古字含义 由于张氏对古代汉语文学造诣很高，又长期查阅古代医籍，故而能在释名和释义上根据古籍进行考证。例如秦艽之名的来历在《本草正义》中被解释得十分清楚。古代医籍中常有一字多意者，如果判断不当，必然出现谬误，张氏对于前人解释似是而非者，做了纠正和详细解释。例如，论蚤休治癫，即曰："癫，即巅顶之巅，字亦作颠，谓是肝风上凌，直上顶巅之病……惜乎及魏六朝以降，误以巅顶之巅，认作颠狂之颠，而惊痛昏仆等症之真旨遂晦，是病乃不复可治。"

2. 指出古籍误录 古代本草文献由于年代久远，每有抄录并讹，以致真义泯灭，对此，张氏更是详加追索、参校他籍，指出谬误所在。例如：论射干治不得消息，则曰："《本经》谓不得消息，当作不得息，言其咳喘气急，不得呼吸之常度也。古医书言喘逆不得息甚多，《本草经》此条作不得消息，义不可解，恐系衍文。"

3. 继承古代医家经验，发扬祖国医学 例如：在论述远志治疗疮疡时曰："《三因方》治一切痈疽，最合温通行血之义，而今之疡科亦皆不知，辜负好方，大是可惜。颐恒用于寒凝气滞、痰湿入络，发为痈肿等症，其效最捷。惟血热、湿热之毒，亦不必一例乱投，无分彼此耳。"又如，对芍药用于产后时曰："丹溪谓产后不可用芍药，以其酸寒伐生发之气故也。寿颐谓……虚寒者固不可用，然尚有小建中之成例在……是是非非，各有所当，非可执死法以困后人者也。"

《本草正义》有兰溪中医学校的油印本，还有 1932 年排印本。2006 年福建科学技术出版社《民国名医著作精华丛书》收有整理本。需要注意的是，清代张德裕曾辑有《本草正义》一书，于道光八年（1828 年）刊行，与本书名同实异，不能相混。

五、食疗类本草

（一）《千金要方·食治》

《千金要方·食治》，唐·孙思邈撰，为《备急千金要方》卷二十六食治篇，是我国现存最早的食疗专篇，成书于 652 年。孙思邈（581—682），京兆华原（今陕西耀县）人，主要著作为《备急千金要方》30卷和《备急千金翼方》30卷，其他还有《千金髓方》《福禄论》《摄生真录》《枕中素书》《会三教论》《太常分药格》等多种。

《千金要方·食治》记载了药用食物155种，分果实、菜蔬、谷木、鸟兽4门。其学术成就有以下几点：

1. **明确提出食治概念，使其成为中医药理论独具特色的一部分**　在我国历史上，食物疗法很早就存在，从最早的"药食同源"说，至周代的"食医"，以及唐以前史料记载的食疗著作，都可以证明之，可惜早期的食疗文献早已失传。由于中药与食物皆属于天然之物，具有统一的形、色、气、味、质等特性，因而二者在性能上有相通之处，因之食物也具有类似药物的四气五味、升降浮沉、归经、功效等属性。《千金要方·食治》作为现存最早的食疗专篇，是"以食疗疾"学说的倡导者和实践者。孙思邈总结前人成果，使之升华融于中医药理论之中，认为食物不仅能够治病，还能养生，其重视食疗和养生的思想对后世影响很大。孙思邈特别强调，"安身之本，必资于食"，"用之充饥则谓之食，以其疗疾则谓之药"，同时指出"食能排邪而安脏腑，悦情爽志以资气血"，并认为"若能用食平疴释情遣疾者，可谓良工，长年饵老之奇法，极养生之术也"。

2. **精辟地论述了食与药的辨证关系，并把食疗放在首要的位置**　在本书中，孙氏将食疗的作用提到了前所未有的高度，指出，"夫为医者，当须先洞晓病源，知其所犯，以食治之，食疗不愈，然后命药。尤以慢性虚损类病患者及老人、妇女、儿童患者最为适宜，可长期服用之，同时辅以药药，从而达到更好疗效"。

3. **对唐以前的食疗成就作出了第一次全面总结**　书中全面论述了日常生活里所食用的果、菜、谷、肉的性、味、药理作用、服食禁忌及治疗效果等，涉及食治、食养、食禁各方面。《千金要方·食治》共收载药用食物164种，分为果实、菜蔬、谷米、鸟兽四大门类。其中瓜果类食品，如槟榔、豆蔻、葡萄、覆盆子、大枣、生枣、藕实、芡实、菱角、栗子、樱桃、橘柚、津符子、梅实、柿、木瓜实、榅子、甘蔗、软枣、芋头、乌芋、杏仁、桃仁、李仁、梨、林檎、苹果、石榴、枇杷叶、胡桃等总计30种；菜蔬类，如枸杞叶、萝摩、瓜子、白冬瓜、越瓜、胡瓜、早青瓜、冬葵、马齿苋、邪蒿、苦菜、荠菜、芜菁、生姜、干姜、蜀椒、苜蓿、小蒜、韭、薤、蜀椒、茼蒿等总计65种；谷米类，如薏苡仁、胡麻、白麻子、大豆、赤小豆、青小豆、豆豉、大麦、小麦、青粱米、黄粱米、白粱米、粟米、秫米、酒、扁豆、粳米、糯米、醋、荞麦、盐等总计29种；鸟兽类，如乳汁、酪、酥、醍醐、熊、羊、牛、马、驴、狗、猪、鹿、獐、麇、虎、豹、狸、兔、鼠、獭、狐、鸡、鹅、鹜、鸳鸯、雁、燕、蜜、蜡、蛇、蚕、鱼夷、鱼、鳗鲡鱼、鳝鱼、乌贼鱼、鲤鱼、鲫鱼、鳖、蟹等总计40种。《千金要方·食治》中还首次记录了糯米、荞麦、胡桃、越瓜、胡荾子、吴葵、白麻、青小豆、蕃荷菜、熊肉、鸳鸯肉等食物，这在以前的本草著作中都没有记载。

书中按本草书籍体例阐述食物的性味、主治、功效、有毒、无毒等，有的还介绍了别名、采集月份、炮制、食用方法，并特别重视食药禁忌。《千金要方·食治》中大部分食药下均注明"不可多食""不可久食"等禁忌内容，还引用了《神农本草食禁》部分条文，对禁忌证、过食所致的副作用也有记载。

该书所收食物治病范围非常广泛，涉及内、外、妇、儿、五官、皮肤等诸科疾病，其中不乏固本培元、保健强身、美容养颜之品。该书中特别提出了"五脏所宜食法"，即五脏有病各有宜食用的食物，如肝病宜食麻、犬肉、李、韭，心病宜食麦、羊肉、杏、薤，脾病宜食稗米、牛肉、枣、葵，肺病宜食黄黍、鸡肉、桃、葱，肾病宜食大豆黄卷、粟、藿等。《千金要方·食治》中记载的许多宝贵的食疗方，至今在临床上仍有重要的应用价值，如书中用海藻、昆布治瘿瘤，未去糠之粳米治脚气病，羊肝、兔肝治雀目等，方法简单，效果确切，沿用至今。

孙氏还从养生角度分析了食物于人体的利弊作用，强调饮食不可过饱，应顺应四时节气变化予以节制。

《千金要方·食治》是《千金要方》的一部分，目前通行者为经过宋校正医书局校刊之《备急千金要方》，此为北宋官本系统；今存日本东京静嘉堂文库的《真本千金方》，则可能是宋代民间刊行的未经宋校正医书局校正之传抄本。此外，还有《道藏》本、刻石本、节选本、改编本等数十种。

（二）《食疗本草》

《食疗本草》，唐·孟诜（shēn）撰。孟诜（621—713），《新唐书》有传，汝州（今河南临汝）人，自幼喜好医药方术，年长后考取进士，曾任银青光禄大夫、同州刺史。孟诜师从孙思邈，精通医药、养生之术，享年93岁，其长寿与其精通食疗等养生之法不无关系。其医学著作除本书外，尚有《必效方》3卷、《补养方》3卷等。据《嘉祐本草》所引书列传云："《食疗本草》，唐同州刺史孟诜撰，张鼎又补其不足者89种，并旧为227条，凡3卷。"张鼎是唐代开元年间的道士，兼通医药。

《食疗本草》原书3卷，共227条，上卷以草木果实为主，中卷以鸟兽虫鱼为主，下卷以米谷菜蔬为主。每味食物下，都注明药性，其次则分记功效、禁忌及单方等，间或有形态、修治、产地等论述。

《食疗本草》是我国现存最早的食疗专著，也是世界上现存最早的食疗专著。本书是孟诜对食疗学及养生学的一大贡献，是对唐代以前食疗药物及食治验方的系统总结。该书总结了唐代以前各种本草著作中属于食物的有关内容，如收载了《神农本草经》《名医别录》《千金要方》《新修本草》中的食治药物，并在此基础上有所发挥；而且书中不少品种为唐初本草书中所未录，如鱼类中的鳜鱼（桂鱼）、鲈鱼、石首鱼（黄花鱼）等，以及菜类的雍菜（空心菜）、白苣（莴苣）、胡荽等，米谷类的绿豆、白豆、荞麦等。新列食治药物有榆荚、瓠子、莲子、通草等，都是首出于《食疗本草》。该书还扩大范围收录了一些外域传入的食品，如波斯石蜜、高昌榆白皮等。《食疗本草》中还记载了许多作者自己的食疗经验和见解。

该书体现了取类比象，以脏养脏，因人、因时、因地制宜的学术思想，并重视以食治病，以食解毒，以食美容，以食保健。其中脏器的食疗方法，如猪肚主暴利虚弱，羊肝治肝风虚热、目赤暗痛；藻菌类食品的医疗应用及不同地域所产食品和南、北方不同的饮食习惯，妊、产妇，小儿饮食宜忌等在书中都有较详细记述，具有很高的研究价值。书中还分析了食疗的地区性差异，吸收民间单验方，载有大量食疗验方，并提出新的食疗方法，后世本草著作中多有引用。

《食疗本草》中收载食用药物 227 种，其中用于美容的药物有 47 种，如天门冬、荔枝、桃仁、樱桃杏、石榴、麋骨、麋茸、鹅脂、牡蛎肉、大麦、芜菁子、冬瓜仁、落葵子、青蒿、覆盆子、石榴、胡桃、羊屎、白马脂、豹脂、雁膏、雁骨灰、鲨壳、淡菜、胡麻、白麻油、麻子、麻叶、麻子汁、大麦、扁豆、甜瓜叶、龙葵、水苏等，这些对后世美容学的发展都起到重要作用，其中很多药物的作用经现代研究得到了证实。

由于孟诜的学术思想深受其师孙思邈的影响，所以其著作《食疗本草》无论是在收录食品药物方面，还是在中医理论学术思想上，都呈现出对孙氏的著作《千金要方·食治》的继承、补充和完善、发展，并且实用性更强。

《食疗本草》的出现，把饮食疗法推向了前所未及的高度。如《食疗本草》对食疗和食物禁忌的重视程度超过了《千金要方·食治》；《千金要方·食治》指出了"五脏所宜食法"，《食疗本草》则进一步收载了动物脏器的食疗方法；《千金要方·食治》认为不同季节五味应有损益，应该注意不同季节变化的食疗，《食疗本草》则除了注意季节食疗的变化外，又强调了食药的地区性，比较了南方、北方的饮食习惯，以及食用相同食物的不同效果。对于采收时节，《千金要方·食治》只记载了采收月份，《食疗本草》则更详细地记载了采收的具体时间。

该书明确的以食疗作为主要内容，提出精辟而独到的食治概念和学术观点，有别于过去的一般本草著作，从而正式确立了比较完善而系统的食疗学科。《食疗本草》是我国古代一部研究食疗和营养学的重要文献，该书对研究本草文献及饮食疗法发展史有重要参考价值。

《食疗本草》是唐代食物药治病专书，原著早已佚失，内容散见于《医心方》《证类本草》等，20 世纪初敦煌发现此书古抄本残片，存石榴至芋共 26 种药物的条文。晚近有多种辑佚本，以安徽科学技术出版社 2003 年出版的尚志钧《食疗本草（考异本）》内容较为完整。

（三）《饮膳正要》

《饮膳正要》，元·忽思慧著，约成书于元文宗天历三年（1330）。忽思慧，又译和斯辉，生卒不详，元朝宫廷饮膳太医，精通蒙汉医学，擅长食疗养生，为古代著名的营养学家。《饮膳正要》是我国乃至世界上最早的饮食卫生与营养学专著，对传播和发展我国卫生保健知识，起到了重要作用。

全书共分为 3 卷，卷一记载诸般禁忌和聚珍异馔。禁忌如养生避忌、妊娠食忌、乳母食忌、饮酒避忌等。聚珍异馔，即各种珍奇食品的食谱 95 则。卷二记载诸般汤煎，食疗诸病及食物相反中毒等。其中诸般汤煎 56 种，神仙饵 24 条，食疗方 61 则。卷三为食物本草部分，尤其注重选用无毒无相反的米谷品、兽品、禽品、鱼品、果菜品和料物等，包括米谷品 31 种、兽品 31 种、禽品 17 种、鱼品 22 种、果品 39 种、菜品 43 种、料汤 28 种，共计 231 种食物，涉及包括蒙、汉、回、藏等多个民族常用的食物。每项食品介绍性味、有无毒性、主治，并附插图。全书载方 246 首，附有 168 幅本草图谱及 21 幅精美插图，插图为精美的古代线描版画。

本书继承中国传统养生观念，又针对性地提出了养生避忌、妊娠食忌、饮酒避忌和乳母避忌。在养生避忌中，忽氏的理论核心是"守中"，他认为，"守中，则无过与不及之病"，"善摄生者，薄滋味，省思虑，节嗜欲"。

《饮膳正要》是我国第一部营养学专著，也是古代一部重要的食疗和药膳专书，书中记载的药膳方和食疗方非常丰富，特别注重阐述各种饮馔的性味与滋补作用。如生地黄鸡可以治腰背疼痛，骨髓虚损，不能久立，身重气乏，盗汗，少食，时复吐利；萝卜粥能提高食欲，帮助消化，而且可以治消渴、舌焦、口干、小便数频，均为简单有效的食疗药膳。

《饮膳正要》推崇药食同源，提倡药食宜忌。忽思慧认为，食药宜合而忌反，食饮可以养气养体，但不可以伤人体；虽饮食百味，要其精粹，审其有补，益助养之，宜新陈之异。

《饮膳正要》还研究民族饮食的特色，地域特色鲜明，反映了元代蒙古民族和其他民族的饮食文化生活。其中一些食谱，所述用料多为兽品，以羊、牛居先，涉及马、驼、鹿、猪、虎、豹、狐、狼等，在"奇珍异馔"一类中，用羊肉制成者占七成以上，因此，《饮膳正要》是元代蒙古民族饮食生活的一面镜子，具有民族特色，对于研究元代蒙古族饮食文化有重要的参考价值。书中收录了上百种少数民族的菜谱及其用料。如蒙古的"颇儿必汤"，新疆产的"哈昔尼"，天竺的"八儿不汤"，西番的"咱夫兰"，南国的"乞里麻鱼"，此外，还有颇富民族特色的佳肴，如"豉儿签子""带花羊头""芙蓉鸡""三下锅""盏蒸""水龙其子""秃秃麻食""水晶角儿"等。本书首次收录"回回豆子""赤赤哈纳"等食品。书中记载的产自新疆的"哈昔尼"，来自西番的"咱夫兰"等是在其他书中所罕见的。书中记载的人参、肉苁蓉、八旦杏、杏仁、山枣、石榴、五味子、黄果、荜茇、甘草、高良姜、干姜、茴香等是蒙医常用的药材。

《饮膳正要》还重视妊娠胎教，"妊娠食忌篇"中提倡"胎教之法"，指出，"上古圣人有胎教之法，古者妇人妊子，寝不侧，坐不边，立不跸。不食邪味，割不正不食，席不正不坐，目不视邪色，耳不听淫声，夜里则令瞽诵诗，道正事，如此则生子形容端正，才过人矣"。

《饮膳正要》最早记载了"蒸馏酒"的制造方法，如阿剌吉酒的制作方法及其性味、功效、适应证和毒性。

在服药食忌中记载有服黄连、桔梗勿食猪肉，服半夏、菖蒲勿食饴糖及羊肉，服细辛勿食生菜，服茯苓勿食醋，服天门冬勿食鲤鱼等，服用药物的同时吃这些食物，会减低药物的功效甚至产生一些毒副作用。此外，《饮膳正要》还重视补益脾胃、强调养护正气以"治未病"。

总之，《饮膳正要》为我国现存的第一部完整的饮食卫生和食疗专书，内容极为丰富，堪称为集中国古代养生知识、膳食营养学大全的一本百科全书。其特点主要有以下几个方面：①继承中国传统养生观念，注重"守中"的养生特色；②注重食养，讲究创新的烹饪特色；③保存历代药膳食疗资料，丰富发展药膳食疗医学；④重视食药的毒副作用及其配伍禁忌；⑤补充本草记载药物的不足；⑥反映元代蒙古民族的饮食文化生活。此书具有鲜明的民族特色，是研究元代蒙古族食疗及医药之重要资料。

《饮膳正要》于元文宗天历三年（1330）初刻问世，后世抄本、翻刻本较多，民国时商务印书馆从日本东京静嘉文库访得《饮膳正要》善本，据以影印，其《万有文库》又有排印本。

（四）《食物本草》

《食物本草》又名《备考食物本草纲目》，卷首题"元·东垣李杲编辑，明·濒湖李时珍参订"，实乃后人托名，今多认为系明代姚可成汇辑。姚可成号蒿莱野人，明末医药学家，曾为明代王西楼所辑《野菜谱》补遗60种，合为《野菜救荒》2卷（1642）。

本书是我国现存内容最为丰富的古代食疗本草，正文前有救荒辟谷诸方、王西楼《救荒野谱》60种与姚可成《救荒野谱补遗》60种。

正文部分22卷，分为水部（卷一至四）、谷部（卷五）、菜部（卷六至七）、果部（卷八至九）、鳞部（卷十）、介部（卷十一）、蛇虫部（卷十一）、禽部（卷十二）、兽部（卷十三至十四）、味部（卷十五至十六）、草部（卷十七至十九）、木部（卷二十）、火部（卷二十一）、金部（卷二十一）、玉石部（卷二十一）、土部（卷二十一）共16部；卷二十二为对饮食与摄生的论述，内容包括五味所补、五味所伤、五味所走、五脏所禁……食物相反、服药忌食、妊娠忌食……解诸食毒、治食方法、孙真人逐月调养事宜、治蛊论方等。

全书载食物1682条（目录载1689条），除水部以外，其余各部条目的体例通常是先以小字介绍其产、采、形态等内容，次用大字叙述该品的性味功效等，最后记载单方及使用方法，其内容半数以上采自《本草纲目》，亦有引用明代及明代以前其他有关食疗的文献。水部、鳞部、介部等则有作者新增内容，如海参在本草著作中最早收录于本书。

水部是本书最有特色、也是增补内容最多的部分，共分为天水、地水、名水、毒水、名泉5类，共有750条，其中有全国各地名水37处，名泉650处，记述名泉的地理位置、历史、水质特点、治疗作用及历代文人名士题诗题字等，反映我国各地名泉的治疗作用，为开发水泉资源提供依据。

本书有明末吴门书林刻本、明末刻清修本等版本。

第三节　图谱类本草

一、《本草图经》

《本草图经》，宋·苏颂编撰。苏颂（1019—1101），字子容，泉州南安（今福建同安）人，宋代著名科学家，在天文、历算等方面颇多建树，医药方面的造诣亦很深。苏颂学识渊博，尤善于观古鉴今。他在主编《本草图经》时充分发挥了这一特长，采用《天宝单方药图》之例，既绘药图，又录单方，把辨药与用药糅合起来，使宋代本草别开生面。全书由苏颂一人执笔编成，保证了体例和内容的统一。苏颂治学严谨，在处理全国征集到的资料时，不以己见妄自取舍；遇有同一药物，各地贡有不同药图时，他均如实将所有药图照录；遇有疑问或阙漏，则不敢以臆说浅见，傅会其文，故但阙而不录。这种科学严谨的工作态度为保存宋代实际调查所得的药物资料做出了巨大贡献。

因唐代编撰《新修本草》之《药图》和《图经》在宋代已丧失殆尽，宋嘉祐三年（1057）八月，苏颂被诏与掌禹锡、林亿、高保衡、陈检同、秦宗古、朱有章、张洞等同校《嘉祐本草》，同年十月校正医书局的掌禹锡、苏颂、张洞等奏请朝廷，用永徽故事，征集全国药物，进行编撰，于删定《本草》之外，别撰《图经》，与《嘉祐本草》相辅并行，使图以载其形色、经以释其同异。丞相文彦博也曾建议修撰此书，获朝廷批准。于是仿效唐显庆年间修《图经》的办法，下诏全国征集药图与药材标本资料，诏令各路州县应系产药去处，令识别人，仔细详认根、茎、苗、叶、花、实、形色大小，并虫、鱼、鸟、兽、玉石等，堪入药用者，逐件画图，并一一开说著花结实、收采时月及所用功效；对外域所产药物，则令访问市舶客商，并取药材样品，送汴京校正医书局，凭药材标本绘成本草图。

这是我国本草史上第二次全国性的大规模的药物普查，集中反映了北宋时的用药实际，也吸收了部分国外药物知识，是宋代本草的精华。苏颂奉命整理全国150个州郡提供的药图和实物资料，吸取《唐本草》的编修经验，叙物真滥，使人易知，原诊处方，有所依据，合辨药与用药于一书，详细论述药物来源及鉴别，并结合用药实际，论述药物功效。

本书还旁征博引近200种经典文献，较《嘉祐本草》引文多约3倍，其中绝大多数为宋代以前的古籍，因此对研究宋代及宋代以前的本草学，有重要的历史价值。

本书又称《嘉祐图经本草》或《图经本草》，共20卷，其中目录1卷，嘉祐六年（1061）十月编撰成书，次年十二月镂版刊行。

《本草图经》是我国药学史上第一部由政府组织编绘的版刻药物图谱。本书无序例，书前有苏氏自序一篇，书末附校正医书局奏敕一篇。全书分为玉石、草部、木部、兽禽部、虫鱼部、果部、菜部、米部8类，卷一至十八与《嘉祐本草》卷三至二十相对应，卷十九至二十为本经外草类、本经外木蔓类2类。全书共收载药物780种，其中新增民间药物103种（计草类75种、木蔓类25种、石类3种），并在635种药名下绘图933幅。

本书体例为先图后文，所绘药图大多形态逼真，文字亦较为精当。凡品种不能分辨者，则兼收并存。本书对药物的产地、药用部位、采收季节、炮制方法、药性、主治功用、单验方等内容，考释详尽，条理分明。如对药用植物的描述，一般按苗、茎、叶、花、果、实、根的次序，对花萼、子房、种子的形态也有不同程度的描述。另外，本书又将药物与方剂有机结合起来，对常用药物均列出主药的重要配伍方剂。书中除收载有历代名医经验方外，还有大量的民间验方和单方。每药图之上，标以州、府、郡产地，一药一图，或一药数图，反映北宋本草药品之分布地道与名实形态，为后世药物品种考证留下了珍贵的资料。书中注文长短、体例、内容并不完全一致。

李时珍肯定本书"考证详明，颇有发挥"，也批评本书"但图与说异，两不相应，或有图无说，或有物无图，或说是图非。如江州菝葜乃仙遗粮，滁州青木香乃兜铃根，俱混列图。棠球子亦赤瓜木，天花粉即栝楼根，乃重出条之类，亦其小小疏漏耳"。

在历代本草中，本书的图与注文都有重要的实用价值和学术价值，特别是本书所收的版刻药图在中国医药历史上，更具有特殊的重要地位。日人薮内清指出，"《图经本草》已经远远超越了它作为《补注本草》的补充附图的意义"。英国著名科学史家李约瑟在谈到这点时，赞叹说："这是附有木刻标本说明图的药物史上的杰作之一。在欧洲，把野外可能采集到的动、植物加以如此精确地木刻并印刷出来，这是直至十五世纪才出现的大事。"

《本草图经》原书已佚，但为唐慎微收入《证类本草》中，与《嘉祐本草》相配合，构成《证类本草》的主体部分。现有尚志钧辑本《本草图经》，1983年皖南医学院油印本，后复经修订，于1994年由安徽科学技术出版社正式出版。

二、《履巉岩本草》

《履巉岩本草》由南宋王介撰。王介字圣与，号默庵，祖籍琅琊（今山东胶南），约生活于宋孝宗至宁宗年间（1163—1224）。元·夏文彦《图绘宝鉴》云："庆元间内宫太尉，善作人物山水，似马远、夏珪，亦能梅兰。"《式古堂书画汇考》与《绘事备考》载王氏作品7种。王介利用其绘画特长，将其生活所在地杭州地区的部分植物药用丹青绘制于他的《履巉岩本草》书页上，图形精美，为古代本草图绘之精品。

王介在本书序言中称"切思产类万殊，风土异化，岂能足历而目周之？况真伪相难，卒难辨析"，于是对其住地（南宋临安皇城西北部慈云岭，据考证为今杭州凤凰山与玉皇山之间的慈云岭一带）周围的草药进行调查，发现其间草可药者极多，能辨其名及用者仅200件，乃据此编绘成书，又恐园丁野夫，皮肤小疾，无昏暮抠门入市之劳，随手可用，此置图之本意也，并参以单方，以期药不旁求，方以单用。因其居地山中有堂，曰履巉岩，故以之名书，书成于嘉定庚辰年（1220）。

《履巉岩本草》是杭州地区的首部地方性本草著作，也是我国本草历史上现存最早的彩色本草图谱，2009年入选第二批《国家珍贵古籍名录》（名录号4561），堪称彩绘本草中的代表。全书共3卷，收药206种（实存202种），每药一图，先图后文。各药文字不多，主要记载药物的性味、功能、单方及别名等，一般不涉及药物形态描述。全书仅2万余字，主要摘自《证类本草》，部分采自民间。该书药物彩图具有气韵生动、线条流畅、比例准确、色彩层次分明等特点，著名本草学家赵燏黄（1883—1960，古籍及明清书画名人手札的收藏家，我国近代生药学、本草学奠基人）先生认为《履巉岩本草》可为丹青家之本草写生鼻祖。书中药物彩图多系写生得来，据药图可考证其大部分药物的品种来源，因而具有较高的学术价值。明代胡濙《卫生易简方》中，录有与本书药名、主治、用量及用法均同的单方106条，引述时连贯而书、先后次序亦与本书一致，可知这些单方转录自《履巉岩本草》，说明该书于明初尚有流传。李时珍在《本草纲目》中新增之曼陀罗、虎耳草、醉鱼草等药，也源于王介之《履巉岩本草》。

该书经北京中国中医科学院郑金生先生研究，1980 年首先在《〈履巉岩本草〉初考》一文中，考订出曼陀罗、虎耳草、醉鱼儿草等新增品种 22 种；后在 2007 年出版的《南宋珍稀本草三种》中，对多数药物品种进行了深入研究，考证了多数药物品种。2012 年浙江中医药大学张水利先生，利用地理优势，对本书的药物进行了实地考察、标本对照，考证了天茄儿、铁脚凤尾草、天仙子、苦益菜、山荷叶和仙天莲的药物基原。

王介由于所处时代及其个人学识的限制，在编绘该书图文时也出现了一些错误，如人参苗、辣母藤、杜天麻、瞿麦、佛手根等药物存在图文不符，还有部分重出药物如龙牙草和金粟龙牙草。

原书已佚失，现存明抄宋本，存于国家图书馆；又有赵橘黄藏陶北溟转绘本，存于中国中医科学院中国医史博物馆。2007 年人民卫生出版社出版郑金生《南宋珍稀本草三种》，其中包含《履巉岩本草》，并有 202 幅彩色药图。

三、《植物名实图考》

《植物名实图考》，清·吴其濬撰。吴其濬（1787—1846）号瀹斋，别号雩娄农，河南固始人，嘉庆二十二年（1817）进士，历任翰林院编修，江西、湖北学政，内阁学士，湖南、浙江、云南、山西巡抚，湖广总督，兵部左侍郎，户部右侍郎兼掌管钱法事务，一生宦迹遍及大半个中国。吴氏从政之暇，关注草木，潜心医药学，其治本草，重视实物研究，不囿于前人之说，常深入民间，虚心向花农、药农等请教。吴氏鉴于以往本草书中存在着"名同而实异，或实是而名非"等混乱情况，遂根据自己亲自观察和访问所得，并搜集古人论述，进行详细考订、绘图列说，经过长期努力著成本书。本书约完稿于道光二十七年（1847）之前，未及付梓吴氏即去世，至道光二十八年（1848）由山西巡抚陆应谷代为整理序刻。

《植物名实图考》，简称《名实图考》《植考》或《图考》，共 38 卷，收录植物 1714 种，比《本草纲目》植物类药多 519 种，分类方法与其相似，分谷类（2 卷，52 种）、蔬类（4 卷，176 种）、山草类（4 卷，201 种）、隰草类（5 卷，284 种）、石草类（2 卷，98 种）、水草类（1 卷，37 种）、蔓草类（5 卷，235 种）、芳草类（2 卷，71 种）、毒草类（2 卷，44 种）、群芳类（5 卷，142 种）、果类（2 卷，102 种）、木类（6 卷，272 种）共 12 大类，附图 1800 幅，每种植物分图和说明两部分。

编写体例仿照传统本草著作，记述植物的形态、生长环境、颜色、性味、产地、用途和药用价值，其中对植物形态的描述是重点内容，举凡植株的根、茎、叶、花、果，都进行了详细的描写，尤其对花、果实、种子等的描述较前人更为细致准确，对植物的品种考订及分类方面有重要的意义。附图大多数按原株各部位的比例描绘、精致入微，能突出植物特征，学术价值很高，是历代本草图谱中最精确者，为本书一大特色，在我国本草学和植物学向近代发展的过程中占有十分重要的地位。德国学者毕施奈德（Emil Bre Tschneider）1870 年出版的《中国植物学文献评论》一书，对此有很高评价，认为该书附图刻绘极为精审，其精确者往往可赖以鉴定植物的科或属。

本书对异物同名或形近易混的植物考订详尽，以民间经验和实际比较观察作为辨认植物的基础，并附以插图，以供辨识，因而大大提高了该书的学术价值。吴氏在辨证植物时，补充了众多采访所得的植物功用，其中许多为民间药用经验，还增加了大量地方名称，订正了许多前人之谬误；对不能确定者，则如实保留文献记载，从不妄下结论。书中所引用的文献均注明出处。

《植物名实图考》是研究植物名实的最早专著，综合了我国古代本草植物类的研究成果，在植物名实考证方面取得了巨大成就。其记载的植物遍及我国 19 个省，比李时珍的《本草纲目》所收录的范围大得多，开我国现代植物志之先河。本书还建立了比较科学的分类体系，国内外现代植物分类工作者在确定植物的中文名称时，往往以此作为主要的参考文献。本书在国际上也有一定影响，日、美、德等国学者多推崇本书，认为它是我国研究植物分类的重要参考资料。

由于受历史条件及个人知识所限，书中难免存在一些不足之处：如药物重出现象有 20 余处；植物名称张冠李戴者亦有 10 余处；引用文献出典有误；另外吴氏在使君子、王不留行、何首乌、土茯苓、紫参等植物文末附"雩娄农曰"，借题发挥，引物喻情，写些涉及古今朝政、人事变迁、哲理、修身养性等与植物并无多大关系之文字。

吴氏在编撰《植物名实图考》之前，撰有《植物名实图考长编》一书，是为撰写《植物名实图考》准备的资料。该书共 22 卷，收录植物 838 种，分 11 类，比《植物名实图考》少群芳类，主要选录历代本草、农书、方志、诗词等各类书中有关植物资料，涉及植物的产地、形态、名称、品种、栽培、药用及其他作用，内容十分丰富。书中间有吴氏个人采访所得资料和实践经验。本书辑录的许多谱录专著，如《芍药谱》《桐谱》《橘录》《蚕书》《菌谱》《菊谱》《牡丹谱》《荔枝谱》等，不仅对研究本草有实用价值，而且对现代植物、农业、林业以及园艺等方面也提供了珍贵的参考资料。

《植物名实图考》道光二十八年（1848）陆应谷太原府署序刻本未见存世，常见者为光绪六年（1880）山西浚文书局将初刻本原片重印本，其中散失的一小部分补充了新版，书首多一篇曾国荃序，余同初刻本。

1936 年上海商务印书馆《万有文库》有排印本，1957 年上海商务印书馆据此修订重印，2008 年中医古籍出版社出版点校本。

四、《质问本草》

《质问本草》由吴继志编绘。吴继志，字子善，琉球中山（今日本冲绳）人，业医。乾隆中叶，吴氏采集琉球群岛的各种草木药物，将其根、株、枝、叶、花、果实等生长情况写生绘图、详注，或制成标本，甚至盆栽生物，通过琉球来华的贡使及琉球在华游学者，与我国京都、江南、浙江、江西、福建、山东等各地精于医药者 45 人，往复考证，经过 12 年的长期钻研、不懈努力，共考订药物 160 种而成此书。原稿为日本萨藩南山所藏，未及梓行而卒，至其曾孙麟洲始付梓，但流传不广。

明清两朝，琉球是中国的附属国，为接受中国文化的熏陶，曾多次派员入学国子监或赴福建读书勤学。乾隆年间，吴继志氏亦曾留学中国。归里后，吴氏鉴于琉球人"蕉布以衣，螺壳以炊，不能无疾病；苟有疾病，不可无药；纵令有药种，不辨其真伪，辄毒其肺腑，使人死非命"，他采本藩所产山草野本，或"令山北求之土噶喇掀玖诸岛"素未知名之植物，又将所采集者写真描生，并取其花、苗、枝、叶、根制成标本贴于其旁，且区别泽生、野生、岩生还是树生，详明"萌于何时""花于何候"，是"经秋而零"抑或"历冬不凋"，一一制成册页。自清乾隆四十六年至五十四年间，每年七八十种或百数种不等，委托到中国朝贡的使团人员及赴京师、福建的留学生，将其带至北京、福建等地，或亲自到中国求教，咨询其所采集之各种植物在中国本草或其他书中"正名某，俗名某，异称某，治某证"。因药物治病攸关人命大事，为慎重起见，他还要求每一位回答者注明自己是某省、某乡、某姓名。如此既可使"览者如示之掌上"，又能"使有志者辨其真伪，从其证，投其剂"，治病救人，以造福本藩。

据《质问本草》序跋及卷首附刊的书牍、例言等可知，中国参与征答者有数十人，其中有闽省候选同知潘贞蔚、候选府知事石家辰，有弃儒就医的松江人陆澍及其次男陆素行，有世代习医的山西人段焕章，有江右南昌府医者李旭，有谦称自己为"本朝太医之末"的戴文煜及其侄戴大培，有闽县学生员陈展，闽中管药陈太枝、医生高万年和周天章，有侯官县牛育巷的孙琰，京都同仁堂的邓履仁、周之良、吴美山等。应答者涉及京师并六省，上至为皇家治病的太医，下至走方郎中、坐堂医生，这些应答者非常慎重，他们细察吴所画之图与所附标本，然后搜之图经，访之贾肆，既与《本草纲目》及其他医书相互比照，再与采药者相为验看，与制药人两相商议，有时还多人一起讨论。吴继志对知者逐条诠注，详指其系何药，属何性，治何病，不知者宁阙其疑，最后由陈文锦、李兴成、卢亨春（或作享春）三氏总其成，陈文锦负责辨析药理，李、卢负责条分药品。他们逐条审核，写出总结性的意见，吴氏自己则负责编次。

从本书所收药物可以看出琉球的地理条件与我国台湾、澎湖列岛及东南沿海诸岛屿大致相同，可以作为研究地区性药用植物及植物学的参考。书中所收药物，多为《本草纲目》等书所未载，亦可补其不足；所绘之图，系对照实物写真，其要点处并有特写，更便于观察及研究植物分类学和写真技法上的参考。同时，从卷一所列往返书牍中，可以看到一些东方文化的渊源和在历史上与琉球的关系等。

《质问本草》天保八年（1837）九卷木刻本，分为内、外两篇 8 卷，附录 1 卷，共收录药物 160 种。其中内篇 4 卷，收药黄精、玉竹、苍术、贯众、远志、淫羊藿等 41 种，以常用内治药物为主；外篇 4 卷，收药瓜子金、地棉、土人参、野菰、水丁香、松寄生、香茹等 97 种，多属于外治的民间药；附录 1 卷，收药荔枝、龙眼、橄榄、枳、使君子、梯沽、蒲桃、黄枇、文旦等 22 种，属于难以移植或不知其状的药物。

书中各药，每物一图，皆系写生，插图精致，描绘翔实，正文记产地、形态、花果期，后列所咨询诸家之说，述其形态、功用、别名等。该书以本草为名，也为一地方植物调查记录，内容为反复咨询后所作的鉴定按语。

吴继志氏所著书现有三种版本存世。日本天明年间（1781—1785）八卷写本及天保八年（1837）九卷木刻本，该两种书名皆作《质问本草》；而冲绳县立图书馆所藏《本草质问》之琉球彩绘本，为《质问本草》的草稿本，又为存世孤本，收载植物图谱最多，且是彩绘，尤为珍稀。2013年上海复旦大学出版社将其影印仿真出版，全书四册，其中三册收载各种植物图谱268种，以天保八年刻本《质问本草》之序、例言、目录、书牍、题跋别为一册，附于琉球彩绘本之末。1984年中医古籍出版社影印日本天保八年（1837）九卷木刻本，2012年中医古籍出版社出版《质问本草》校注本。

五、《中国新本草图志》

《中国新本草图志》由赵燏黄撰，有关赵燏黄先生的介绍参见本书第三章。《中国新本草图志》撰于1930年初，原计划以10年为期，整理山草类药物100种，作为第一集，但由于国内外形势的变化，本书只完成两卷就中止了。

本书的编写体例为药材正名后以括号注明本草出处。每味药材按以下内容记述：①名称，介绍原植物科名、学名；②考据，有关此药物的本草文献考证，包括异名、释名、集解及其他内容、作者按语等；③产地，综述药材产区、产量、采收、经济价值、输出量、价格、出口状况等；④栽培法，记述栽培方法和条件；⑤植物，描述植物形态，并附有植物图；⑥生药，包括药材形质鉴定及商品等级；⑦构造，药材组织鉴定，包括扩大镜和显微镜的观察；⑧成分，综合记述粉末检定、成分含量检定等；⑨药用，包括主治、附方及新制剂的用法，并加注按语；⑩其他用途，除药用外，在食品工业、轻工业和其他方面的综合利用；⑪国外其他同类药材，叙述国内外同种药材的对比；⑫补遗，其他须被补充的内容。

本书第一集第一卷收载甘草（附西班牙甘草、俄国甘草）、黄芪（附西黄芪），第二卷收人参、参叶、高丽参、东洋参、西洋参等药材。两卷共有附图141幅，包括原植物墨线图、彩图、照片、药用植物横切面及药材图等。

本书继承了历代本草的传统，又吸收当时应用现代科学方法整理研究中药的成果，反映了我国30年代整理研究本草的水平。

本书于1932—1933年"上海国立中央研究院"化学研究所铅印出版，2006年福建科学技术出版社出版的《民国名医著作精华丛书》收有整理本。

六、《药物图考》

《药物图考》由民国杨华亭撰，周柳亭校订。杨华亭在学医的同时，非常重视对药物的研究，曾进山采药，亲尝性味，后又学习现代医药学，采中西药之长，参互汇通，以阐发中药功效。书中辑录了18家古代本草和7部当代西药著作，于1935年撰成，由周柳亭校订。

本书收载药物286种，其中动物药39种、植物药204种、矿物药20种、西药及其制剂23种。每药首先摘引诸家本草和西药著作论药的原文；次为"华亭述言"，分别记述药物产地、形态、主治、考证、修治、分剂等，部分药物记有制剂方法及临床验案，并附有近代动植物的基原图形；最后附有作者亲身实践的经验，除验案外，作者还亲尝白砒、草乌等有毒药物的性味。本书考证周详，引证诸家论述，结合中医理论，评述古今品种异同药性功能，对某些炮制方法的失当之处，提出了非议，很有参考价值。

本书有 1935 年南京中央国医馆铅印本，1985 年台北文光图书公司精装再版。

第四节　其他书籍中的本草文献

一、道经中的本草文献

在中国古代，道教与医学关系密切，一些重要医学人物如葛洪、陶弘景、孙思邈等，皆有道教身份。道教徒出于信仰的缘故，在服食、炼丹过程中接触各类药物，因此熟悉本草。明代正统《道藏》收录有 47 卷本的《图经衍义本草》，这是《证类本草》的一种派生版本，学术意义不大；除此而外，还有一些具宗教特色的药学著作。

一类是与炼丹术密切相关的"外丹本草"。六朝隋唐之际出现了一大批仿效本草体例撰著的丹经，这些著作虽非专业医方本草，写作目的也主要服务于外丹黄白之术，但其中如《宝藏论》《太清石壁记》《白云仙人灵草歌》《石药尔雅》《太古土兑经》《纯阳真人药石制》《蓬莱山西灶还丹歌》《丹方鉴源》之类，不论从形式到内容都与本草有着千丝万缕的联系，不少资料对本草学术尤有补充和发展，后世大型本草如《证类本草》《本草纲目》皆被视为重要的参考文献加以引用。

另一类则与草木服食有关，如五代后蜀蒲虔贯著《保生要录》，专论草木之益，推荐可以长服的养生膳食，如莲实粉、栗子粉、葡萄浆、胡麻等，语言平实而无夸饰之辞，是一部颇具实用价值的养生文献。又如，题"前商州丰阳县主薄符庆仁纂"之《修真秘录》也是一部类似于本草的食疗著作。此书虽是摘编孙思邈《千金要方·食治》及孟诜《食疗本草》而成，个人见解不多，但因《食疗本草》仅存残卷，此篇正可用作参校。

二、经史著作中的本草文献

在经史文献中，还有一些虽非本草著作，但在内容上与本草书有交汇。

一类是农学著作，如《氾胜之书》《齐民要术》《农书》《农政全书》等，保留有与药物栽培、收贮有关的资料。

一类是饮食著作，如《食经》《饮膳正要》《随息居饮食谱》等，内容多与药食同源、食疗养生有关。

一类是植物文化著作，如《全芳备祖》《群芳谱》《广群芳谱》等，以花木为中心，搜罗与之相关的诗文、典故，以及形态、栽培、药疗等内容。

一类是文学著作，如《药名谱》《草木传》等。

三、其他著作中的本草文献

部分类书、考订笔记、史学专书的其中某些篇章具有本草性质。如《太平御览》

是宋初编撰的大型类书，全书 1000 卷，其中兽部、羽族部、鳞介部、虫豸部、木部、竹部、果部、菜茹部、香部、药部、百卉部的内容多数取材于历代本草。又如沈括《梦溪笔谈》包含"药议"1 卷，若将之单列出来，也可以看作是一部本草专书。再如史书的地理志、地方志中"物产"或"土贡"篇，多数记载有药物产出的情况，是道地药材研究的重要资料。

第三章 本草学（传统药物学）简史

药物学是中国传统医药学术的重要组成部分，伴随着中医药学的进程，传统药物学的发展也经历了相当长的过程。随着药物学的发展，其内涵不断丰富与充实，从最初的简单认识，到当前的丰富内涵与规模，使之成为一门综合多学科的学问。学习传统药学，首先应当对传统药学（即本草学）的发展历史有一个全面的了解和认识，只有充分认识传统药物学的起源和发展、演变过程，才能掌握本草学之精髓，明确学习意义。

第一节 秦代以前
（传统药物学萌芽阶段）

一、药物知识的萌芽

（一）药物的起源

在中国古代，关于药物起源的传说很多。如晋·皇甫谧《帝王世纪》载："伏羲氏……乃尝味百药而制九针，以拯夭枉焉。"西汉刘安《淮南子·修务训》谓："神农……尝百草之滋味，水泉之甘苦，令民知所避就。"还有一些古籍，如《通鉴外记》《搜神记》《史记·补三皇本纪》和《路史》等，除有类似记载外，还涉及黄帝、岐伯、雷公、桐君等传说中的人物。

关于药物知识来源的流传较广和影响较大的是关于"伏羲氏"和"神农氏"的传说，可谓在一定程度上反映了药物起源的真谛，表明药物的发现与原始的农业、畜牧业有着十分密切的关系。不过，这仅反映了一定历史时期远古氏族、部落人类创造医药的概貌，并不能说明是个别领袖人物——"圣人"创造了医药。值得注意的是在不少传说中都有诸如"尝百草""尝味百药""尝味草木"等的记述，这生动而形象地概括了人们认识药物的实践过程。所以说，是劳动创造了医药，药物知识是人类在长期生活、生产实践和不断与疾病做斗争的过程中，通过点滴经验的积累而逐渐总结得来的。

据医史学家研究，人类最先发现的药物是植物药，这是因为由素食古猿演进而来的猿人最早用来充饥的食物大多属于植物类。1973 年考古工作者从处于母系氏族社会的河姆渡遗址中发掘出很多植物标本，其中除有各种树木类外，还有可供食用的菱角、酸枣和芡实，并发现了人工采集的樟科植物的叶片堆积。这说明河姆渡人可能已经知道上述植物无毒，可供食用。至于将有毒之植物药应用于狩猎，则是原始社会的重大发明之一。继植物药之后而为人们所认识和应用的药物当是动物药。在渔猎活动中，人类有可能获得较多的肉类食物。如同植物药被认识一样，经过反复尝试（实践），人们便又掌握了某些动物药的应用，如以动物的脂肪和血液来治病，稍后又发现动物的某些内脏也具有治疗作用。说到矿物药的应用，那已是原始社会末期的事了，它是随着人类采矿和冶炼时代的到来而相继摸索总结出来的。如通过煮盐发现了盐水明目和芒硝泻下，通过冶炼知道了硫黄壮阳和水银杀虫。人们正是在经历了长期的无数次尝试以后，才得以不断地发现一些植物药、动物药和矿物药的治疗作用，这就是药物知识的起源。

（二）"药"的早期文献记载

尽管早在原始社会就已有了药物，但全仗口耳相传，并无文字记述。进入奴隶社会以后，开始有了早期的文字——甲骨文、金文。甲骨文原本是奴隶主贵族用以占卜的文字，而非平民百姓所习用，加之巫术迷信占主宰地位的神权统治时期，治病皆由巫师所执掌，即使用药治病也必假以鬼神之名，因而在甲骨文中迄今未见"药"字。

目前所知最早的"药"字，出自数千年前古钟鼎类铜器上之铭文（即金文），其形作"𤖅"，稍异于后世小篆的"藥"；《说文解字》释为"治病之草，从艸，乐声"，明确指出了"药"乃治病之物。

自西周以后，"药"字的使用日渐增多，如《书经》有"若药弗瞑眩，厥疾弗瘳"；《易经》有"无妄之药不可试也"；《礼记》有"医不三世，不服其药"；《周礼》还有关于"医师掌医之政令，聚毒药以供医事"的记载。从中不难看出，过去由巫师掌握医药的格局已被打破，用药经验的积累日益受到人们的重视。

（三）药材的最早出现

1973年浙江余姚县河姆渡遗址中曾见到不少人工采集的樟科植物的叶片堆积，其中就有不少属于药用植物。同年在河北藁城县台西村商代遗址中发现植物种子30余枚，经鉴定均属蔷薇科植物种子，以桃仁居多，皆剥壳储存至今，比较完整。在河北藁城台西遗址文化层中，也发现有近似蔷薇科中毛樱桃或欧李的种子，即药材中的郁李仁。桃仁和郁李仁可以治病，也可食用，在当时有可能供药用。

殷墟出土的众多甲骨文片，虽非药物，但其中却有少量关于用药治病的记载，如"疛，用鱼"和"瘧（疟），秉枣"，说明殷人已知用鱼治小腹病，取枣治疟疾。

二、药物知识的初步积累

（一）药物品种的增加

在现存的先秦文献中，最早旁涉药物的书籍是产生于周初至春秋时的早期诗歌总集

《诗经》。该书收录了338种动植物，其中不少是药物，仅植物药就达50余种，全书共有百余种为后世本草著作所收载。

汉代地理书籍《山海经》不足3万1千字，收录药物多于《诗经》。书中不仅述及了更多的动物药，而且指出了药物的产地、功用和性质，堪称最早记载药物功用的古籍。书中收录的药物种数各家说法不一，一般认为有动物药67种，植物药52种，矿物药3种，水类1种，另有不详类属者3种，合计126种。大多是一药治一病，但亦有14种一药二治，如虎蛟治肿也治痔，肥遗治疠也能杀虫等。药物的用途有补益、生育、避孕、美容、预防、毒药、解毒、杀虫、兴奋等方面，用于目疾、疯疾、皮肤病、痔疮、肿疾、喉疾、肺疾、疟疾等诸方面。

继《山海经》之后出现的手抄本《万物》（系1977年在安徽阜阳出土的汉简中的一部分，虽抄成于西汉初年，但其编撰年代却在春秋战国时代），收载药物70余种，遍及玉石、草木、果菜、米谷、虫鱼、禽兽等各类，有人认为该抄本可谓我国最早的本草专篇。

战国时著名爱国诗人屈原也在其诗著《离骚》中，述及芳草类44种，莸草类11种，合计155种，多有用作药物者，如芙蓉、菊、芝兰、芷、杜若、蘼芜、蒿、桂、橘、木兰、艾、楸、葛等。

战国早期医书《五十二病方》是一本现存最早的方书，也是考察先秦药物发展的珍贵史料。书中记载药物247种，其中矿物21种，草51种，木29种，果5种，谷15种，菜10种，待考植物药5种，禽6种，兽23种，鱼3种，虫16种，器物301种，另有后世所称人部药9种，泛称药和待考药24种。

以上记述可见，秦汉至战国时代，药物知识的积累已初步形成。

（二）药物的基本认识

西周至战国时代，人们通过长期用药实践，对一些基本的药物知识逐步有所掌握。《周礼·天官》载："以五味、五谷、五药养其病。"据汉代郑玄注，"五药"乃"草、木、虫、石、谷"五类药，这可能是对药物做出的最早的分类与归纳。而"五味"之说，不仅是味觉尝试的结果，它已与五行学说联系起来，《管子》甚至将五味与五脏相配应。

这一时期，关于药物产地、用法、剂型、剂量、炮炙及采收季节等，也已受到人们的关注。如《五十二病方》中药物的产地具有明显的南方色彩，如青蒿、屈、厚朴等，即产于当时荆楚等地。《诗经》中有"七月蟋蟀""八月断壶"之说。《礼记》称："孟夏月也……聚蓄毒药。"《山海经》中的药物大体分为内服、外用两大类，内服有"服"有"食"，"服"即为汤服，"食"为"食用"；外用包括佩带、沐浴、坐卧和涂抹等。《五十二病方》更有药敷、药浴、药熏及药熨诸法。

此外，人们还懂得使用乌头（天雄）、芫花、莽草、礜石等多种毒药。据考，早在公元前7世纪就已有了以毒药伤人的案例。尤其是《五十二病方》记述了某些药物形态、贮藏、炮炙、配伍、制剂、服法及服药禁忌等方面的内容，较全面地反映了战国时代的药物知识已进一步得到充实和提高。

（三）酒的酿造与药用

酒在医疗上的应用是古代人类的一项重大发明。酒是常用的溶剂，且能"通血脉""行药势"，因而后世用酒加工炮制药物也是常有的事，尤其是在古代医学脱离巫术的过程中，饮酒治病较为普遍，其对外感风寒、劳伤筋骨等病的治疗作用是显而易见的。后来人们又从单纯用酒治病发展到制造药酒，甲骨文有"鬯其酒"的记载（即芳香的药酒）。《内经》也提及古人曾作"汤液醪醴"，并把它的治疗作用归结为"邪气时至，服之万全"。另从汉字结构来看，"醫"字从"酉"，生动地体现了酒在当时医疗中的突出作用和在医药发展史上的重要地位，因此《汉书·食货志》称酒为百药之长就不无道理。

（四）汤剂与复方的出现

汤剂的出现时间以往大多认为始于商初，此即"伊尹创制汤液"（即汤剂）说，其依据是《汉书·艺文志》有"《汤液经》三十二卷"，并说《汤液经》又名《伊尹汤液》。西晋皇甫谧《甲乙经·序》据此遂称"伊尹以亚圣之才撰用《神农本草》，以为汤液"。又云："仲景论广伊尹《汤液》为数十卷，用之多验。"

春秋战国时代已有复方出现，《周礼·天官》中有"疡医掌肿疡、溃疡、金创、折伤之祝药、副杀之齐"。此处的"齐"即"剂"，指和合一些药物而成剂。《史记·扁鹊仓公列传》述及战国时名医扁鹊曾以"八减之和煮之"以疗虢太子尸厥。《万物》中明确载有"商陆、羊头已鼓张（鼓胀）也"，"理石、朱臾（茱萸）可已损劳也"等。战国早期《五十二病方》是现存最早的记载复方的医书。

第二节 秦汉至南北朝时代
（药学理论形成阶段）

秦汉时代，药物知识更加充实，本草理论基本形成，并出现了代表性专著《神农本草经》，对本草知识进行总结与概括。东汉时因炼丹术的兴起所引发了化学药物的炼制和使用，食疗、食养在日益受到重视的情况下所取得的明显进步，也从不同侧面反映了我国本草学的丰富内涵。

一、药学理论基本形成

秦汉时代，中医学理论体系初步奠定，对药物制型、炮制、服法等知识已有深入研究。在药物制型方面，《治百病方》根据不同病情，分别以白蜜、猪脂、乳汁等作赋形剂，制成多种剂型的复方。其制药法有"皆并治合""皆㕮咀""煎之三沸药成"，还有"淳酒渍之"及鸡子黄入药"挠之三百"。《伤寒杂病论》中的剂型除有汤、丸、散、酒、洗、浴、熏、栓外，还有滴耳、灌肠、含化及软膏等。其中对煎药提出，应据药性之差异分别采用先煎、后入、绵裹、泡汁、烊、冲等法。煎药溶媒一般用水（含泉水及井水），有时也用酒、醋（苦酒）。

药物炮制及用法方面，《伤寒杂病论》中收载有炮、炙、熬、煎、酒洗、去腥、去咸、去节、去心、去滑涩、去皮尖、去芦、擘、碎、切、水渍及烧存性等各种方法。《治百病方》中药物的用法已十分详尽，分酒饮、米汁饮、酢浆饮等内服法和敷目、塞鼻、塞耳、灌鼻、指摩、涂之等外用法两大类；同时，认识到不同的给药时间会对药效产生某种影响，因而有"先馎饭""宿毋食""旦饮""暮吞"等区别，并有忌荤菜、酒辛、鱼、肉、房事与劳作等服药禁忌。《伤寒杂病论》中根据患者体质、病变部位、病情轻重、病程长短及脏气盛衰、阴阳消长等具体情况，分别采用"平旦服""空心服""先食温服""顿服""分温再服""一日三服""日三夜一服""分温五合至夜尽""日三夜二服"等不同服法。

药物剂量方面，《伤寒杂病论》已认识到用同样药味组成的方剂，由于主药或各药间剂量的不同，就会使治疗作用和君臣佐使的组合发生变化。前者如桂枝汤和桂枝加桂汤之别，后者如小承气汤、厚朴大黄汤、厚朴三物汤三方组成之异。

成书于东汉初的《神农本草经》，堪称我国现存最早的一部本草专著。书中总论药物的基本理论、用药原则，以及各论药物性味、有毒无毒、主治、别名、生长环境等内容，标志着药物学理论已初步形成。

二、炼丹术的兴盛与制药化学的认识

秦汉时代，人们为了追求长生不老，炼丹术开始兴起。丹，是中药的一种剂型，如天王补心丹、至宝丹等。而炼丹，是古人为追求"长生"进行炼制丹药的一种方法，这里的丹指丹砂，或称硫化汞，是硫与汞（水银）的无机化合物，因呈红色，陶弘景故谓"丹砂即朱砂也"，认为服用之后可以长生不老"。虽然炼丹方法夸张，且副作用较大，但这是秦汉时代矿物药炮制与制药技术的展示。当时的魏伯阳撰有炼丹专著《周易参同契》，书中首次记录了炼丹工具——鼎炉，以及炼丹所用原料如汞、铅、硫黄、胡粉、硇砂、铜、金、云母、丹砂等，并认识到：①黄金在高温中不变色、不失重、不走形，即所谓"金入于猛火，色不夺精光……金不失其重，日月形如常"。②水银易于挥发，难以控制。③胡粉投火中，色坏还为铅。胡粉即碳酸铅，经加热则分解为氧化铅，再经碳或一氧化碳还原为铅。

东汉时一些方士利用物质燃烧后挥发、凝固等不同特性，还发明了蒸馏、熔融、升华、结晶等实验方法，并在大量实验中发现了硫酸、硝酸、盐酸氨等化合物，促进了制药化学的发展。据考，在我国药学史上有关丹砂、水银、雄黄等的发现和应用，要比印度早三百年，比欧洲早千余年。

三、生药学研究逐步深入

三国至南北朝时代，学术思辨之风盛行，许多学科都有较大发展，医药学也不例外。药物学方面，生药学研究不断深入，药性理论内容丰富，中外药学交流日趋频繁。

从《神农本草经》问世到《本草经集注》成书的数百年间，药物学除增补了一倍以上的药物，充实了药性理论外，尤其重视对生药学的研究。在这一时期的本草文献中，有关药用植物和药材的鉴别、产地、采收时节、炮制等方面的生药学知识与技术越来越丰富。

这一时期的药物学家吴普和陶弘景均重视对原植物的生长、形态和药材的描述，为后世认识药物品种演变提供了文献资料。陶弘景《本草经集注》中天门冬条曰："《桐君药录》又云，叶有刺，蔓生，五月花白，十月实黑，根连数十枚。"《吴普本草》中玄参条云："二月生，叶如梅毛，四四相值，以（通'似'）芍药，黑茎，茎方，高四五尺，花赤，生枝间，四月实黑。"木防己条云："如葛茎，蔓延如芄，白根，外黄似桔梗，内黑又（《御览》作'文'）如车辐解。"其中陶弘景的观察更为细致，并对若干品种进行了比较和鉴定。如《神农本草经》认为，独活一名羌活，致使两者相混。陶弘景指出，"羌活形细而多节，软润，气息极猛烈……独活色微白，形虚大"。

《神农本草经》在序例中已经提到药物有"土地所出"之别，但对具体药物的产地介绍，只在部分药物中有"生山谷""生川泽"等生态环境的说明，而不是一般所指的出产地区。汉代以后对此有了补充。至《名医别录》，言产地已成为记述各药必备的项目。如谓人参"生上党及辽东"，麻黄"生晋地"，黄连"生蜀郡"，当归"生陇西"，阿胶"生山东"等。《名医别录》所记载的药物产地，至今仍是许多优质药材的道地产区。《本草经集注》指出，产地对药物的品质十分重要，其序录中有云："诸药所生，皆有境界……江东以来，小小杂药多出近道，气势（力性）理不及本邦。假令荆、益不通，则令（全）用历阳当归，钱唐（塘）三建，岂得相似？"

除以上形态与生长的生药知识外，《名医别录》中大多数药物记载采收时节，书中对根、根茎和块根类药材，一般规定在二、三月或九、十月采；全草入药者，如泽兰、萹蓄、艾叶等，大多要求在春夏之交收集；花果类药物则各随其开放或成熟时采摘，如菊花九月采，蒲黄四月采，栗九月采，覆盆子五月采等。《本草经集注》将注重采收时节由原因上升到理论，谓"春初津润始萌，未冲枝叶，势力淳浓故也；至秋枝叶干枯，津润归流于下。今即事验之，春宁宜早，秋宁宜晚。花实茎叶，乃各随其成熟尔"。

魏晋以后，药物炮制技术取得较大发展，《名医别录》对炮制技术的记载更加仔细，如石韦"用之去黄毛，毛射人肺，令人咳"，桑螵蛸"当火炙，不尔令人泄"等。陶弘景《本草经集注》谓炮附子、乌头"皆塘灰中炮令微坼"，煅矾石"丁瓦上若铁物中熬令沸，汁尽乃止"。南朝刘宋时我国出现了第一部炮制专书——《雷公炮炙论》。该书是在总结当时炮制经验的基础上，吸收道家炼丹术的部分制药方法整理而成，标志着本草分支学科炮制学的诞生。

四、药性理论认识不断提高

这一时期的本草，对药物的性味作了认真的考订，力求使各药性味归于一是。如络石，《神农本草经》原为温性，《名医别录》因其"主风热……痈肿不消"，改为微寒；白瓜子，《神农本草经》原谓性平，《名医别录》以"久服寒中"之故，另书寒性；薙，原无药性，因能"温中散结"，《名医别录》遂定为温性。再如陶弘景认为，天名精"夏月捣汁服，以除热病，味至苦，而《神农本草经》云甘，恐或非是"。

对药物的有毒无毒，《神农本草经》虽有一定认识，但存在不少错讹和疏漏，魏晋以后的医药学家对药物毒性有了进一步认识，逐渐填补了《神农本草经》的不足。从《吴普本草》转引神农、扁鹊、岐伯、雷公诸家佚文，各药下已多见有无毒性的内容，至《名医别录》遂成为继性味之后的又一药性专项。有些医药学家还对《神农本草经》部分有毒药物的错误认识提出了不同的看法。如《神农本草经》认为，涅石炼饵服之，轻身不老，增年，入于上品，而《吴普本草》引岐伯"久服伤人骨"之说提出异议。关于归经学说，《名医别录》的内容大大增加，并开始提出具体药物的归属，如谓芥归鼻，蓼叶归舌，葱实归目，薤归骨，韭归心，葫归五脏，蒜归脾肾等。

对主治与功能的认识上，有了更加丰富的认识，其中反映在《名医别录》对《神农本草经》的药物进行了大量补遗，使许多常用药物的功用更加翔实可信。如茅根，《神农本草经》认为，"主劳伤虚羸，补中益气，除瘀血血闭寒热，利小便"；而《名医别录》认为，"主下五淋，除客热在肠胃，止渴，坚筋，妇人崩中"。《名医别录》增补的内容，有很多确属该药的主要功效或主治症。如桔梗治咽喉痛，葛根疗伤寒中风头痛，解肌发表出汗，酸枣主烦心不得眠，泽泻逐膀胱三焦停水等。

魏晋时代，对药物配伍高度重视。《雷公药对》所谓"主对"，就是讨论药物相互间的畏恶反忌及相得共疗某病等配伍关系。北齐徐之才对此又有所补充。陶弘景亦将其所见《神农本草经》及《雷公药对》这一内容集中汇列于《本草经集注》序例之中，以解"今按方处治，必恐卒难寻究"之苦。当时论述"七情"药物近200多种，如款冬花，杏仁为使，得紫菀良；人参，茯苓为使；龙骨，得人参良；大黄，黄芩为使；干姜杀半夏毒，大豆杀乌头毒；半夏畏生姜，附子畏甘草；干姜恶黄连，牡蛎恶麻黄，白薇恶干姜等。

第三节　隋唐五代
（传统药物学发展阶段）

隋唐五代时期文化繁荣和科学进步，尤其儒家的伦理道德哲学、道家的养生学及炼丹术、佛教的"医方明"等，对医学都产生了很大影响。"元气论"和"天人交相胜"的思想对医学理论与实践的发展有重要意义。药学学术在继承前人成就的基础上，开始进入全面整理、充实和进一步分化提高的新阶段，为后世的进一步全面发展奠定了基础。这一时期药物学发展的主要标志是：一方面，唐高宗时开展了全国性的药物调查，诏令医药专家和学者编纂《新修本草》，并颁行全国，开创了官修本草的先例，对后世药物学的发展有深远的影响。另一方面，唐代药物学各个领域进一步分化，形成许多专门的学科与著作。如整理总结外来药物的本草和饮食疗法的本草，以及专门记载药物种植与储藏知识的篇章等。这些著作，反映了隋唐五代的药学学术发展状况。

一、对生药学知识的认识更加全面

自魏晋，尤其是陶弘景著《本草经集注》以来，药物的生药学知识颇为医药学家重视。到了唐代，多数本草在所载药物下记述或补充了许多药物的形态、产地、采收、种植、鉴别、别名等内容，反映了当时生药学研究的新成就。

《新修本草》十分重视药材产地的调查研究，认为药材的优劣与产地有着密切关系。书中孔志约序云："窃以动植形生，因方舛性……离其本土则质同而效异。"并载，"天雄、附子、乌头等，并以蜀道绵州、龙州出者佳。余处纵有造得者，力弱，都不相似"，"栝楼根今出陕州者，白实最佳"，"今沙参出华州为善"。孙思邈在其《千金翼方》中专设"药出州土"一篇，记载了当时133个州所产的519种药材，如河南道的陕州出栝楼，河东道的绛州出防风，淮南道的扬州出白芷，陇右道的宕州出当归等。书中还强调"采取不知时节，不以阴干暴干，虽有药名，终无药实。故不依时采取，与朽木不殊，虚费人功，卒无裨益"。他还在《千金要方·序例》中分析采药时节对药材质量、医疗效果都有很大影响，如云："古之善为医者，皆自采药，神其体性所主，取其时节早晚。早则药势未成，晚则盛势已歇。今之为医，不自采药，且不委节气早晚，只共采取，用以为药，又不知冷热消息，分两多少，徒有疗病之心，永无必愈之效。"关于唐代的药物加工，从孙思邈《千金要方》卷一的记载中可知，当时的专用工具和设备有秤、斗、升、合、杵臼、绢罗、纱罗、马毛罗、刀砧、玉锤、瓷钵、大小铜铫、砧锤、铜匙、铁匙等多种，从一个侧面反映了药物加工的发展状况。

孙思邈《千金要方》还详细介绍了生药饮片及成药的不同保藏方法，如云："凡药皆不欲数数晒暴，多见风日，气力即薄歇，宜熟知之。诸药未即用者，候天大晴时，于烈日中暴之，令大干，以新瓦器贮之，泥头密封。须用开取，即急封之，勿令中风湿之气，虽经年亦如新也。其丸散以瓷器贮，蜜蜡封之，勿令泄气，则三十年不坏。诸杏仁及子等药，瓦器贮之，则鼠不能得之也。凡贮药法，皆须去地三四尺，则土湿之气不中也。"这一系列避潮、防鼠等措施，不仅有效地防止了药物霉变损失，更重要的是延长了药物的应用时间，保证了疗效。

隋唐时代为发展种药业，国家设有药园以培养药园生，使得在药物栽培方面积累了丰富的经验。唐代王曼的《山居要术》、韩鄂的《四时纂要》等书，分四季节令，按月列举动植物药的收采种植等法，已把成熟的农桑畜养经验与药物栽培结合起来了。《千金翼方》卷十四"造药"一节，就节选了农书中枸杞、生地、百合、牛膝等数十种中药的栽培方法。

二、对功效与配伍认识有新的突破

在药物功效的分类上，《千金翼方》承袭《本草经集注》"诸病通用药"的作法，将药物按主治分为65类以"总摄众病"，有利于临床应用，而对药物功能或主治亦有进一步的认识。陈藏器《本草拾遗》的"十剂"之说，即是药物功能分类的新发展，其内容为"宣可去壅，生姜、橘皮之属；通可去滞，通草、防己之属；补可去弱，人参、羊肉之属；泄可去闭，葶苈、大黄之属；轻可去实，麻黄、葛根之属；重可去怯，磁石、铁粉之属；滑可去着，冬葵子、榆皮之属；涩可去脱，牡蛎、龙骨之属；燥可去湿，桑白皮、赤小豆之属；湿可去枯，白石英、紫石英之属"。这较《神农本草经》"三品"分类前进了一步，更能切合临床应用。

唐代医药学家对药物的相互配伍及合理应用的重要性也十分关注，并在理论上有所提高。如孙思邈在《千金要方·序例》中说："药有相生相杀，气力有强有弱，君臣相理，佐使相持。若不广通诸经，则不知有好有恶，或医自以意加减，不依方分，使诸草石强弱相欺，入人腹中，不能治病，更加斗争。草石相反，使人迷乱，力甚刀针。若调和得所，虽未能治病，犹得安利五脏，于病无所增剧。"甄权的《药性论》则对药物的君臣佐使颇为重视，该书对所收载的多数药物都注明了为君药或臣药等，计标明君药76味，臣药72味，使药108味（当然这一划定是片面的）。

此外，随着用药历史的发展，对药物性味、毒性的认识也发生了变化和提高，并发现了若干特效药。如《千金要方》云："凡脚气之病……惟得食粳粱粟米。"还有利用羊靥、鹿靥治瘿疾，利用羊肝、猪肝、兔肝等治青盲、雀目，利用胎盘补虚劳、调经血等，均是药物功效的重大发现。

第四节　宋　代
（传统药物学继承阶段）

宋代科学文化的进步及临床医学知识的不断丰富，导致当时的药学研究受到政府与民间的高度重视，因此宋代药学研究为历史上较为蓬勃发展的一个阶段，在整个中国药学史上起到了承上启下、继往开来的作用。宋代药学之发展有以下几大特征：

一、高度重视药物资源与品种

药物是保障临床疗效的前提，随着临床医学的发展需要，宋代对药物的研究也逐渐深入，特别是对药物的资源普查与品种考证更加重视。北宋嘉祐年间，官方组织开展了一次全国性的药物普查工作，这是继唐代政府编修《新修本草》时进行的全国药物普查之后的又一次大规模的药物资源普查工作，且普查工作更加仔细全面。首先表现为普查十分广泛，据"补注本草奏敕"所载，考察范围包括所有下诸路州县应系产药去处，据苏颂《本草图经》药图图名前所冠地名看，普查地区涉及150个州郡；除了地产药物外，对于外来药物也列入普查之列，曰"其番夷所产药，即令询问榷场市舶客商，亦依次供析，并取逐味各一二两，或一二枚，封角，因人京人差赍，送当所投纳，以凭照证，画成本草图"。其二对药物的形态描述详细，同时注明采收与功效。令识别人仔细辨认根、茎、苗、叶、花、实、形色大小，并虫鱼、鸟兽、玉石等堪入药者，逐件画图，并一一开说著花结实、收采时月、所用功效。由此可知，宋代对药物的普查工作范围广泛，记载详尽，而且做到了图文并重，对于后世了解与研究宋代及之前的药物品种具有重要的意义。

除了官方重视药物资源普查外，民间个人也十分重视药物来源，并加以考证，以便保证药材质量。如沈括《梦溪笔谈·药议》中讨论来源的药物有55种，均有独特记述；《苏沈良方》尽管是一本方书，但也记载一些药物知识。另外，宋代有一些对本草感兴趣的人对药物进行详细考证，如洪刍研究数十种香药的生产和医疗知识，撰成《香谱》一书。北宋宰相丁谓对海南沉香进行研究，撰《天香传》，这是一部关于沉香的专著。四川杨天惠研究附子的形态特征及用途，撰《彰明附子记》一书。《本草图经》中记载了许多民间的药材经验鉴别法，如谓羚羊角有节，如手指握痕等。北宋末寇宗奭长于辨验药材，因此曾被授予药材所辨验药材官，其所著《本草衍义》中有许多药材考证与鉴别知识。南宋范成大撰《桂海虞衡志》，其中不乏对药物的来源、生长环境及形态特征的考证，有的还对前人的记载进行纠误，书中大部分内容均经过实地调查，其中关于药物的许多记载后被明代李时珍收入《本草纲目》。范成大根据实际调查，对本草的一些不实之词进行了驳正，如："《本草图经》乃云宜砂出土石间，非白石床所生，即是未识宜砂也。""《图经》又云融州亦有砂，今融州原无砂，邕、融声相近，盖误云。""产乳之穴，虽曰深远，未尝有蛇虺居之。本草注家又谓深润幽穴，龙蛇毒气所成，斯大谬矣。"北宋成立官方药局，其中的一项职责就是"辨验药材"，是我国最早的药检机关。可见，宋代无论是民间还是官方，对药材的资源、品种与鉴别高度重视。

二、对药物加工制作多有发明

宋代对前世本草有全面总结，其中对传统的药物加工、炮制与制药技术得以全面保留。在炮制方法上，宋代特别强调遵古炮制，正如张世南《游宦纪闻》所云："今医家修制药品，往往一遵古法。如药物炮炙及许学士方前所载。"但在遵古的基础上又多有发挥，特别是将与服食有关系的繁琐旧法多被废弃，代之以简易实用的炮制方法，如巴豆制霜，牛胆、南星、萝卜制雄黄，半夏曲、米泔水浸黄连等，记载于钱乙的《小儿药证直诀》中，这些炮制方法为后世流传。

煮散是中药常用的传统剂型，早在汉代张仲景《伤寒杂病论》中即有使用，唐末至五代因节省药材极为提倡，而到了宋代则被大量推广应用，成为常用汤剂制备方法之一，此时汤剂反而很少应用，因此煮散也有滥用现象，后被有些医家提出批评，此后滥用煮散之风逐渐被纠偏和淡化。周密《武林旧事》记载南宋作坊开始有"生药饮片"的生产，这说明这个时期开始有切片加工的生产，从而以饮片代替了舂捣散剂的旧法。

宋代制药技术已进入了一个全新的阶段，一系列的药物制备方法表明这一时期制药技术已十分先进。如《苏沈良方》记载了从人尿中提取相当纯的性激素制剂秋石；一些本草及方书中记载了用升华法制取龙脑、樟脑；红曲成为中药或用于食物着色是宋代的重大发明，也是我国食品及医药上的重大事件之一。此外，在宋代的医籍中还记载了一些抽汞、取露、蒸酒的方法，表明宋代的药物制备技术已相当先进。

三、对药性的理论研究多有创新

药性理论研究是中医药发展的主要组成部分，通常认为金元时代是药性理论发展的重要阶段，但事实上，宋代在药性理论的研究上有很多新的观点与创新，对金元时代药性理论的发展很有影响。宋代药性理论的创新体现在对性味的不同认识、气臭学说的产生、归经的实质研究、用法象来解释药效等方面，只是这些药性理论不太系统，散落在不同的本草文献之中。

如通常认为，气味与性味是同一概念，气即性，但寇宗奭对中药的"气味"有不同的理解。他认为凡称气者，即是香臭之气，其寒、热、温、凉则是药之性。同时，寇氏又指出四气是香、臭、臊、腥。北宋时期产生了"气臭学说"，《圣济经》曰："世人知药之为真；不知谷畜可以为食治；知性味为本，不知气臭自有致用之异。""观……石药之气悍，兰草治脾瘅，鲍鱼利肠中，均有气臭专达，岂概以性味论欤？"气臭学说，是通常的气（性）味学说的补充，它的产生与香药在宋代兴盛不无关系，因此注定后来它没有成为性味学说的主流，常被后人忽略。

在药性理论中，归经有时最不能确定，定某药归某经随意性较强，缺少理论阐释，而宋代的一些文献中可以看到有一些专门的论述。如苏颂《本草图经》谓："（瞿麦）古今方通心经、利小肠为最要。"许叔微《普济本事方》云："真珠母，入肝经为第一。""（肾气逆行）用椒以引归经。"关于归经如何确定，它的作用到底在什么地方？一直不甚明确，但沈括《梦溪笔谈》认为归经的作用是"英精之气味"在某个脏的特别作用。书中有云："凡人饮食及服药，既入肠，为真气所蒸，英精之气味，以至金石之精者，如细研硫黄、朱砂、乳石之类，凡能飞走融结者，皆随真气洞达肌骨……凡所谓某物入肝、某物入肾之类，但气味到彼耳，凡质岂能至彼哉！"

药物的法象是相对性味之外的一大法门。《圣济经》药理篇强调"物生而后有象，象后而有滋……本乎地者味自具，本乎天者气自彰"。用法象之理来分析药物的形色气味，并将此作为释药依据。其中又云："乘风莫如鸢，故以止头眩；川泳莫如鱼，故以治水肿。""蜂房成于蜂，故以治蜂螫；鼠妇生于湿，故以利水道。""弩牙速产，以机发而不括也；杵糠下噎，以杵筑而下也。""萍不沉于水，可以胜酒；独活不摇于风，可以治风。"再如《开宝本草》谓："甑带久被蒸气，故能散气通气。"《本草衍义》曰："（蛇蜕）从口翻退出，眼睛亦退，今合眼药多用，取此义也。"这些无不以法象之理来论述药物的功效。

宋代的药性理论探讨较之于前代虽然有了一些进展，但是这些药性理论的论说多见于各药之下，十分零散，缺乏系统性。

第五节　金元时代
（药学理论丰富阶段）

随着医学的发展，金元时代的药物学也发生了重大变化，主要体现在注重临床用药的实际需要和对药性理论的探讨两个方面。金元医药学家以《素问》药学理论为指导，探讨药物的性能、应用，完善药性理论，在药性理论方面有很多推崇和流行的学说，如药物法象、气味厚薄、升降沉浮、引经报使等。

法象学说，即法自然之象，推演药性原理。刘完素《素问病机气宜保命集·药略》指出，药物轻枯、虚薄、缓、浅、假宜上，厚重、实润、深、真、急宜下，其中者宜中，并认为药物的形、色、性、味、体相配合，实为药物法象的简要图式。这一药性理论的思想为张元素所发挥，他主张药物以五行、五色、五味、五体各随脏腑所宜。

有医家认为，药物作用的发挥取决于升降浮沉之性，而其实质取法于天地气味厚薄所赋予药物的阴阳属性。气味相合，而成药性。将自然之象，上升到气味厚薄、升降的阴阳属性上。例如张元素认为，天赋四气（寒热温凉），地与六味（酸苦甘辛咸淡）。味为阴，味厚为纯阴，味薄为阴中之阳；气为阳，气厚为纯阳，气薄为阳中之阴。味厚则泄，味薄则通；气厚则发热，气薄则发泄。

归经与引经理论在金元时代十分被重视，认为按经选药，能使药力专一。如同为泻火药，《医学启源·用药备旨》记载："黄连泻心火，黄芩泻肺火，白芍药胃肝火，知母泻肾火，木通泻小肠火，黄芩泻大肠火，石膏泻胃火。柴胡泻三焦火，须用黄芩佐之；柴胡泻肝火，须用黄连佐之，胆经亦然。黄柏泻膀胱火。"

由于在组方配药中常碰到一药归几经，或有悖于归经理论的现象。因此，又总结出了"通经以为使"的引经药，可以导引某些药"归经"，或改变其归经，使药力集中于某一经络脏腑，充分发挥药物的作用。《医学启源》等书就记述了各经引用的药物，如太阳经用羌活，在下者黄柏；少阳经用柴胡，在下者青皮；阳明经升麻、白芷、石膏；太阴经白芍；少阴经知母；厥阴经青皮，在下者柴胡等。

第六节　明　代
（传统药物学发展鼎盛阶段）

明代的本草学发展超出了以往任何时代，以李时珍编纂的《本草纲目》为代表性著作，其中的内容，反映了在药物的品种基原、生境生态、栽培采收、药材鉴定、炮制、功用的总结研究，以及新药数量的增加等各个方面，都有很大的进步与发展，使传统药物学登上了一个新的高峰。

一、生药学研究

从《本草纲目》"集解""释名"中对许多药物的基原、形态描述可以看出，明代十分重视对药用植物形态的认识，详细比较一些同名异物的中药品种。如茺蔚，自古以来有别名很多，名实混乱，而李时珍将茺蔚的别名一一条陈缕析，谓："此草及子皆充盛密蔚，故名茺蔚。其功宜于妇人及明目益精，故有益母、益明之称。其茎方类麻，故谓之野天麻。俗呼为猪麻，猪喜食之也。夏至后即枯，故亦有夏枯之名。"

明代对药材的鉴别也越加重视，陈嘉谟《本草蒙筌》指出，医药贸易多在市家，辨认未清，差错难免，更有药商欺罔作伪，巧诈百般。于是该书中对药材的辨别及与此相关的产地、采收等通过实地考察、研究著录于书中。如人参，记有"紫团参，紫大稍扁，出潞州紫团山；白条参，白坚且圆，出边外百济国；黄参，生辽东、上党，黄润有须梢纤长；高丽参，近紫体虚；新罗参，亚黄味薄。并堪主治，须别粗良。独黄参功效易臻……轻匏取春间，因汁升萌芽抽梗；重实采秋后，得汁降结晕成胶。布金井玉阑，入方剂极品"。

明代已了解川芎、牛膝、旋覆花家种优于野生，并发现北土栽培的地黄引种到浙江，虽生长良好，药材质地也光润，但药效较差（出自《本草蒙筌》）。牡丹、芍药经栽培驯化，变成重瓣花后，虽观赏价值提高了，但药效反不如单瓣的原种（出自《本草纲目》）。这是对栽培驯化和异地引种所涉及的药效问题的深入考察。明代栽培的药物如附子、地黄、当归、牡丹、芍药、牛膝等已达200种左右，栽培的技术也达到很高的水平。如四川栽培川芎已用无性繁殖的方法，"清明后，宿根生苗，分其枝，横埋之，则节节生根。八月根下始结芎蒥，乃可掘取，蒸暴货之"（出自《本草纲目》）。明代时我国东北已栽培人参，据《本草纲目》载，收子后于十月下种，如种菜法。

二、药性理论方面

明代早期，王纶《本草集要》创"药性分类"，列气、寒、血、热、痰、湿、风、燥、疮、毒、妇人、小儿12门，这种按病因病机对药物进行的分类为检索提供了方便，取得了药物分类的新进展。明末《药品化义》按药物的临床应用分为气、血、肝、心、脾、肺、肾、痰、火、燥、风、湿、寒等13类。《本草纲目》在其"发明"项中，进一步阐明药理、作用特点和应用要点，成为以后各种本草文献总结功能效用的典范。《本草纲目》在阐释"十剂"、丰富升降浮沉和归经引经的理论、辨析药性疑误、补正药物气味、阐明药物功效等各方面均有创新。此外，缪希雍《本草经疏》对药物功效和药性理论的阐发，张景岳《景岳全书·本草正》对辨证用药的论述，《药品化义》辨药八法对药学理论的探讨等，均各有特色。

三、制药技术与发明

明代中药炮制的理论渐趋成熟，各药的炮制已诸法齐备。陈嘉谟《本草蒙筌》可称为是历史上第一次系统总结炮制理论和方法的著作，他指出炮制的方法及炮制意义专论，时至今日仍有重要价值。《本草纲目》"修治"一项几乎尽收前人炮制经验，并有大量当时盛行的炮制方法和新的经验。1612年罗周彦《医宗粹言》的"制法备录"首次归纳"炮制十七法"。

明代的制剂理论和技术水平集中反映在《本草纲目》中，李时珍对制剂工具、汤剂、酒剂、丸剂、膏剂、用水用火及古今度量考证等方面，结合新的经验做出理论性阐述，且充实了大量的新鲜内容。明代在制药上有很多新的发明，如"百药煎"——没食子酸的制备、乌头碱的提取及用砷、汞剂治梅毒等三项。《本草蒙筌》中没食子酸的制备较之瑞典的药学家舍勒制备法早200多年；明末《白猿经》中从草乌提取生物碱——乌头碱，比欧洲人从鸦片中提取第一生物碱——吗啡早100多年；我国用砷汞剂治疗梅毒开创了世界上用化学制剂治疗梅毒的先河。

第七节　清　代
（传统药物学普及应用阶段）

清代研究本草的专家众多，出现了 400 多种本草著作，但其中内容多有雷同。这一时期对药物品种、炮制、制剂等方面的研究十分薄弱，对单味药的论述，大多择其部分内容一再发挥，导致药物学发展不平衡。清代的药学理论发展主要体现在对气味、升降沉浮、归经及药物功能的分类与阐释上有创新与突破。

一、药性理论

清代有学者认为，"四气"仅是药物功能的一种抽象概括，取用药物既要深明药性寒热，又要洞晓具体功能，并且还应努力揭示药物性同而效殊的内在机理。如徐大椿《药石性同用异论》指出，"同一热药，而附子之热，与干姜之热，迥乎不同……古人用药之法，并不专取其寒热温凉补泻之性"。对于具体药物的药性，清代本草大多注意联系药物的功用来评定前人的分歧与是非。如《重庆堂随笔》根据丹参清血中之火，以血热而滞者宜之，故断其为寒性。又如冰片，汪绂、缪希雍等人以其为香气之甚者，其性必温热，而《医林纂要》指出其主散郁火，能治喉痹、舌胀、牙痛等证，论定其为阴寒之物。

清代对五味理论更为关注，并有新的认识。如五味中的辛味，在清代医家的论述中，除用以表示芳香辛辣，能解表、疏风、行气、活血外，还用以表示有通滞、横行、开窍、化湿、散寒、祛风湿、止痛、润燥、散结、燥而升、入脾、走气，以及"毒者必辛"等药物作用、性质或特征。其他诸味，也有相似的情况。

关于升降浮沉的理论，清代开始淡化哲学色彩，比较注重实用性，并且与功能紧密结合，不再每药必论；同时，强调药物作用的趋向必须以具体功能为依据，不能离开具体功能而抽象存在。归经理论也出现了明显变化，开始以脏腑表示药物的归经，定位比较明显，归经理论也与药物的功能紧密结合。

二、药物功能

清代在系统总结药物功能的基础上，功能层次逐渐分化，如黄宫绣的《本草求真》在"脏腑病证主药"中，将治心的功能分为补心气、补心血、泻心热、镇心怯等 16 类。此外，对药物的功能分类也更加细化，《本草求真》按功能将药物分为 31 类。一些医家在论述药理时，每从药物的形、色、气、味、体质等入手，认定这些外观特征与内在的药性、药效之间存在必然联系，如云"皮以治皮，节以治骨，核以治丸，子能明目，藤蔓者治筋骨，血肉者补血肉，各从其类也……凡物感阴阳之气而生，各有清浊升降之质性者也"（《侣山堂类辨·药物形名论》）。

三、用药禁忌

清代本草强调禁忌为论药的必备项目，《本草备药》指出，"药有气味形色，经络

（归经），主治功用，禁忌数端"。即将禁忌项与药性、功能等并列，且在各药下"并加详注"。清代后期，出现了以讨论禁忌为主要内容的专题本草。如凌奂的《本草害利》，选录常用之药，先陈其害，后述其利。

第八节   民国至今
（传统药物学现代研究阶段）

民国的药物学在传统理论的基础上，进一步加强了对药物功效的认识，功效专项确立，功效分类更为进步，加之药物剂量的标定等，使得药物学内容更为丰富。由于现代药学的发展，中西医药的汇通和药物现代研究，又促进了传统药物学的新发展。

一、中药功效与分类

1921 年谢观编著《中国医学大辞典》对药物采用了"首述形态，次述性质，再述功用（功能），其专长、喜恶及制法、用法则以杂论括之"的撰写顺序。以后张恭文《中医药物学》、王耀堂《药物学》等于每药之下都列功用项。药物分类在清代医家的基础上也取得很大发展，如秦伯未《药物学讲义》将药物分发散药、利尿药、泻下药、涌吐药、补益药、收敛药、化痰药、驱虫药、理气药、理血药、温热药、寒凉药等 12类。其中发散药义分发散风寒、发散风热、发散风温、发散寒湿药 4 类；泻下药又分泻下热积、泻下寒积、泻下水饮 3 类；寒凉药分清热燥湿、清热解毒、清热凉血药 4 类。药物分类合理，分类方法更加切合临床。

二、药物剂量的标定

古代本草一般不载药物用量，只是在方剂中标点。丁福保云："我国本草各书皆不载明用量，学者揣摩比拟，弊端百出，实为大缺点。"民国时的药学文献开始记载药物剂量，一般以近人应用习惯及经验（《中国药学大辞典》）为准，皆是从长期临床实践中反复验证而确认的。药物剂量的标定，对确保药物的疗效及用药安全具有十分重要的意义。

三、中药现代研究

民国期间一些科研机构开始用现代手段研究中药，其目的是为了寻找新药，代替"洋药"或者是为了证实中药的功效。

1. 生药学研究   民国开展生药学研究者以赵燏黄为代表，赵氏云："药材科学研究鉴定为至难之第一问题……药材之基本始立，进而从事药物化学及药理学之研究……则错误自少。"强调了药材鉴定研究的重要性。他在《中国新本草图志》第一、第二集（1931 年、1932 年）中，详述甘草、黄芪和人参的科属品种，进行生药学研究；在《祁州药志》（1936 年）中专述祁州所产的菊科与川续断科药物 50 余种，鉴定其植物来源，描述植物和生药形态；在《华北药材之初步观察》（1936 年）中就华北一带之中药材 800 余种的科属鉴定和同类植物作了比较考证。

为了促进生药研究，民国时期各地还创建了药物种植场。如江苏省立医政学院附设药物试植场，栽培药用植物 300 余种；广西省立医药研究所附设实用药物种植场，种植 100 余种药用植物，供研究所用。

2. 化学成分及药理学研究 民国初期，陈克恢开始对麻黄进行药理实验，成功地分离出麻黄碱，先后发表论文 20 余篇，并于 1924 年撰成《麻黄有效成分麻黄碱的作用》一书。陈克恢及其同道从麻黄中提纯出 10 余种不同性状的右旋、右旋甲基、正右旋异、正右旋甲基异麻黄素，左旋、左旋正、左旋异、正左旋甲基麻黄素及甲基苯氨、假麻黄素等，对麻黄平喘发汗利尿等作用做出科学的论证。此外，赵承嘏、张昌绍、刘绍光、经利彬、朱任宏等学者先后对闹羊花、延胡索、乌头、当归、川芎、益母草、红花、细辛、黄芩、远志、香附子、党参、常山、柴胡、苍术、薄荷、使君子、鸦胆子、防己等 100 多种中药进行了不同程度的化学成分与药理作用研究。

新中国成立之后，大量的本草文献被整理与刊行，政府及科研院所采取了多种方法开展中药的研究，如药材资源普查、现代开发利用、药物的系统整理及加强质量管理等。

四、资源调查和引种

新中国成立以来，政府先后多次组织了科研、教学、生产经营方面的专业人员，对国内中草药资源进行了大规模调查。自 1959 年开始至今，国家共进行了四次大规模的中药资源普查工作。第一次是在 20 世纪 50 年代初，1959—1961 年出版了《中药志》四卷本，收载常用中药 500 多种，成为新中国成立后我国首部有关中药资源的专门学术专著。第二次是在 20 世纪 70 年代，结合了中草药的群众运动，将各地的中草药作了调查整理，代表著作为《全国中草药汇编》（上、下册）。第三次是在 20 世纪 80 年代，调查的结果表明我国中药资源已达 12807 种。第三次中药资源普查对 361 种中药材的蕴藏量进行了估算，分析了 361 种中药材的历史、药材分布和收购销售情况，并初步编订了中国药材区划，收集了民间验方。相关资料在原中国药材公司的主持下，经过 4 年的整理，完成了《中国中药资源》等 6 部专著，使我国中药资源普查成果系统化，并成为宝贵的基础资料。第四次普查 2009 年启动，于 2011 年通过中医药公共卫生专项和行业科研专项，在中西部 22 个省份的 655 个县组织开展全国中药资源普查试点工作。

为了保护和扩大药物资源，还进行了野生变家种及道地药材、名贵药材、稀有药材的异地引种栽培研究，西洋参、天麻等便是成功的例证。20 世纪 70 年代后，先后从国外引进 30 多种南药如豆蔻、丁香、南玉桂、天仙子、马钱子、千年健、西红花、西洋参、古柯、大枫子、檀香等。

五、药材考证与鉴定

60 多年来，生药学家对数百种药物如威灵仙、细辛、防风、十大功劳、白头翁等的品种的源流进行考证，澄清市场混乱现象，为《中华人民共和国药典》确定正品提供依据。

药材的鉴定方面，由于现代动、植物及矿物分类学的进展，特别是引入了植物化学、分子生物学及细胞染色体计数、核型分析等技术，为中药基原的鉴定提供了更多的科学依据而取得了相应进展。显微鉴定也有较快发展，如透射电镜、扫描电镜、X射线能谱分析等已广泛用于中药材鉴定。由于理化鉴定方法有了突破性的发展，使中药的有效成分或特征成分从定性鉴别发展到定量评价，应用较多的有红外光谱、紫外光谱、比色、气相色谱、薄层色谱和薄层光密度法、气质联仪、高效液相色谱、电泳、原子吸收和微量元素分析等方法。利用以上先进的鉴别技术，完成了数百种常用药材的品种整理和质量研究工作。

六、化学成分与药理作用

20世纪50年代以来，我国学者已对数百种中药进行了化学成分研究，其中研究较深入、较系统的有贝母、黄连、槐花、丹参、天麻、葛根、川芎、当归、人参、五味子、党参、青黛、喜树、青蒿等。随着各种新技术、新仪器的应用，中药化学成分的分离和结构测定已日趋简便、微量、快速、自动化，能分离出含量极少、成分相近的化合物，如三杉酯碱、长春新碱、美登木碱，其中美登木碱在云南美登木、广西美登木中含量仅千万分之二。

目前，对临床常用中药人参、黄芪、甘草、乌头、附子、大黄、黄连、延胡索、川芎、当归、丹参、益母草、雷公藤等均做了较为系统的药理研究工作，在强心、降压、调节心血管、镇痛、消炎、免疫、利尿、抗肿瘤、抗微生物和寄生虫等方面取得了巨大成就。

中药化学成分是治疗疾病的物质基础，通过对有效成分的药理研究，更加深入而准确地了解中药的作用机理。如从中药青蒿中分离获得抗疟的有效成分青蒿素，其抗疟疾疗效是抗疟药物研究史上继喹啉类药物后的一个重大突破，它对于抗氯喹疟疾、凶险型恶性疟疾和脑型疟疾的疗效达到国际先进水平，现已为世界卫生组织所肯定。其他活性较强、化学结构已清楚的中药有效成分还有川芎嗪、粉防己碱、四氢帕马汀、丹参素、阿魏酸、葛根素、靛玉红、美登素、喜树碱、斑蝥素、黄芩苷、麝香酮、水飞蓟素、鹤草酚、穿心莲内酯等，都作了较为深入的药理研究。

七、炮制与剂型

全国各地在整理炮制经验的基础上，制定和出版了各地炮制的规范。《中华人民共和国药典》也设置了中药炮制专项。1983年卫生部组织编写了《全国中药炮制规范》，由药政管理局主编，1988年人民卫生出版社出版；同时，还对酒制法、醋制法、蜜制法、炭药及干馏品的炮制沿革进行了深入探讨。单味药物炮制沿革的研究更是为数众多。实验研究方面，结合化学、药理、临床反应等，对常用药物及不同炮制方法和炮制工艺进行了大量研究。研究较深入的有大黄、黄芩、半夏、远志、槐花、甘遂、人参、甘草、何首乌等。

1987 年，卫生部、国家中医药管理局印发《关于加强中药剂型研制工作的意见》，明确了中药剂型研制工作的指导思想，加强传统中药剂型的继承、发扬，中药新剂型的开发，以及剂型研制基地和专业技术队伍的建设。目前口服安瓿剂、冲剂、浓缩丸、滴丸、胶囊剂、微型胶囊剂、乳剂、袋泡剂、软膏、橡皮膏等已广泛应用，控释、定向中药新剂型的研究和应用也取得了较大进展。新设备、新技术、新工艺在中药制剂中的应用，为中成药生产和科研开创了新局面。

第九节　近现代著名本草学家

一、赵燏黄（1883—1960）

赵燏黄，江苏武进人，1905 年留学日本，回国后致力于发展我国生药学学科。1933 年，赵氏与徐伯鋆教授在《生药学讲义》的基础上编著出版《现代本草生药学》。该书是我国第一部生药学教科书，曾是我国药学院校生药学的主要教材和参考书。除在本草考证方面成果蜚然之外，赵氏对本草文献研究的造诣也很深。其《本草新诠》（1988 年出版）从 20 世纪 40 年代就开始撰写，初名《国药与本草之检讨》。原计划分总论和各论两部分，总论系统介绍中国历代本草，按编年方式，根据本草史的发展过程，分为原始本草、上古本草、中古本草和近古本草四个部分，介绍历代重要本草 78 部，每一本本草仿《四库全书总目提要》之例，概括其内容提要、优点、特点和不足之处，以及存佚和版本考略。还对历代重要本草的序言部分逐句进行注释，或择其难解者，附加浅注。重要的本草和序例有的还加以校勘，本草药名之可证明者，增加其原植物或原动物拉丁名称，以符新诠之意。附有重要本草的作者传记或事略。书后并附历代艺文志中本草、医经、经方等书目。全书 38 万余字，是研习本草的入门书。50 年代初赵氏以《本草新诠》初稿为素材，编写《本草学讲义》，在北京医学院药学系开设了本草学课程。《本草新诠》介于本草史与本草书目之间，可惜赵氏未及完稿，于 1960 年不幸逝世。直到逝世 28 年后该书才由章国镇、周超凡等整理出版。其书成于 50 年代，因此无法反映此后本草文献研究的一些新成果。与此书几乎同时出版的《历代中药文献精华》则较好地总结了 80 年代末以前的本草文献研究新进展。

二、黄胜白（1889—1982）

黄胜白，中国药物学家，原名鸣鹊，江苏扬州人，毕业于上海同济大学医科，先后任教于南通医学院、上海同济大学、圣约翰大学等，1919 年创办上海同德医学院，新中国成立后，历任华东卫生部医教处副处长、华东医务生活社社长、中华医学会副秘书长、江苏省植物研究所研究员。黄胜白对药物学和《本草纲目》深有研究，考订了《本草纲目》版本中的错误，著有《本草纲目译名考订》《家医》及《本草学》等。其主编的《本草学》除按时代先后次第介绍我国主要本草著作之外，还在书中最后一部分介绍了"中药材本草学考证选例"，列举了 63 例中药材的本草考证，图文并茂。文后附有"中国本草药物化学发展史略"等文。该书既展示了本草文献学史，又是本草考证的专门著作，对于从事中药品种考证者，是一部值得参考的优秀著作。

三、尚志钧（1918—2008）

尚志钧，安徽全椒人，在本草著作的辑校上颇有建树，成绩突出。尚志钧从1947年便开始了《新修本草》的辑校工作，几经反复推敲，终于在1958完成初稿，后又经陈邦贤、范行准、赵燏黄诸先生的审阅与指导，于1962年以油印本成书并传播，1982年安徽科学技术出版社正式出版。尚先生从1962年起，着手整理《肘后方》，并于1966年基本完成。其一生来共辑复亡佚本草文献著作20余部，包括《新修本草》《补辑肘后方》《吴氏本草经》《名医别录》《雷公炮炙论》《本草经集注》《雷公药对》《药性论》《食疗本草》《本草拾遗》《四声本草》《海药本草》《食性本草》《蜀本草》《日华子本草》《开宝本草》《嘉祐本草》《本草图经》等，尽最大力量保障了汉唐而下及至宋明时期几乎所有主流本草的文献传承。其间还与林干良、郑金生合撰《历代中药文献精华》（1989出版）。该书正文分三编，上编《本草概要》，以本草发展史为主，按时代介绍各历史时期本草文献发展的特点和成就。中编《本草要籍》，亦按时代为序，重点介绍了清代及其以前重要本草著作77种（附述14种），各书之下设有命名、作者、成书、分类药数、体例及内容特色、药图、流传版本及主要馆藏等项。下编《本草大系》，按时代罗列历代本草（存或佚）近千种，简述其卷次、朝代作者、成书年、内容、存佚及主要藏馆等。此书将古本草书目集于一处，书后有作者及书名索引，甚便检索。该书作者均为中药学及本草文献专家，书中所列诸多现存本草绝大多数经目历亲见，且恰到好处地点明各本草书的价值和作用。因此，该书既是本草目录书，又发挥了古本草导读的作用。该书在成书后的20余年中发挥了实用本草目录书的作用。然因本草学术研究进展迅速，时至今日其中某些内容亟待更新。

四、那琦（1919—2003）

那琦，生于1919年10月27日，卒于2003年10月7日。字伦泰，号讷厂，辽北省开原县（今辽宁开原市）人，锡伯族，姓纳喇氏，民初改汉姓那。1941年12月那琦于满洲医科大学（后更名为国立沈阳医学院）药学专门部毕业，回聘母校任药学系生药学科助教、讲师，习本草学于业师东亚医学研究所东丈夫、冈西为人教授，另私淑北京大学药学系本草学大师赵燏黄，或鱼雁往返，或当面请教，术业渐丰。1948年那琦迁台湾，始任台湾卫生试验所技正，1964年负笈东瀛，受日本国立京都大学木村康一诸先辈指导，荣获药学博士，1974年受聘台湾中国医药学院筹建中国药学研究所，任首届所长，续任教授，其后历任台北医学院药学系生药学教授，日本京都大学药学博士，台湾中医药学会常务理事，台北市药师公会常务理监事等职，至1995年荣退。

那琦教授长期致力于本草学、生药学的研究与教学活动，一方面，将本草学纳入大学课程，继则深化传承传统药学，规划中国药学研究方向，定调药材各论，以本草、生药、药用植物、植物化学、药用动物、药理、药局学等分组，条举分工研究体系，奠定中药团队合作模式；另一方面，大力提倡推广药政管理，力陈药学无中西药师之别，中药西药在根本研究方法上同出一辙，倡导医药分业。

那琦著有《本草学》（1982 年出版）、《药学导论》《生药学总论》《中国药学史提要》等及生药学方面论文 100 余篇，药学弟子甚众。弟子谢文泉等继承其本草学衣钵。德国弟子文树德（Paul U. Unschuld）亦由其引进中医药研究之门，且著有英文《本草学》专著。

五、吴贻谷（1922—2014）

吴贻谷，江苏东台人，主持编撰了 20 世纪 80 年代前本草学著作篇幅最大的一部巨著《中药大辞典》（1977 年出版）。全书共 1000 万字，选收中药 5757 味，绘制插图 4500 幅以上，其中包括植物药 4773 味，动物药 740 味，矿物药 82 味，以及传统作为单味药使用的加工制成品等 172 味。该书既广收古代医药资料，又博采现代中外文献，资料取舍精当，编纂体例严密，检索全面便捷，在国内外产生了重大影响，受到读者的广泛好评。《中药大辞典》起步于 1958 年冬季，至 1966 年完成初稿，1972 年至 1976 年修订，1977 年出版。此项工作难度极大，从起步到完工历时近 20 年，实际编写时间亦有 13 年之久，是一部基本反映了 1949 年新中国成立以来中药科研成果的图文并茂的巨著，填补了我国现代中药大型工具书的空白。1978 年《中药大辞典》获全国科学大会科技成果奖。因为《中药大辞典》实际应用价值较高，初版第一次印刷 12 万套，尚供不应求，此书已先后重印 14 次，发行 130 余万册，并被翻译成日文、韩文，行销海外。伴随着本草学术研究的迅速发展，《中药大辞典》第二版于 2006 年出版，计 1400 万字，共收载药物 6008 味，增补了初版后近 30 年来有关栽培（饲养）技术、药材鉴定、化学成分、药理作用、炮制、现代临床研究等方面的中药研究成果。

六、谢宗万（1924—2004）

谢宗万，江苏江都市人，汉族，1950 年毕业于中国药科大学生药学专业，后为中国中医研究院（现为中国中医科学院）中药研究所资深研究员，曾兼任国务院学位委员会学科（药学）评议组成员、国家药典委员会委员、药品审评委员会委员、北京中医药大学客座教授、《中华本草》编委会副总编兼品种专业编委会主任委员、《中国本草全书》学术委员会委员、《中国药学年鉴》编委及 8 种杂志编委，又为全国首批著名 500 名老中医药专家学术经验继承工作导师之一。

半个世纪以来，他把传统的本草与现代药用植物分类学和生药学三者融为一体，编撰而成的《中药材品种论述》具有独特的学术风格，是我国历史上第一部集中论述中药材复杂（混乱）品种的专著，1978 年荣获全国医药卫生科学大会科研成果奖。20 世纪 70 年代，由他主编的《全国中草药汇编》（上、下册），是新中国成立以来出版的第一部中草药巨著，1978 年获全国科学大会奖。他是我国中药品种理论的创始人，发表的《中药品种理论研究》1992 年获国家中医药管理局中医药科技进步一等奖和 1994 年在美国召开的首届世界传统医学大会颁发的"功勋金奖"。

他潜心研究，正本清源，把数十年来对全国中药品种进行调查、研究所获得的经验、心得加以总结，高度科学概括，使之上升为中药品种系统理论（22 论），并写成专著 2 册出版，填补了原有中药理论在品种领域内的空白，为创新和发展中药理论做出了重大贡献，在学术上达到了国内外领先水平。这一科研成果已被全国高等院校教材《中药鉴定学》、第二军医大学《生药学》和中药巨著《中华本草》、《中西医结合医学》（第四卷）和《中国获奖名医论文宝典》等收载，又被全国中医药杂志有关论文部分多次引用，并应邀到日、韩等国讲学，对加强临床安全用药、促进生药学科国际合作与发展具有深远影响。

此外，他还主编《Medicinal Plants in China》、《全国中草药名鉴》（1000 万字，获部级奖）、《本草纲目药物彩色图鉴》、《天宝本草新编》等。

他独著、主编或合著 23 部专著，发表学术论文 230 余篇，获世界科学奖 2 项，国家级奖 3 项，部级奖 10 余项，培养研究生 5 名，带徒 1 名。1989 年世界文化理事会授予他阿伯特·爱因斯坦世界科学奖奖状，1991 年起享有突出贡献专家的政府特殊津贴，1997 年获中国科学技术协会授予的"全国优秀科技工作者"的荣誉称号。

谢宗万研究员在药学事业研究中最突出的贡献，是成为我国中药品种理论的创始人，填补了原有中药理论在品种领域内的空白。

七、马继兴（1925— ）

马继兴，山东济南人，长期致力于中医药文献研究工作，编撰的《中医文献学》（1990 年出版）是我国第一部中医文献学专著，奠定了中医文献学科的学术，创建了中医文献学科。马先生在针灸的起源及发展历史，出土医药文献马王堆医学帛书与敦煌医药文献研究等方面取得了令人瞩目的研究成果，著有《针灸学通史》《敦煌古医籍考释》《敦煌医药文献辑校》《马王堆古医考释》等。本草文献也是马先生擅长的学术领域之一，1983 年曾主持卫生部重点古医籍《神农本草经》的辑注工作，经过十几年的考校整理，《神农本草经辑注》一书于 1995 年杀青付梓，1996 年初由人民卫生出版社出版。自《吴普本草》以下，凡收录《神农本草经》的历代本草著作，以及《神农本草经》的历代辑本，马先生均一一考察，在前人的基础上探索解决为数不少的疑难问题。该书既尊重史实，又不泥滞于古人，并有所借鉴，有所突破，最大限度还《神农本草经》之原貌。

八、宋立人（1925— ）

宋立人，江苏苏州人，主持编撰了反映 20 世纪中药学科发展水平的综合性本草著作《中华本草》（1999 年出版）。全书共 34 卷，前 30 卷为传统中药，包括总论 1 卷，药物各论 26 卷，附编 1 卷，索引 2 卷，共计载药 8980 味，插图 8542 幅；后 4 卷为民族药专卷，藏药、蒙药、维药、傣药各 1 卷。前 30 卷篇幅 2808.8 万字，引用古今文献 1

万余种，内容涉及中药品种、栽培、药材、化学、药理、炮制、制剂、临床应用等中医药学科的各个方面。总论分 14 个专题，系统论述了中药学各分支学科的主要学术内容。各论药物分矿物药、植物药、动物药三大类别，矿物药按阳离子分类，植物药、动物药按自然属性分类；药物分列正名、异名、释名、品种考证、来源、原植（动、矿）物、栽培（养殖）要点、采收加工（制法）、药材及产销、药材鉴别、化学成分、药理、炮制、药性、功能与主治、应用与配伍、用法用量、使用注意、附方、制剂、现代临床研究、药论、集解 23 个项目依次阐述，资料不全者从略。本书内容之丰富，体例之严密，篇幅之浩瀚，以及引用文献之广博，均远远超过了迄今任何一部本草著作。该书第一册首章即"本草发展史"，第九册第二十八卷附编中有"历代本草要籍解题""历代本草书目"。前者收古今本草著作 100 种，述其内容特色、版本及主要藏馆，间附序跋；后者按时代（从秦汉至民国时期）罗列所出本草书名（1600 余种）及作者，并注明存佚。本草书中附本草书目，是古代本草的优良传统。然因该书部头庞大，故其所载本草书目很难为广大读者所用。

下篇 本草学应用

第四章 本草学在中药资源、生药学方面的应用

第一节 本草考证在澄清品种混乱中的作用

中药材品种的本草考证研究在当代的本草学研究中占有极大的比重，同时也因为该项研究内容对于此前几十年里中医药学的发展起到了很大的推动作用，以至于提起本草学很多中医药业内人士只知中药品种的本草考证，而不知还有其他内容。

从 20 世纪初到新中国成立后的若干年里，中药材品种的混乱现象是相当严重的，其根本原因是中药从业人员不懂植物学及现代植物分类方法，而精通植物学或植物分类学的专家又不懂中药。是我国本草生药学先驱们开创了本草学与现代植物分类学有机结合的研究方法，搞清了当时常用中药材的基原，为中药的科学研究打下了坚实的基础。

通过考证从而确定历代本草中所收中药材的原植（动）物品种，不但对如实反映用药的历史事实，研究不同历史时期药物品种的变迁情况有所帮助，而且特别对正确地继承古人药物生产和临床用药经验有现实意义和作用。此部分内容在第一章的第四节"本草学在现代中药研究中的作用"中已有论述，在此不作赘述。

第二节 中药材品种理论

理论是在广泛实践中经过思维的作用，运用科学抽象的方法，引出事物固有的最本质的特点并加以概括而形成的一种科学概念。因此，理论是客观规律的反应，它必然服务于实践，同时又为指导实践与预见未来发挥作用。为此，在当前强调科学技术进步对生产力起重要作用的时代，更不能忽视理论对科技事业发展的指导意义。

中医药学之所以能在世界传统医药学中独树一帜，关键就在于它具有独特的理论体系和丰富的实践经验，因而也就形成了我国独有的中医药特色。

在中医药领域中如果提起理论问题，人们首先会想到是中医传统理论及四气五味、升降沉浮等中药药性理论。而在中药材品种方面人们只能想到是先人对药材的传统经验鉴别的传承，但在两千多年的传承过程中，很多品种消失了，又有很多品种兴起了，有些药材人们只知其名而不知其为何物。在这传承与演变的过程中必然会存在着规律性的东西，值得有识者去探讨，去总结。

由于我国幅员辽阔，各地用药习惯差异很大，加之中药品种繁多，使得从古至今都存在着中药品种混乱的现象及药材质量下降和部分品种药源短缺的严重问题，这直接涉及临床方药的应用与疗效的好坏，生命的安全。如何从理论的高度来研究、探讨解决这些问题的途径，不仅是学术发展的需要，而且也是生产与临床的需要，能起到"掘井及泉"的深远作用。

著名本草生药学家谢宗万先生自 20 世纪 80 年代开始，凭借着自己 40 多年澄清中药材品种混乱、中药品种本草考证的扎实与丰富的实践经验，潜心钻研中药材品种的历史发展规律、本质特征、发生变化的内在因素，以及影响这种变化的社会、人文历史、环境等方面的影响，先后总结成为 10 条、22 条及 30 条理论性创见，曾获 1992 年度国家中医药管理局科技进步一等奖。

一、中药材品种理论核心内容介绍

（一）药材品种延续论

中药品种代代相传而不衰，就是中药品种的延续。其关键所在是由于它具有确切的疗效。例如人参、当归、黄芪、知母、栀子、牡丹皮等常用中药，从汉代就沿用至今，已有两千余年的药用历史，品种未变，无疑这是中药品种的延续。但后世晚出的品种如三七、党参、银柴胡等药用历史虽较短，仅有 400 余年或仅 100 余年，然而它们都有一个共同的特点，那就是从开始作为药物应用的时期起，直至现代一直沿用，从不间断，且其应用的范围，一般来说，都比以前有所发展。至于早期本草所载的某些品种，由于疗效欠佳，其后则被逐渐淘汰，不为后人所用（如本草中"有名未用"的药物），甚至失传，不为人知，因而不能被延续使用者，则不属此范围。

长期以来，在整个中药继承与发展的事业中，药材品种的延续起到了绝对主导作用。

（二）药材品种变异论（药材品种变迁论）

明代医药学家李时珍所谓"古今药物兴废不同"，实际上是说古今所用的药物品种是有变化的。亦即所用同一药物的品种，可以随着时代的不同而有所变迁。所以药材品种变异论，亦称药材品种变迁论。发生这些变化的情况，主要表现为：

1. 时代变迁，品种变异　如唐·苏敬《新修本草》以前的本草中和明·李时珍

《本草纲目》中收载的通草是木通科木通 *Akebia quinata*（Thunb.）Decne.，与现代五加科通草 *Tetrapanax papyriferus*（Hook.）K. Koch 不同。

2. **地区习用，异物同名** 如不同的地区将菊科的草本植物兰草和唇形科植物毛叶地瓜儿苗同作泽兰使用。

3. **就地取材，貌似实异** 如各地以当地所产的土元胡做中药延胡索 corydalis rhizoma 使用。

4. **弄虚作假，以伪乱真** 如天麻以马铃薯、紫茉莉、大丽菊根、菊芋、芭蕉芋、天花粉、慈菇等作伪，只求己利，不惜人害。

品种变迁有时也有变好的一面，如巴戟天、广防己、酸橙枳壳、新疆紫草等新兴品种的形成，是不可忽视的。

品种变迁，时而变坏，也时而变好，说明变迁有双向性。好的变化终究会得到承认，坏的变异，最终会被当作混乱品种来处理。

系统分析和掌握中药品种在历代本草中变迁与发展的规律，有利于对中药药用历史渊源进行全面正确地了解，防止在品种问题上做片面的论断。

研究药材品种变异之所以有其重要性，还在于整个中药品种的发展史处于药材品种的延续和变异二者相互交织之中。

（三）药材新兴品种优选论

新兴品种的含义是凡一种药材，在前代本草中没有记载过，而是后来兴起，与某种传统中药的正品在药名上有一定的联系，在生物来源上有一定的亲缘关系，也可能截然不同，但在药材质量或功能、主治方面，一般认为与之基本等同或较之更优者，即称之为"新兴品种"。这个"兴"字有兴起、勃兴和代表正确，具有新生活力的意思。概括言之，"新兴品种"即新兴优质药材品种的简称，是正品中新药的泉源。例如中药紫草，传统正品为紫草科紫草属植物紫草 *Lithospermum erythrorrhizon* Sieb. et Zucc. 的根，而近代则在新疆地区发现同科软紫草属植物新疆紫草（软紫草）*Arnebia euchroma*（Royle）Johnst 的根，其质量较传统正品紫草更优，《中华人民共和国药典》已将其收载，行销全国。此新疆紫草就属于"新兴品种"的范围。属于此种情况的还有伞形科阿魏属植物新疆阿魏 *Ferula sinkiangensis* K. M. Shen，其茎中分泌的油胶树脂为中药阿魏的"新兴品种"。这一"新兴品种"的发现，减少了药材经营部门对阿魏的大量进口，从而为国家节约了不少的外汇。

在古代历史上也不断呈现"新兴品种"，如宋代有枳壳、枳实 *Citrus aurantium* L.，连翘 *Forsythia suspensa*（Thunb.）Vahl.，宁夏枸杞 *Lycium barbarum* L.，晚近呈现的新兴品种有广防己 *Aristolochia fangchi* Y. C. Wu ex L. D. Chou et S. M. Hwang，巴戟天 *Morinda officinalis* How 等。它们之所以在不同时代形成有关中药的"新兴品种"，主要是在药材质量上和功能、主治上优于原有品种，并得到公认的结果。因此，"新兴品种"是继传统药材正品之后，通过较长时间临床实践的考验，在该药材多来源品种包括异物同名品中择优选拔出来的一种优质品种，或通过现代科学研究从其近缘品种中新开发出来的又一优质品种。

药材"新兴品种"在今后的科研工作中和临床应用中还会继续不断地涌现。

（四）药材基原（品种）的单一性与有限多原论

中药材基原在《中华人民共和国药典》中就有一原、二原、三原和多原之别。一原者即单一性种类，数目最多，此处将二原以上（含三原）者统统归隶于中药材基原的有限多原性。中药材基原的多原性自古有之。《新修本草》注云："蓝实有三种。"《本草拾遗》云："三棱总有三四种。"《图经本草》《证类本草》一药数图者甚多，柴胡有5图，黄精有10图。

多原性药材的主要特点之一，是一味药品种之间，功能、主治极为相似，保证临床应用安全有效，客观标准是药材质量符合规定要求。例如，秦皮必须是木犀科梣属中树皮水浸液具有荧光现象者，凡无荧光现象者就一律不得作秦皮使用。黄精则甜的可用，苦的不可用。柴胡属的大叶柴胡有毒，不可用。钩藤在生物碱含量方面有规定，含量高的品种为合格，低者不得使用。诸如此类，对有关品种作出限制性的规定，是符合用药"安全有效"原则的，这就是在多原性品种之前加"有限"二字的深切含义和宗旨。

有限多原性药材的形成：①相近的植（动）物亲缘关系；②合格的形、色、气、味；③相同的较高含量的有效成分；④极为相似的中药疗效。

在中药系统研究的过程中，原先为单一品种的药材，有可能增添一些近缘品种，形成有限多原性药材，但也有可能从原来的有限多原性品种中发现新成分、新疗效，转而分化出少数品种来，使之摆脱原药名而另立新品，另起新名。这就是有限多原性品种转而分化出新的单一性品种的可能性，对中药的研究与发展也是一种新的贡献。

（五）解决中药品种"异物同名"问题的关键在于"统一药名"论

所谓"异物同名"就是药物来源不同，成分、疗效各异，但在不同地区却同叫一个药名并当一种中药使用者。例如丽江山慈菇 *Iphigenia indica* Kunth et Benth. 的鳞茎，在云南有混称为土贝母的，曾冒名贝母或土贝母使用。华东地区曾发现以萱草属植物的根冒名藁本顶替藜芦使用，而使患者发生中毒与失明事故。这些都是由于"异物同名"所造成的。所以中药的"异物同名"是构成中药混乱品种的重要因素之一。

李时珍在《本草纲目》序例中专门设有"药名同异"一节，列举了很多实例。可见"异物同名"问题自古有之，于今为烈，现在中药贯众、白头翁、厚朴、杜仲、紫花地丁、透骨草等异物同名品均各有数十种之多。问题的产生既然是出在药名的混乱上，则问题的解决，就应从药名的统一来着手考虑。所以"统一药名"的原则为"一物一名"，使其标准化。对此，谢宗万先生曾提出了"多原性药材取名的原则与方法刍议"，受到广大中药业同行的欢迎。在研究统一全国中草药名称的基础上，建议由国家中医药管理局主编出版《全国中草药正名名称》，并正式向全国颁布施行。

（六）优良品种遗传基因是形成"道地药材"的内在因素论

"道地药材"是具有中国特色的对特定产区的名优正品药材的一种特称。所谓正品，首先与生物"种"有直接关系。以大黄为例，驰名中外的西宁大黄和凉州大黄，都来自蓼科大黄属掌叶组的掌叶大黄和唐古特大黄，而西宁、凉州野生或栽培的非掌叶组的其他种大黄如河套大黄等，虽然也可以同样地生长在共同的生态环境中，但其质量远不如掌叶大黄与唐古特大黄好，也永远成不了大黄的"道地药材"。这就是"种"这个重要的内在因素起着决定性的作用。

药农栽培药材，为什么要花力气选育优良品种呢？兹以怀地黄为例说明之。地黄在河南焦作地区（旧怀庆府所辖诸市、县）曾培育过不少栽培品种，但以白状元、金状元、北京一号等品种为优。它们分别具有个头大、产量高、梓醇含量高、抗旱、抗涝和抵抗病虫害的能力强等优点。这些优点均有遗传给后代的特性。鉴于遗传基因能在生物体内控制有效成分的合成，所以有效成分含量高的优质品种，往往能长期保持其优越性，这就说明了药材质量也受遗传基因的影响。这一点对道地药材来说，无论如何是不可忽视的。为此，可以认为特定的生态环境条件和优良的栽培加工技术，对道地药材的形成虽然是重要的外在因素，但优良品种的遗传基因则是形成"道地药材"的内在因素，二者缺一不可。

（七）解决伪劣混乱品种问题的根本措施在于发展"道地药材"论

伪劣混乱品种问题发生的原因虽然多种多样，但主要根源在于药源不足，供求矛盾紧张，特别是稀有珍贵药材，尤其如此。为此，解决问题的根本措施在于发展道地药材。如三七 notoginseng radix et rhizoma 一度货源紧缺，使得商品中藏三七、藤三七、水三七、姜三七及伪品三七等层出不穷，但当后来正品三七发展多了，则次品、混杂品、异物同名品、伪品等也就逐渐销声匿迹了。这是由于发展道地药材的生产，则伪劣混乱品种就有被迫淘汰的趋势，这是商品竞争规律的必然结果。当然，这种发展生产必须强调的是有计划地按需要进行，绝不要无计划地超量生产。否则会造成药价大起大落和挫伤药农种药的积极性，不可不加以注意。

（八）品种相近，性效相似论

中药的品种，直接与药性和临床疗效有关。一般说来，品种相近的中药，特别是同科、同属，甚至是同组、同系的药用植物，其药性与疗效基本相似。以黄连为例，中药黄连虽有味连 Coptis chinensis Franch.、峨眉野连 C. omeiensis（Chen）C. Y. Cheng、二角叶黄连（雅连）C. deltoidea C. Y. Cheng et Hsiao、云连 C. teeta Wall. 之分，但它们均为毛茛科黄连属植物，甚至于日本产的日本黄连 C. japonica Makino，也都含有小檗碱（Berberine）、黄连碱（Coptisine）和甲基黄连碱（Worenine）。它们均性味苦寒，能清热燥湿，泻心火，解热毒，用于细菌性及阿米巴痢疾、急性胃肠炎、热性病高热、目赤肿痛、痈疖疮疡等。川黄柏 Phellodendron chinense Schneid. 与关黄柏 P. amurense Rupr. 其性效也相似。这种现象之所以产生，主要是受植物化学分类学关于"亲缘关系相近的植物类群，具有相似的化学成分"的这条自然规律的支配。也就是说，在植物系统发育中，亲缘关系相近的品种，其植物形态和药材性状往往多有相似之处，其所含性成分

（次生代谢产物）类型也基本相同或相似，惟其含量略有高低不同罢了。不但植物药是如此，动物药也是如此。这一理论之所以重要，就在于它能指导中药新品种、新原料和新资源的开发和利用。如寻找黄芩类新资源就必须在黄芩属黄芩亚属顶序黄芩组狭叶黄芩亚组的黄芩系及丽江黄芩系中的一些粗根类型的种类中去寻找，则事半而功倍。

（九）品种虽同，在一定条件下，性效可变论

每一种药材，均有其固有的药性与功效。只有当这个生物种在一定条件影响下，方能改变其原有的药效。能影响药材性效改变的条件有：①药用部分不同，性效不同，如麻黄茎发汗，根止汗。②采收季节不同，性效高低有别。如赤芍根，在北方四月末、五月初显蕾期芍药苷含量最多。③生态环境不同，特别是寄生植物，直接受寄主的影响，寄主不同，寄生的性效亦随之而变（如桑寄生与马桑寄生）。④加工炮制方法不同，可使性效发生质的变化，如生姜、干姜、炮姜、姜炭性效全不相同，乌头与附子的性效差别更大。⑤贮藏时间条件不同，药效有变，如陈皮不宜用新，贯众（粗茎鳞毛蕨）贮藏 1 年以上则失效。⑥剂型、服法不同，药效产生变化，如瓜蒂散用散剂方能起催吐作用，如改作汤剂则无效。此外，剂量的大小也能对疗效产生影响。由此可知，药物品种虽同，功效可变的情况相当复杂，但其中对提高疗效的因素或产生新的功效的因素应值得重视，并应不失时机地加以很好地利用，则不啻增加一批疗效好的新的中药品种。

（十）研究中药品种，立足本国，放眼世界论

研究中药品种的实际疗效，除重视国内的经验外，还要放眼世界。凡是好的东西，无论是中国的还是外国的，都应该拿来为我们所用，学术上要贯彻双百方针，避免门户之见。遇到不同观点时，要发扬科学态度，探讨其究竟，凡是正确的观点就坚持，不正确的观点就改正，这就是坚持真理，纠正错误。总的目的是使洋为中用，古为今用。例如关苍术 *Atractylodes japonica* Koidz. ex Kitam.，中国和日本、朝鲜均有分布和应用，在中国东北地区作苍术应用，而在日本、朝鲜则均作白术应用。日本文献已提出关苍术接近白术成分的科学依据，我们就应该从化学、药理与临床各方面进行全面研究，以利澄清与合理利用。

伞形科珊瑚菜 *Glehnia littoralis* Fr. Schmidt ex Miq. 的根，我国从清代起就作北沙参使用，但在日本称"滨防风"，长期在日本和朝鲜作防风的代用品使用。经考证我国古代本草，珊瑚菜可能为防风类石防风的一种。因此，珊瑚菜的实际功效是北沙参类还是防风类，值得进一步探讨与研究。

血竭又名麒麟竭，在 1500 年前就从国外进口入药，但国际市场上血竭的品种是多来源的，计有 4 科 17 种之多，其中以棕榈科和百合科植物为常见。近年来，我国云南、广西相继发现有以百合科剑叶龙血树 *Dracaena cochinchinensis*（Lour.）S. C. Chen 的含脂木材可提取树脂作血竭应用的苗头。经谢宗万先生考证，认为该种就是明·兰茂《滇南本草》中记载的麒麟竭，或称木血竭，可视为我国传统药用血竭品种之一，而且又与非洲、阿拉伯国家所用之龙血树血竭亲缘相近。鉴于血竭是进口药，国家每年要花很多外

汇，现在既已发现国内有血竭药用资源，而且证明在国内有传统应用的历史，这就更需要在放眼世界的同时加强立足本国，以期早日开发利用，为中医药事业服务。

总之，不立足本国，则基础不牢，不放眼世界，则眼界不宽。立足本国，放眼世界，目的一致，都是使之更好地在结合我国国情的基础上为我所用。

（十一）中药品种传统经验鉴别"辨状论质"论

"辨证论治"是中医理论结合实际治病原则的精髓，那么中药品种传统经验鉴别的精髓又是什么？那就是"辨状论质"，主要是根据药材的外观性状（形、色、气、味）所表现出来的特征来判断药材的真伪优劣，理由是由于生物种遗传上的原因，任何动、植物药种类都有特定的外观性状及某些特性，而外观性状又与药材的内在质量有密切的联系。例如野生人参比园参质量好，所含的人参皂苷含量高，为人所共知。经验鉴别形容野生人参"芦长、碗密、枣核艼、紧皮细纹、珍珠须"，仅仅用了14个汉字，就道出了它与栽培的园参的重要区别点。黄柏以色黄者为佳，颜色的深浅与小檗碱的含量多少密切相关等。因此，"辨状论质"具有简便、快速、节省费用和基本准确的优点，当然，全凭这一直观手段也有其局限性。必要时辅助以现代科学鉴定方法，可兼收相辅相成之效。

（十二）中药材"地区习惯用药"渐趋分化论

中药材的"地区习惯用药"，又称地区习用品种，是一个鱼龙混杂的大杂烩，因为它突出的是用药"习惯"，而不是药材的"本质"。"地区习惯用药"随品种性质的判明而渐趋分化：①向新兴品种和新品种方面分化；②未上地方药品标准的地区习用品，经过研究，凡够条件的，向收入地方标准方向分化；③不少品种在弄清本质以后，直接分化出来被列入混乱品种而淘汰。看待"地区习惯用药"的正确态度，应该是积极研究，促其分化，按其本质，分类处理。"地区习惯用药"有时也带来危害，那就是借"地区习惯"之名而将混乱品种保护起来，无形中成为混乱品种的防空洞和保护伞。为此，对"地区习惯用药"好坏的两个方面，均需有一个清醒的认识为好。

（十三）用药新陈、品种疗效攸关论

长期以来，中药材对用药新、陈各有法度，如梁·陶弘景云："橘皮疗气大胜……须陈久者良。"《本草纲目》序例云："土地所出，真伪陈新，并各有法。"序例中还引李杲之言曰："陶隐居本草言狼毒、枳实、橘皮、半夏、麻黄、吴茱萸皆须陈久者良（'六陈'），其余须精新也，然大黄、木贼、荆芥、芫花、槐花之类，亦宜陈久，不独六陈也……倘不择而用之，其不效者，医之过也。"其实，中药极大多数宜新，只有少数特定者宜陈不宜新。

宜新宜陈均直接与中药品种和疗效攸关。一般用药宜新的道理容易理解，由于多数中药材往往在贮存过程中，随着贮藏时间的日增，加之某些外界条件的影响，致引起酶解、霉败、虫蛀、变色、挥发油的散失等现象，其有效成分的量和品质可随之发生变

化，或竟因此而完全失效。中药东北贯众（粗茎鳞毛蕨）贮藏 1 年即失效，中医处方中，不乏有特别指定使用鲜药者，如鲜薄荷、鲜佩兰、鲜荷叶等，鲜时香气浓郁，用于发表则显效，干则气味淡薄而效差。中医临床往往对急症表证及伏暑、伤暑、血热等证常以鲜药治之，每获捷效，成为中医用药的特点之一。中药鲜、干之不同而药性有变者莫若以生姜与干姜、鲜生地与干地黄为典型。中药鲜干之用且有别，何况贮存久陈之药，其疗效又焉能没有更大的变化。

根据临床经验，对某些中药确有必须指定用陈而不用新者，除所含成分有复杂的变化有待进一步的阐明外，对某些毒性较强的药，可通过贮藏起减毒作用，使药性变得缓和，也是原因之一。中药用久陈者，在方剂中也有所体现，如《和剂局方》中燥湿化痰的"二陈汤"即是以陈半夏与陈皮为主的方剂，方以"陈"为名，可知中医对此二者用药的特殊要求。

由此可知，用药新、陈是中医历代临床经验的总结，对一定的品种有一定的要求，它直接影响到药材质量与临床的效果。用药若不以中医临床的经验为准绳，则疗效不佳。

（十四）中药老品种，新药大源泉论

祖国医药学有着悠久的历史、系统的理论和丰富的临床实践经验，这是中医药学的极大优势，常用中药老品种就是这"优势"中的重要组成部分，从常用中草药老品种里选题来研制中药新药，具有命中率高、周期短、费用低的优点。着眼中药老品种研制新药的途径与方法，如以下 11 条：

1. 依附于中药材老品种中的质优近缘品，是新药寻找的好对象。
2. 从中药材老品种中探寻新药用部分的应用。
3. 从中药材老品种中提取有效成分。
4. 应用生物工程学新技术发展老品种为新药。
5. 对中成药老品种进行拆方研究，找出主疗单味药物，从中提取有效成分。
6. 化裁老方剂，重组新药方。
7. 研究中药材的人工制成品，主要以珍稀濒危动物药为对象，如人工麝香、犀角等。
8. 改变中药传统给药途径，制成新剂型。
9. 改变剂型但不改变给药途径的中成药。
10. 扩大治疗范围，增加适应证。
11. 仅调整中成药老品种的药物剂量比例而不改变药味组成。

以上途径和方法，它们之间的一个共同点，就是"源于中医药，发展中医药"；其目的是使既古老又具新生活力的中药业与现代世界药业相接轨，把中药推向国际市场，为实现中药的国际化，更好地为人类保健服务而努力。

谢宗万先生创立的中药品种理论有 33 条之多，在此只选录出与中药品种考证密切相关的或有指导意义的 14 条。原文内容很多，此处只是将每一条理论观点的核心部分

集中于此，以使读者能对中药材品种理论有一个概括性的了解。这些是谢宗万先生多年中药品种研究的心得体会，也是澄清中药材品种混乱现象的一种思路与方法的总结，直至上升为高度概括的理论观点。其中心思想前后一致，都是本着既尊重古本草的历史，又重视中医药在不同历史时期发生和发展的变化精神，在"师古不泥，务实重新"和中药理论为生产，科研、临床服务的指导思想之下提出来的，希望能对丰富和发展中药理论宝库起添砖加瓦的作用。

二、中药品种延续与变迁的规律

(一) 中药品种延续与变迁的因素分析

中医中药有着几千年的悠久历史，在这漫长的岁月中，中药品种从《神农本草经》的 365 种发展到现在，已有 5000 种以上。整个中药品种发展史就是处于药材品种的延续与变异相互交织之中。为使读者能够真正掌握中药材品种延续论与中药材品种变异论的真谛，以致利用这两条理论澄清中药材品种混乱，正确解决现实中遇到的各种问题，在此仅对发生这两种历史情况的诸多因素，加以分析。

1. 时代变迁，品种变异　中药品种在历代本草中的不同时期进行了变迁，这个历史史实，不容忽视。以通草与木通为例，《新修本草》以前的本草和《本草纲目》中收载的通草是木通科木通 *Akebia quinata* (Thunb.) Decne.。五代南唐陈士良《食性本草》对此则称之为木通，不再叫通草。宋·苏颂《图经本草》、宋·唐慎微《证类本草》中的通草，品种复杂，木通科木通和五加科通脱木等均统称通草。明确以五加科通脱木 *Tetrapanax papyriferus* (Hook.) K. Koch 为通草，始自唐·陈藏器《本草拾遗》。明·刘文泰《本草品汇精要》明确将通草与木通分开。20 世纪 60 ~ 70 年代，木通科木通在国内绝大多数地区不作木通使用，但在日本则通称为木通。西南地区使用的川木通相当于清·吴其浚《植物名实图考》中的绣球藤、山木通和小木通，均为毛茛科铁线莲属 (*Clematis*) 植物的藤茎，而关木通 *Aristolochia manshuriensis* Komar. 本草无载，《中华人民共和国药典》1985 年版一部收载之，为现代东北地区所产，行销全国。现时药用通草，除五加科通脱木以外，尚有旌节花科旌节花属 (*Stachyurus*) 植物的茎髓 (四川)，山茱萸科青荚叶属 (*Helwingia*) 植物的茎髓 (湖北、湖南、云南) 及蔷薇科棣棠花属 (*Kerria*) 植物的茎髓 (陕西、甘肃、河南、湖北) 在不同的地区称为小通草或直接混称通草入药。又江苏地区以豆科植物合萌 *Aeschynomone indica* L. 茎的木部为梗通草，情况十分复杂。

邪蒿在不同时期，品种也有所不同。西晋·张华《博物志》和陶弘景所称之邪蒿，叶形似柴胡 (叶名芸蒿)，应是伞形科 *Seseli* 属植物。唐·陈藏器云："邪蒿根茎似青蒿而细软。"《证类本草》也说："邪蒿味辛温无毒，似青蒿细软。"李时珍说："三、四月生苗，叶似青蒿，色浅不臭，叶皆可茹。"《救荒本草》及《野菜博录》的邪蒿，亦均是指菊科植物 *Artemisia apiaca* Hance [*A. caruifolia* Buch. - Ham.] 而言，而此植物又是我国古代草蒿 (青蒿) 的品种之一。

不同时期的积雪草，其品种也不同。明代以前的积雪草，从金陵本《本草纲目》附图所示，叶卵形，对生，以及其释名连钱草来考虑，很可能是唇形科植物活血丹 *Glechoma longitca* (Nakai) Kupr. ，但清代《植物名实图考》的积雪草均为伞形科植物。就图观之，可知一为马蹄草 *Centella asiatica* (L.) Urb. ，一似天胡荽 *Hydrocotyle sibthorpioides* Lam. ，或破铜钱 *H. sibthorpioides* Lam. var. *batrachium* (Hance) Hand. – Mazz.

其他如续断、太子参、枳实、枳壳、预知子、荜澄茄、鹤虱、橘红、泽兰、海狗肾等，古今药用品种，亦均有所变化。

矿物药也是如此，《新修本草》等历代本草所载的硇砂实为白硇砂，即淡硇砂，是氯化铵矿石（含氯化铵 NH_4Cl），而现代市售商品硇砂则多为紫硇砂，即紫色石盐，为石盐中含少量硫和锂元素而呈现暗红色的矿石，其主成分含氯化钠和铁，与白硇砂迥异。

其他如紫石英，古代所用多为紫水晶，主含二氧化硅 SiO_2；而现代所用则为萤石（氟石），主含氟化钙 CaF_2。秋石，古代所用多为淡秋石（与人中白近似），而现代所用则为咸秋石，系食盐加工而成，故又称盆秋石。

2. 地区习用，异物同名　不同地区将一些药物来源不同，成分、疗效各异的药物同叫一个药名，同作一种药物使用，这就是典型的异物同名问题。

云南丽江地区将丽江山慈菇 *Iphigenia indica* Kunth et Benth. 的鳞茎混称土贝母使用，华东地区以萱草根（麝香萱 *Hemerocallis thunbergii* Baker 和金针菜 *H. citrina* Baroni）混称藜芦，径作藜芦使用，都曾发生过医疗事故。北京习惯使用的威灵仙，不是毛茛科威灵仙 *Clematis chinensis* Osbeck，而是百合科的铁丝灵仙（黑刺菝葜）*Smilax scobinicaulis* C. H. Wright；所用草河车不是百合科的蚤休（七叶一枝花）*Paris polyphylla* var. chinensis，而是蓼科植物的拳参 *Polygonum bistorta* L. ，真正的蚤休，北京称之为独角莲，而真正的独角莲应为天南星科犁头尖属植物 *Typhonium giganteum* Engl. 。此外，就全国而论，贯众、白前、白薇、白头翁、山豆根、杜仲、厚朴、紫花地丁、透骨草、蒲公英等异物同名之品往往在二三十种之上，药性岂能相同，疗效岂能一致？

现时药用的寒水石，也因南北习惯不同，其矿物来源也不同。北方地区（北京、天津、山东、辽宁、内蒙古、山西、甘肃等地）所用的寒水石为红石膏，而南方地区（包括华东、中南、西南等地）销售的寒水石则为方解石，且二者又均与《神农本草经》的凝水石，《名医别录》的寒水石有别。

3. 就地取材，貌似实异　药材原植物的生长，有其一定的分布区，并非每种到处皆有。每当道地药材不能运达时，往往在"就地取材"或"就近取材"时将"貌似而实异"的一些植物拿来冒充使用。梁·陶弘景《本草经集注》谓，"按诸药所生，皆有境界……江东已来，小小杂药，多出近道，气势（力性）理不及本邦，假令荆、益不通，则令（全）用历阳（安徽和州）当归，钱唐（塘）三建，岂得相似？所以治（疗）病不及往人，亦当缘此"。现代这种情况就更多了。东北地区曾经将一种有毒的大叶柴胡 *Buplerum longiradiatum* Turcz. 充柴胡应用，从而发生中毒事故。又不少地区将山大黄、河套大黄和藏边大黄充正品锦纹大黄使用，均非所宜。

药用自然铜古今就有两大类：一为以矿物自然铜及多种含铜矿物（如黄铜矿等）类，二为黄铁矿类。由于黄铁矿产出较多，容易就地取材，且与黄铜矿非常相像，故二者常异物同名。

4. 弄虚作假，以伪乱真　宋·寇宗奭《本草衍义》谓，"疾病所可凭者医也，医可据者方，方可恃者药也"。用药不可真伪相乱，新陈相错。真伪相杂，鱼目混珠，自古有之，于今为烈。

以苜蓿根 *Medicago sativa* L. 充土黄芪，元代医家王好古早有论述，现时仍有沿用，而且用棉花根、圆叶锦葵根、蜀葵根、蓝花棘豆根等拿来混充黄芪者比比皆是。天麻、人参、冬虫夏草的伪品就更多了。天麻用马铃薯、紫茉莉、大丽菊根、菊芋、芭蕉芋、天花粉、赤飑根、慈菇等作伪，人参用紫茉莉根、商陆、山莴苣、野豇豆、栌兰根等加工制作后伪充。更有甚者，冬虫夏草 *Cordyceps sinensis*（Berk.）Sacc. 本属真菌类药材，现时竟有以唇形科植物地蚕 *Stachys geobombycis* C. Y. Wu 的根茎来冒充。在四川还发现以石膏、面粉、黄豆粉、玉米粉等为原料放置模型内压制而成伪虫草出售，纯属骗人。此外，三七用茖术刻制，虎骨以熊骨、牛骨、猪骨等伪充。越是贵重的药材，假货越多，真是"盛名之下，实多冒窃"。徐大椿说；"今之医者，惟知定方，其药则惟病家取之肆中，所以真假莫辨。虽有神医，不能以假药治真病也。"曹炳章在《增订伪药条辨》中说："乃今药肆唯利，在小铺则以伪乱真，以紫乱朱，但求名状相似，不别效用冰炭……只求己利，不惜人害。"现时各地假药劣药事件，岂不更骇人听闻？

以上只是反映药材品种变异存在问题的一个方面，其危害甚大：①医疗效果难以保证，医疗事故时有发生；②名实混淆基原不清，科研结果难以重复；③品种变异，药性变迁，理论研究遭受干扰；④国家经济蒙受损失，中医信誉随之扫地。

事情总得一分为二，品种变异具有双向性，它也有变好的一面。例如巴戟天，古本草描述过于简单，《神农本草经》所用巴戟天品种已难考证。而现时广东所产茜草科巴戟天 *Morinda officinalis* How，虽非传统药用品种，然《中华人民共和国药典》已正式认可为药用巴戟天的正品。又如，古代早期使用的枳实为芸香科枸橘 *Ponoirus trifoliate*（L.）Raf.，宋代以后的枳壳、枳实就改以酸橙 *Citrus aurantium* L. 等为主了。紫草，古本草收载的均为紫草科硬紫草 *Lithospermumery throrrhizon* Sieb. et Zucc.，而现时则普遍使用新疆软紫草 *Arnebia euchroma*（Royle）Johnst.，科学实验已证明软紫草质量优于硬紫草。何况现时在利用植物亲缘关系从同科同属的植物中寻找新的药物资源的工作正方兴未艾。以上种种，都表明药物的质量后来居上。这反映了在品种变异的同时也时而伴有新兴品种的形成。

（二）中药材品种长期延续和品种变异规律

药物之所以形成而被应用于医疗，其唯一的准则就在于它是否具有确切的疗效。对防治常见病、多发病和疑难病症疗效好的中药品种，不但会被长期流传下来，而且人们对它的药性、功能主治、应用及其治病机理等的认识还会不断地加深和发展，所以历史悠久、久经考验而长期延续至今的常用中药必然是中药里的精华，因而是最有研究价值的中药。

早期本草所载某些品种若不为后人所用，甚至不为人知，因而不能被延续使用，其原因有三：①由于本身疗效欠佳，缺乏实际医疗价值而被淘汰；②虽然具有一定的疗效，但并不十分突出，且分布不广，难以采得者也在淘汰之列；③由于早期本草对药物形态的描述过于简略，或竟全无描述，以致后来逐渐失传，形成知名而不知物。关于这一部分品种，凡本草载有独特疗效者，有进一步考证发掘之必要，如坐拿草等。

影响中药材品种在不同历史时期发生"品种变异"的因素多种多样，其主要原因者也有三条：①疗效的主宰作用；②药源多寡的支配作用；③地方用药的特异性。

药材品种的变异，从整个历史时期来看，有早期、中期和晚近的不同。从变异结果来看，好的变异，终究会得到承认，也逐渐会独立为新的正品得以长期延续流传；坏的变异，则多数经受不住历史洪流的考验，一旦遭到揭露，就会被列为伪品而取缔或作为混乱品种来处理。药材品种的变异，既然有双向性，我们就可以设法根据品种变异的规律从而严格控制其变异方向，使其向新兴优质品种有利于提高中医疗效的方向发展，坚决防止制造新的混乱。而早期或中期及晚近由于好的变异所形成的新兴优质品种则又会在以后的时期不断地得到延续和相应的发展。

药材品种的延续和变异，每个历史时期都有，这就是李时珍所说"古今药物兴废不同"的核心所在，而掌握古今药物兴废不同的规律，亦即掌握药材品种延续和变异的规律，不但能深入了解每个药材品种的历史渊源，同时对研究整个中药的发展史也是大有裨益的。

（三）历代医方中药材品种的延续与变迁

如前所述，同一品名的药物由古及今，其品种实质有延续性，但时而也伴有变异性。总的说来，多数药材品种能保持稳定和长期延续，少数品种则随着时代的不同和地域的差别而有所变异。我们如果忽视药材品种变异这个问题，那么，就很可能出现像徐大椿所说的那种"今依方施用，竟有应与不应"的现象而影响实际医疗效果。

仲景方证，法严意深，妙用经方，往往有出人意料之外的良好效果。日本汉医亦推崇备至，连日本厚生省在审批新药时，对采用仲景《伤寒论》《金匮要略》方所制药物，也刮目相看，倍受重视。

徐大椿说："用药如用兵。"吴其浚说："不知之而用之，其不偾事者几希。故曰……医者不知药而用方……其难也将至矣。"由此可知，方与药的关系密切。尤其是古代验方，更应注意方中药材品种是否有随时代而变化的情况。

麻黄连翘赤小豆汤为《伤寒论》阳明发黄三方之一，方由麻黄、连翘、赤小豆、梓白皮、杏仁、甘草、生姜、大枣等药组成，是治疗表邪不尽、瘀热在里、身必发黄的主方。方中连翘，据叶橘泉考证，应是金丝桃科植物草本连翘，而非现时木犀科连翘。仲景治痢方紫参汤中的紫参，应是蓼科植物拳参的根状茎，非唇形科丹参类，亦非茜草科小红参（滇紫参）*Rubia yunnanensis*（Franch.）Diels 和小叶猪殃殃 *Galium bungei* Steud。《伤寒论》中的当归四逆汤和唐·孙思邈《备急千金要方》中的通声膏中所用的通草，据考证，均应是木通科木通，而不是五加科通脱木。再者，晋·葛洪《肘后备急方》治疟方中之青蒿应为菊科植物黄花蒿 Artemisia annua L.，而非香蒿 A. apiacea Hance [A. caruifolia Buch. – Ham.]。近代医家张锡纯《医学衷中参西录》所载镇肝息风汤中的茵陈，有人考证认为张氏所称茵陈，实指青蒿。对此，谢宗万先生深表怀疑，通过对张氏"茵陈解"的分析，认为此处所用之茵陈，应是北茵陈，亦即猪毛蒿 Artemisia scoparia Waldst. et Kitaib. 而非青蒿。如此等等，均足以说明以上述"二论"的观点进行中药研究和古方药品考证的工作，显然具有重要意义，它直接关系到祖国医药学宝库中古代方药的正确继承、发掘、推广使用和应有疗效的充分发挥问题，具有非常重要的现实意义。

（四）中药品种在历代本草中的变迁

某些早期本草所收载的药物，后世本草虽然亦载有同样的药名，但实际品种却产生了各色各样的变化。有时种类未变，但药名变更，而作另一种药物处理，其所载主治应用也相应发生了变化，如此，则均称之为中药品种的变迁。通常有如下数种情况：

1. **被淘汰**　早期本草所收载的某些药物，由于疗效不甚确实或受其他因素等的影响，导致逐步被淘汰或湮没。历代本草中不少"有名未用"的品种，大多属于此类型。它们原先在早期本草中有载，但后世就不怎么用了，除只书其名而外，其余一律不加记载，或记载很简单，这样天长日久，后人就仅知其名而不知其物了。当然，其中也可能有少数品种通过深入发掘而东山再起。

2. **被取代**　①因疗效欠佳，被优质品种所取代，枳实、枳壳即属此类型。唐·陈藏器说："旧云江南为橘，江北为枳。《周礼》亦云，橘逾淮北而化为枳，今江南枳橘皆有，江北有枳无橘，此自别种，非关变易也。"从生长气候条件来分析，这说明古代早期的枳必为芸香科枸橘 Poncirfus trifoliate（L.）Raf. 而无疑。到了宋代，苏颂说："今医家以皮厚而小者为枳实，完大者为枳壳，皆以翻肚如盆口状，陈久者为肚，近道所出者，俗呼臭橘，不堪用。"这里所说不堪用的臭橘，就是指前述枸橘而言。说明到了宋代，枳实、枳壳的正品已发生改变，现时的正品枳壳、枳实 Citrus aurantium L.（酸橙）看来是从宋代沿袭而来，并非早期本草所说的枳（枸橘）了。②因描述不详被新兴品种所取代，如巴戟天，虽然早在《神农本草经》就有收录，《图经本草》和《证类本草》且有归州巴戟和滁州巴戟的记载，但均品种欠明，只有根如连珠这一药材性状代表巴戟天的特征。现时两广生产的广巴戟 Morinda officinalis How 此特征甚为明显，且有与本草记述相应的疗效，并在中医临床实践中视为上品。现在这种广巴戟已取代古本草之巴戟天，一跃而为《中华人民共和国药典》正式收载的巴戟天的正品。③外来药物被国产品种所取代，例如荜澄茄，唐代《本草拾遗》和李珣《海药本草》所收载者为胡椒科荜澄茄 Piper cubeba L.，顾微《广州志》所载，已有樟科山鸡椒（山苍子树）Litsea cubeba（Lour.）Pers. 的果实充荜澄茄用。他说："青时就树采摘，柄粗而蒂圆。"这就是樟科山苍子的特征，也为与胡椒科荜澄茄之主要区别处。现时药用澄茄子，都是樟科的山苍子或其同属近缘植物的果实。沉香、降香、鹤虱等亦均有此等类似情况。④因采伐过度被同属近缘品种所取代。如古本草中最早记载的秦皮，一般皆认为是木樨科的小叶梣 *Fraxinus bungeana* DC. 的树皮或枝皮，后世本草记载有"成州秦皮"等，而现时实际情况，小叶梣皮几乎商品中无存。商品秦皮以大叶梣皮 *F. rhynchophylla* Hance、陕西秦皮（尾叶梣）*F. caudata* J. L. Wu［*F. chinensis* Roxb. var. *acuminata* Lingelsh.］和陕西白点秦皮（柳叶梣）*F. fallax* Lingelsh. 等所代替。⑤由于尚未查明的原因，而为后世其他品种所取代，例如威灵仙，宋代《开宝本草》《图经本草》《证类本草》中记载的威灵仙，均系茎方、四棱、叶似柳叶，轮生作层，花浅紫或碧白色的玄参科草本威灵仙 *Veronicastrum sibiricum* L.，由其所附并州威灵仙、晋州威灵仙、宁化军威灵仙等药图可以确认。《本草纲目》（金陵本及江西本）所附威灵仙药图亦为此种。但这种植物现代已不作商品威灵仙销售，仅个别地区作民间草药应用。

3. 同名异物的变迁　在不同时期，不同的本草对同一品名的药物论述不同，它们各自代表着不同的品种。例如紫参，《新修本草》云："紫参叶似羊蹄，紫花青穗，皮紫黑，肉红白，肉浅皮深，所在有之。"这是指蓼科拳参类而言。汉·张仲景治痢用紫参汤主之，其所用紫参可能即系此种。《证类本草》之"晋州紫参图"亦属此类型。另有三种紫参（滁州紫参，濠州紫参、眉州紫参）则各不相同。《滇南本草》之紫参即《植物名实图考》蔓草类所载之滇紫参，为茜草科小红参 *Rubia yunnanensis*（Franch.）Diels，但《植物名实图考》山草类另有一种紫参，为唇形科鼠尾草属 *Salvia* 植物。

积雪草也有这种情况，明代以前的积雪草，从金陵本《本草纲目》附图所示，叶卵形，对生，以及其释名连钱草来考虑，很可能是唇形科植物活血丹 *Glechoma longitca*（Nakai）Kupr.，但清代《植物名实图考》的积雪草均为伞形科植物。就图观之，可知一为马蹄草 *Centella asiatica*（L.）Urb.，一似天胡荽 *Hydrocotyle sibthorpioides* Lam.，或破铜钱 H. *sibthorpioides* Lam. var. batrachium（Hance）Hand. – Mazz.。

4. 同物异用的变化　即在不同时期，不同的本草，对同一品种作不同品名的药物处理。

狼毒，《神农本草经》《名医别录》《本草经集注》等早期本草谓生秦亭山谷及宕昌的狼毒及《证类本草》所载的石州狼毒均系瑞香科狼毒 *Stellera chamaejasme* L.，即现时之紫皮狼毒。该品在《滇南本草》中称"绵大戟""山萝卜"。现华北地区也作"绵大戟"用，而狼毒则以大戟科白狼毒为主，白狼毒在明代亦有作狼毒用者。

前胡，古本草中传统药用的前胡，为伞形科植物白花前胡 *Peucsdanum praeruptorum* Dunn，其同属植物紫花前胡 *P. decursivum*（Miq.）Maxim. 在古本草中作土当归用，但晚近则改作前胡用，视为后世前胡发展品种之一。有一个说法很有意思，有人主张将本品归入当归属，而采用 *Angelica decursiva* Miq. 这个学名，那么，将其作土当归用当然也就有其理由了。

蒟蒻，由《神农本草经》收载，称蒟蒻子。现时云南地区虽亦以子入药，但误作甜葶苈。江苏地区以全草作败酱草入药，药材习称"苏败酱"。

5. 品种范围的伸缩　即在不同时期，不同的本草文献对某些药物品种的范围、概念不同。

（1）早期本草将同科不同属的种类混为一谈，后世本草予以区分。如独活与羌活，《神农本草经》误将独活与羌活混为一种，谓独活一名羌活。陶弘景从药材形态上将二者加以区别，《新修本草》从疗效上对其加以区别，《证类本草》则有文州独活与文州羌活，宁化军羌活等药图，图形各异，李时珍则认为独活、羌活乃一类二种，《本草备要》则将独活、羌活明确分为两条。

（2）早期本草将同属不同种的药物混为一谈，后世本草予以区分。如橘柚，《神农本草经》载入上品，一名橘皮。仅书一条，统作橘皮入药。宋·寇宗奭云："橘柚自是两种，故曰一名橘皮，是原无柚也，岂有两等之物而治疗无一字别者。"自此后世本草将橘、柚分列为两条。再如青蒿，原名草蒿，《神农本草经》列为上品，早期本草收载的草蒿或青蒿，实际上包括 *Artemisia annua* L. 和 *A. apiacea* Hance ［*A. caruifolia* Buch.－Ham］两种。晋代《肘后备急方》治疟用的青蒿应为 *A. annua* L.，至明代《本草纲目》始将其分列为青蒿和黄花蒿两种。就所述植物形态考证，其所述黄花蒿为 *A. annua* L.，青蒿为 *A. apiacea* Hance ［*A. caruifolia* Buch.－Ham］，但该书对二者疗效没有做到正确的区分，且有混淆和张冠李戴之处。至少在截疟疗效方面的记载是如此。清代《植物名实图考》所记载的青蒿与黄花蒿的品种与明代《本草纲目》相一致。现时，药用青蒿以 *A. annua* L. 为主流，治疟成分青蒿素就是从本品提取的有效成分。

（3）早期本草将同科不同属的种类作不同药物处理，有的后世本草将其混为一种。如，虎掌和天南星，宋以前的本草将二者分别记载为两种不同的药物。至明代李时珍《本草纲目》始将其合二而一，李时珍指出，"宋·《开宝本草》有当并而析者，如南星虎掌，一物而分为二种"，"南星即本经虎掌也，不当重出南星条"。现知虎掌（《证类本草》的冀州虎掌）为天南星科掌叶半夏 *Pinellia pedatisecta* Schott 块茎中之扁大而具子块茎者，而天南星应为天南星属 *Arisaema* 植物。清·吴其濬亦谓"天南星即虎掌"，但其所指虎掌品种，则又与早期本草所指者有别。古代某些本草亦有不同观点，宋代《证类本草》将虎掌与天南星分为两条。明代《本草原始》明确指出"虎掌非南星也"，他认为虎掌与南星植物来源不同，但二者附图亦有淆乱之处。现时将虎掌与天南星混用，并将掌叶半夏称之为虎掌南星，而将天南星属块茎称之为南星或天南星。由于虎掌在河南、江苏等省有栽培，目前已成为商品天南星的主流品种。

（4）不同本草，对近似药物，归类处理不同。如桔梗、荠苨与沙参，《神农本草经》有桔梗而无荠苨。《名医别录》在桔梗项下称一名梗草，一名荠苨，则是将荠苨与桔梗相混，但其后又出荠苨一条，说明荠苨与桔梗有别，此是同一本草中的自身叙述混乱。李时珍认为，荠苨苗甘可食，桔梗苗苦不可食……盖荠苨、桔梗乃一类，有甜苦二种。李氏称荠苨为甜桔梗。他在"校正"项下将荠苨并入苦参。现知荠苨与杏叶沙参同为沙参属植物，某些地区亦将荠苨统作沙参入药。

6. 今人无依据的误用　如冬葵子，考证历代本草所收载的冬葵子的记述及附图，原植物均为锦葵科植物冬葵 *Malva crispa* L. 或野葵 *Malva verticillata* L. 的种子。而苘实（苘麻子）收载于唐代《新修本草》，明代《本草纲目》收载于草部隰草类。李时珍云："叶大似桐叶，团而有尖，六七月开黄花，结实如半磨形，有齿，嫩青老黑，中子扁黑，状如黄葵子，其茎轻虚洁白，北人取皮作麻。"其所述当为苘麻 *Abutilon theophrasti* Medic. 而无疑。《证类本草》《本草纲目》及《植物名实图考》均将冬葵子与苘实分列为两种不同品名的药材，功效亦不相同。而现今全国市场上的药用冬葵子几乎全部为苘麻子。

（五）中药品种在历代本草中的发展

表4-1 历代综合性本草所载药物数目

书名	成书年代	所载药物数目
神农本草经	后汉	365
本草经集注	梁	730
新修本草	唐	850
证类本草（大观）	宋	1744
本草纲目	明	1892（1898）

从表4-1可以看出，历代综合性集成本草所收载药物的总数是呈逐渐增加的趋势，这就说明，中药品种是在历史演进的过程中不断地发展着的。其发展途径不外如下几个方面：

1. **广集民间用药经验** 每个时期都有每个时期的新增品种。新增品种大量表现在当时的民间用药方面，有著者直接的经验或由调查所得，但多数参考前人或当时医药文献及笔记、地方志等有关资料综合而成。

2. **中外交流，舶来新品** 如《新修本草》吸收的外国药物有波斯的安息香，婆律国的龙脑香，西戎、摩伽陁国的胡椒，西戎的底野迦，西番的阿魏，大秦国的郁金等。《海药本草》则为收载外来药物，特别是香药的本草专书。宋代中外药学的交流更是兴旺，如交趾国贡犀角、象牙等物，占城国贡乳香、丁香等，丹眉流国贡龙涎香，阇婆国贡檀香等。这些都为当时和后世的本草丰富了内容。

3. **扩大药用部分** 一种植物有几个不同的药用部分分别入药，而且各有其不同品名者，屡见不鲜。例如枸杞用果，其根皮名称地骨皮。马兜铃用果，其根名青木香或土青木香，藤叫天仙藤。益母草药用其地上全草，果实叫茺蔚子。石松的孢子称石松子，其草则称伸筋草。莲子、莲心、莲房、莲须、荷叶、荷梗、荷花、藕、藕节其原植物均为莲 *Nelumbo nucifera* Gaertn.，而药名则根据其入药部分不同而异。后世本草在扩大药用部分使用时，则使药味数目有不断增加的趋势。

4. **长期栽培，产生变异** 地黄原为野生种 *Rehmannia glutinosaa*（Gaertn.）Libosch.，根茎细长，明代《本草品汇精要》以怀庆产者为道地。陈嘉谟说："江浙壤地种者，受南方阳气，质虽光润而力微，怀庆府产者，禀北方纯阴，皮有疙瘩而力大。"李时珍《本草纲目》亦言"今人惟以怀庆地黄为上"，"古人种子，今惟种根"。这足以说明河南怀庆府自明代起就种地黄，至今仍视为道地药材，通过栽培怀庆地黄在品种上产生新的变异而成为野生地黄的一个变型了，其学名为 *Rehmannia glutinosa*（Gaertn.）Libosch. f. *hueichingensis*（Chao et Schih）Hsiao。

蕲艾 *Artemisia argyi* Levl. et Vant. 在湖北蕲州栽培有着悠久的历史。在栽培的过程中由于长期受到特定环境的影响，在植物形态的某些方面有所变异，林有润同志订为新变型 cv. Qiai。至于薄荷因栽培杂交而产生的新变种就更多了。

5. 地区用药，品种复杂　中药异物同名品的形成原因多种多样，其中地区用药习惯不同是主要原因之一。必须指出，其中有不少是错用误用。如贯众，全国各地异物同名品有 36 种之多，白头翁、紫花地丁、透骨草、山慈菇、山豆根等品种均极为复杂，但是否均有同样的疗效，就很值得研究。此时，就要采取澄清混乱的有力措施，淘汰一批，其他可用的也要正名，以资与正品相区别。

6. 摆脱冒名，独立新品　古代上党人参为三桠五叶的五加科人参，后来山西上党人参挖绝，民以桔梗科党参充代，冒名顶替，直至清代，党参才独立为新品种而收载于《本草从新》。

中药银柴胡为石竹科植物，在古本草中原先依附于伞形科的柴胡，也是到了清代，才明确独立为新品种。

7. 寻找近缘优质品种　随着现代科学的发展，人们对植物分类学、动物分类学、植物化学、分析化学、药理学等学科的综合广泛应用，从亲缘相近的生物中找寻新的药源，是现代寻找新药的途径之一，而且通过成分分析和药理试验研究，还能对部分药材的质量优劣加以阐明。例如贝母、党参、柴胡、黄芪、乌头、丹参、芍药、栝楼、金银花、细辛等同属植物很多，通过调查研究，能开发利用一批新的药物资源。

三、药材新兴品种的形成及其意义

（一）新兴品种的含义

新兴品种一词，是谢宗万先生在 20 世纪 80 年代后提出来的有关药材品种方面的一个新概念。凡一种药材，在前代本草中没有记载过，而是新近兴起，与某种传统中药的正品在药名上有一定的联系，在生物来源上有一定的亲缘关系；也可能截然不同，但在药材质量上或功能主治方面一般认为与之基本等同或较之更优者，即称之为"新兴品种"。这个"兴"字有兴起、勃兴的意思，有代表正确和具有新生活力的含义。概括言之，"新兴品种"即新兴优质药材品种的简称。

（二）新兴品种经过长时期优选而形成

1. 在长期临床实践中择优选拔而形成

（1）本草始载品种欠明，从异物同名品中选拔新的正品。巴戟天始载于《神农本草经》，却只有疗效记载，没有形态描述。《名医别录》谓生巴郡及下邳山谷，二月八月采根，阴干。唐代《新修本草》载："苗俗方名三蔓草，叶似茗，经冬不枯，根如连珠，多者良。宿根青色，嫩根白紫，用之亦同，连珠肉厚者为胜。"这是巴戟天有形态描述最早的记载。现时各地所用之巴戟天，包括所有异物同名品虎刺、四川虎刺、铁箍散（香巴戟）等在内，尽管根亦有连珠的特征，但是没有一种与上述记载完全相符。然而经过长时间临床实践的选拔，《中华人民共和国药典》终于确定两广和福建一带所产的茜草科植物广巴戟 *Morinda officinalis* How 是巴戟天的正品，为此，广巴戟就成为中药巴戟天的"新兴品种"了。

（2）由于历史的变迁，早期正品药材为后起优质品种所取代。连翘始载于《神农本草经》，列为下品。《新修本草》注云："此物有两种，大翘，小翘，大翘生下湿地，叶狭长似水苏，花黄可爱，著子似椿实未开者，作房翘出众草；其小翘，生冈原之上，叶、花、实皆似大翘而小细，山南人并用之。"其大翘无疑可考订为金丝桃科植物 *Hypericum ascyron* L.。宋代《图经本草》对连翘附图有五，其中鼎州连翘地上部分很像 *H. ascyron* L.，而泽州连翘则很像木犀科植物 *Forsythia suspensa*（Thunb.）Vahl，说明宋代上述两种植物均作连翘应用。明代李中立《本草原始》将连翘列入木类，其所附药材图为果实而非全草，结合果形特征可认为是木犀科植物连翘，也许还包括其同科植物丁香树的果实在内。现时全国各地药材公司所售之连翘，几乎全为木犀科连翘。《中华人民共和国药典》收载者即为此种。木犀科连翘已从宋代沿用及今，成为中药连翘的"新兴品种"。清代吴鞠通《温病条辨》温病第一方银翘散方中之连翘，就应该是木犀科连翘，而不是金丝桃科连翘。

枳实、枳壳也是如此。枳实始载于《神农本草经》，列为中品。自先秦、汉魏、六朝以至唐代，所用全以芸香科植物枸橘 *Poncirus trifoliata*（L.）Raf. 的果实为正品。枳壳之名，始载于唐代甄权《药性论》。古人早知枳实、枳壳为一物也。宋代本草枳实、枳壳的药用品种已不单纯，除"汝州枳壳""成州枳实"明确为枸橘外，苏颂《图经本草》已有"翻肚如盆口，唇状……者为胜"和"臭橘不堪用"的记载。到了明、清，这一观点更为明确。说明酸橙枳实（壳）*Citrus aurantium* L. 从宋代就已勃然兴起，并作为优质枳实（壳）的品种而出现，这一历史性的变化，延续到现代仍然如此。现时《中华人民共和国药典》就以酸橙枳实（壳）为正品。这就是酸橙枳实（壳）作为枳实（壳）"新兴品种"形成的经过。

太子参之名，最早见于清代吴仪洛《本草从新》，谓"大补元气，虽甚细如参条，短紧坚实，而有芦纹，其力不下大参"。赵学敏《本草纲目拾遗》引《百草镜》云："太子参即辽参之小者，非别种也，乃苏州参行从参包中拣出短小者名此以售客。味甘苦，功同辽参。"赵氏又引张觐斋之言曰："称太子参者，乃参中之全枝而小者，是参客取巧之名也。"赵氏认为太子参即辽参，甚为明确，鉴于此即人参的小形参，自不应另立品名。今《中华人民共和国药典》（1985 年版）根据国内长期用药习惯，以石竹科植物孩儿参（异叶假繁缕）*Psendostellaria heterophylla*（Miq.）Pax ex Pax et Hoffm. 的纺锤形块根为太子参，亦可视为"新兴品种"。

防己《神农本草经》列为中品，《名医别录》谓"防己生汉中川谷"，故自古以汉中防己为正品。经考订汉中防己为马兜铃科植物异叶马兜铃 *Aristolochia heterophylla* Hemsl.，《本草纲目》释名"解离，石解"，与其药材性状相符。由于此种药材质量欠佳，从 20 世纪 40 年代起，国内多数地区销售的汉防己就使用防己科粉防己 *Stephania tetrandra* S. Moore（本品陕西汉中不产，有谓曾以湖北汉口为集散，故改名汉防己）；木防己则使用马兜铃科的广防己 *Aristolochia fangchi* Y. C. Wu ex L. D. Chou et S. M. Hwang，而不是以前文献中所记载的木防己 *Cocculus orbiculatus*（L.）DC. ［*C. trilobus* DC.］了。此粉防己和广防己现时均被收入《中华人民共和国药典》（广防己 2005 版以后被删除），可视为防己的"新兴品种"。

降香原名降真香，名见《证类本草》。原来皆以芸香科山油柑 *Acronynchia pedunculata*（L.）Miq. 树干的干燥心材为药用正品。现时《中华人民共和国药典》则以豆科植物降香檀 *Dalbergia odorifera* T. Chen 为中药降香的唯一植物来源，可见降香檀已一跃而成为药用降香的"新兴品种"了。

（3）原正品产国外，后为疗效相似的国产异物同名品所取代。荜澄茄名见《本草拾遗》，《本草纲目》列入果部味类，与胡椒先后并列，别名毗陵茄子，古人多言产于外国。陈藏器谓，"荜澄茄生佛誓国，状似梧桐子及蔓荆子而微大"。李珣《海药本草》云："胡椒生南海诸国，向阴者为澄茄，向阳者为胡椒。"顾微《广州志》云："澄茄生诸海国，乃嫩胡椒也。青时就树采摘，柄粗而蒂圆。"苏颂《图经本草》云："今广州亦有之，春夏生叶，青滑可爱，结实似梧桐子微大，八月九月采之。"李时珍曰："海南诸番皆有之，蔓生，春开白花，夏结果实，与胡椒一类二种。"从以上有关本草记载观之，古代药用荜澄茄亦有二类，一是胡椒科的蔓性藤本荜澄茄 *Piper cubeba* L. 的果实，而另一则为樟科木本植物山鸡椒（山苍子树）*Litsea cubeba* Pers. 或其同属植物的果实。前者主产国外，为进口药。陈藏器谓"生佛誓国"，李珣谓"生海南诸国"，李时珍亦谓"海南诸番有之"，所云皆与胡椒科荜澄茄相吻合。《证类本草》之广州荜澄茄图亦与此相近。值得注意的是顾微《广州志》的记载，前后所说很可能是并指二物而言，后两句"青时就树采摘，柄粗而蒂圆"是樟科山鸡椒的特征，是与胡椒科荜澄茄之主要区别点。樟科山鸡椒为木本，故称就"树"采摘，其果实有宿萼，故称"蒂圆"，这种特征是与胡椒科荜澄茄的显著不同点。因此，古代荜澄茄至少在明代《本草纲目》出版以前即有两种。现在全国药材经营的荜澄茄也几乎都是樟科山鸡椒（山苍子），《中华人民共和国药典》荜澄茄的原植物亦即此种。樟科山鸡椒的果实山苍子从历史上就成为荜澄茄的"新兴品种"了。

血竭，又名麒麟竭，自古以来就是进口药。南朝时刘宋雷敩的《雷公炮炙论》对此就有记载。近几十年来，我国科学工作者在云南、广西找到了一种百合科（龙舌兰科）植物剑叶龙血树 *Dracaena cochinchinensis*（Lour.）S. C. Chen，其木部所含的树脂，经谢宗万先生考证，就是明代《滇南本草》中记载的木血竭。

2. 在现代科学实验中，通过筛选而形成　新发现的近缘品种，药材质量与原正品等同或超过原正品。如紫草，《神农本草经》列为上品，《名医别录》名紫丹，《本草经集注》云；"即是今染紫者。"《本草纲目》列入山草类。李时珍曰："此草花紫根紫，可以染紫，故名。"中医多用作凉血、活血和解毒药。现在各地用以预防麻疹。学者从来均以紫草科紫草 *Lithospermum erythrorhizon* Sieb. et Zucc. 为传统药用紫草的正品。现时科学研究证明，现在新疆产的新疆紫草（软紫草）*Arnebia euchroma*（Royle）Johnst. 的有效成分含量与药理作用均超过原正品紫草，《中华人民共和国药典》已将新疆紫草列为紫草正品的第一种，其对新疆紫草的重视程度是可想而知的。我们说新疆紫草（软紫草）是中药紫草的新兴品种，应当是毫无疑义的。

阿魏始载于唐代《新修本草》，苏敬云："阿魏生西番及昆仑。苗叶根茎酷似白芷，捣根汁，日煎作饼者为上，截根穿暴干者为次。体性极臭，而能止臭，亦为奇物也。"李时珍云："波斯国呼为阿虞。"从来药用阿魏多系进口，原植物主要为阿魏 *Ferula asa-foetida* L. ，新中国成立后，发现我国新疆有阿魏资源，民间有臭阿魏与香阿魏之别。经过研究，《中华人民共和国药典》已确定伞形科植物新疆阿魏 *Ferula sinkiangensis* K. M. Shen 或阜康阿魏 *F. fukanensis* K. M. Shen 的树脂为正品阿魏。为此，新疆阿魏与阜康阿魏就成了阿魏的"新兴品种"了。而同属植物的香阿魏，由于化学成分与臭阿魏不同，就不能作阿魏入药。

胡黄连始载于宋代《开宝本草》，从来以印度出产的玄参科的胡黄连 *Picrorhiza kur-rooa* Royle 的根茎为正品。新中国成立后，我国在西藏、云南和四川地区找到了胡黄连的近缘植物 *P. scrophulariifolia* Penell，质量与前者几相等，这样，后者就成为胡黄连的"新兴品种"了。

（三）"新兴品种"是新的正品药材

历史在不断地前进，人与自然和疾病做斗争的经验也在不断地增长与发展，药材新品种也在不断地被人们所认识和利用，"新兴品种"的产生，当属自然规律，为势所必然。

从前面所列举的一些实例，可以看出"新兴品种"是继传统药用正品之后通过较长时期临床实践的考验，在该药材多来源品种包括异物同名品中择优选拔出来的一种优质品种，或通过现代科学研究，从近缘品种中新开发出来的又一优质品种。为此，视此"新兴品种"为新的正品药材，应该是可以理解的。由于药材基原可以是多来源的，因而在原有正品的基础上适当地增加新兴品种，是历史发展的必然，对人类保健事业无疑也是增添了新的防病治病的武器。为此，进一步对"新兴品种"的发掘研究，以便发现更多的"新兴品种"是十分必要的。

鉴于历史上形成的"新兴品种"已属既成事实，但应该通过系统的本草考证把它整理出来。而利用现代科学方法，通过实验研究，有可能发现现代的"新兴品种"的药材的潜力又确实很大。如忍冬科忍冬属的黄褐毛忍冬 *Lonicera fulvotomentosa* Hsu et S. C. Cheng，其花蕾具有单产量高，有效成分含量也高等特点，对成为未来金银花的"新兴品种"的可能性就相当大，还有从唇形科丹参属和龙胆科龙胆属秦艽组中找寻有关药材的"新兴品种"，也是很有前途的（目前已被 2010 年版《中华人民共和国药典》一部收载为山银花的正品品种）。

总之，药材"新兴品种"值得发掘研究，由于它是新的正品药材，因而就要注意在质量上与传统正品药材作对比，阐明其特点，才有说服力。

第三节　在道地药材研究方面的应用

一、道地药材的定义与内涵

（一）定义

"道地药材"就是指经过中医临床长期应用优选出来的，在特定地域，通过特定生产过程所产的，较其他地区所产的同种药材品质佳、疗效好，具有较高知名度的药材。

（二）道地药材的内涵

1. 是中医药文化的重要组成部分　道地药材是中医药文化的重要组成部分，极具中医药特色。从药材的基原而言，中药材来源于植物、动物和矿物，而它们的自然分布范围很广甚至可以遍布全世界；从传统医学应用而言，世界上其他民族也有完备的传统医药体系，国外的如印度医学、阿拉伯医学等，国内的如藏医药、蒙医药、壮医药等，但是只有中医药学体系中具有道地药材文化。一些药物原产外国，但传入中国后可以成为中医药中的道地药材，如西洋参、西红花、木香等。充分说明了道地药材不仅限于中国，更是中医药对世界范围内中药的认知与选择。

2. 具有显著的临床疗效　道地药材的产生和发展，显著的临床疗效是关键。可以说，临床疗效是道地药材最重要的特征，因为没有显著的临床疗效，就称不上道地药材。例如，唐代《新修本草》评价长江中下游地区的黄连：江东者节如连珠，疗痢大善。清代《本草纲目拾遗》也结合临床评价宣黄连，认为"性寒而不滞，入膏丹用最良"。又如大黄，我国的大黄属有40多种，有药用记载的主要集中于掌叶组和波叶组。本草学研究和长期的临床验证证明，掌叶组的掌叶大黄 *Rheum palmatum* L.、唐古特大黄 *Rh. tanguticum* Maxim. et Balf. 及药用大黄 *Rh. officinale* Baill. 为正品大黄，前两种习称"北大黄"，是甘肃、青海的道地药材，后一种习称"南大黄"，是四川等地的道地药材，均为《中华人民共和国药典》所收载。正品大黄与《本草图经》中所述"今蜀川、河东、陕西州郡皆有之，以蜀川锦文者佳"一致。而来源于波叶组的藏边大黄、河套大黄、华北大黄、天山大黄等的根和根茎，虽然也含有蒽醌衍生物成分，但不含双蒽酮苷、番泻苷类，故泻下作用很差，药材的横断面除藏边大黄外均无星点，所以都不是正品大黄，仅在部分地区或民间称山大黄或土大黄，一般作兽药用或作工业染料的原料。

3. 道地药材具有明确的地域性　道地药材一般特指原产或栽培于某一地区的某种优质正品药材。这些地区有着特定的自然条件，该药材在该地区有一定的集中生产规模，在全国药材市场中享有良好的声誉。因此，道地药材一般在药名前冠以地名，如宁夏枸杞、川贝母、关黄柏、怀地黄、密银花、宣木瓜、浙玄参、杭菊花、茅苍术、建泽泻、阳春砂仁等，以表示其道地产区。也有少数道地药材名前面的地名，是指该药材传统的或主要的集散地或进口地，而不是指产地，如：藏红花，并非西藏所产，而是最早由西藏进入我国；广木香，原产印度，因广州进口故名广木香。这种因集散得名的道地药材，其实依然有确切的道地产区，如资丘木瓜，因在宜昌市资丘镇集散而得名，其实道地产区在椰坪镇；又如广木香，后因云南引种栽培成功，广木香之名渐被云木香取代。

（三）道地药材概念的形成与发展

现存最早的药物专著《神农本草经》收载的药物名称中，一些药材名就冠以地名以突出产地，如阿胶、巴豆、蜀椒、秦椒、吴茱萸等，其中的"阿"指现今山东省的东阿县，迄今所产的阿胶被认为质量最好，奉为道地；"巴"和"吴"指四川和长江中下游的地区，目前也依然是巴豆与吴茱萸的道地产区。这些药材名前冠以地名，虽然与后世道地药材的称谓不一定完全对等，但至少说明药物与产地的联系非常密切，甚至可以说是道地药材的雏形。《伤寒论》在医方中也开始使用这些冠以地名的药材，112首方剂涉及80余种中药，其中阿胶、代赭石、巴豆等广泛用于临床。

《名医别录》已经开始标注药材的产地，有的甚至注明何种土壤生长为佳，如地黄：生咸阳川泽黄土地者佳。这已经具备道地药材的主要特征。魏晋南北朝时代，《本草经集注》："且市人不解药性，惟尚形饰。上党人参，世不复售；华阴细辛，弃之如芥，且各随俗相竞。"书中为当时一些道地药材没有得到重视而痛心。该书记载了当时道地药材的生产、流通和鉴别经验，对40多种常用药材明确以何处所产为"第一""最胜""为佳""为良"等记述，明确记载了当时的道地药材，也是现今确定道地药材的最原始依据之一。

"道"在中国古代为行政区划单位。在唐代，道作为一级行政区划，始于贞观元年，太宗将全国依山川形胜分为10道。孙思邈《千金要方》中专设"药出州土"，按"道"列出了各地所产的药材，"出药土地，凡一百三十三州，合五百一十九种。其余州土，皆有不堪进御，故不繁录"，以强调"用药必依土地"。《唐本草》孔志约序中也强调，"动植形生，因方舛性……离其本土，则质同而效异"。

宋嘉祐年间进行了第二次全国药材资源大普查，编撰了《本草图经》。该书"广药谱之未备，图地产之所宜"，收录中药635味，附图933副，其中很多药图冠以地名，如"齐州半夏""银州柴胡"等，共144处，约250种药材。该书图文并茂，详细记载了当时道地药材的产区、形态、野生或栽培、加工、鉴别等。宋代《本草衍义》强调，"凡用药必须择州土地所宜者则药力具，用之有据，如上党人参、川蜀当归、齐州半夏、华州细辛"。该书作者富有药材鉴别经验，委以"政和中医官通直郎收买药材所辨验药材"。道地药材的以地冠名，经过宋代发展，已经成为道地药材特色的命名文化，如宣黄连、宣州木瓜、华州细辛等。

明代《本草品汇精要》在很多药材下专列"地"项，甚至"道地"项，以突出表明一些药材的道地产区。明代《本草蒙筌》："谚云：一方风土养万民，是亦一方地土出方药也……每擅名因地，故以地冠名。地胜药灵，视斯益信。"明末汤显祖《牡丹亭》中首次出现"道地药材"，这说明道地药材已经深入民间，成为家喻户晓、妇孺皆知的专有名词。

明清以降，很多本草都非常重视对道地药材的记载，如《本草备要》《本草从新》《本草述钩元》《本草便读》《本草崇原》《本草乘雅半偈》《本草求原》《本草纲目拾遗》等，民国时期的《医学衷中参西录》《本草正义》《增订伪药条辨》《药物出产辨》《本草药品实地之观察》等。近代涌现了一大批经营道地药材的百年老号，如北京同仁堂、杭州胡庆余堂等，为道地药材的发展提供了强大的社会、经济、文化基础。

道地药材的发展，不仅见于本草，还见于历代医话、医案、方剂等临床类书籍。此外，历代的方志、文史笔记是研究道地药材不可或缺的文献。

正是这些汗牛充栋的医药书籍、方志典籍为我们保留了灿烂多彩的道地药材文化，为我们研究道地药材留下了宝贵的财富。道地药材逐渐从专业的医药学家走向民间，成为家喻户晓的中医药文化元素之一。

二、道地药材的形成原因

道地药材的形成，主要依赖于系统的中医药学理论、优良的物种遗传基因、特有的自然生态环境和成熟的生产技术。

（一）中医药的临床实践是发现道地药材的前提

历代中医药学家均将货真质优的药材作为增强临床疗效、提高健康服务水平的物质基础。古代大量的医书医案中无不渗透着对道地药材的精辟论述和推崇赞誉。有些本草对道地药材做了详细的记载，如《本草图经》记载了当时评价道地药材上党人参的临床实验：相传欲试上党人参者，当使二人同走，一与人参含之，一不与，度走三五里许，其不含人参者必大喘，含者气息自如者，其人参乃真也。更多的本草则是简要的叙述道地药材的临床功效，如《景岳全书》记载苍术：惟茅山者，其质坚小，其味甘醇，补益功多，大胜他术。

（二）优良的物种遗传基因是形成道地药材的内在因素

道地药材的形成，首先取决于种质。药材种质不同，其质量差异很大。在谢宗万先生提出的"优良品种遗传基因是形成'道地药材'的内在因素论"中已经有了充分的论述。

（三）特有的自然生态环境是形成道地药材的外在条件

药材的质量与自然环境密切相关。《神农本草经》记载，"土地所出，真伪新陈，并各有法"。特定的自然环境条件是形成道地药材极为重要的外在因素。

土壤和气候对道地药材的形成有显著的影响。早在《名医别录》中，已记载"（地黄）生咸阳川泽黄土地者佳"。如怀牛膝的最佳栽培地在河南省武陟县，因受黄河、沁河多次泛滥和改道的影响，土层深厚，土壤肥力强，生长的牛膝侧根少，成色好，为著名的道地药材。

温度对道地药材质量的形成具有密切的相关性。枳壳与枳实均来源于柑橘属，我国的柑橘地理分布大致以秦岭－淮河为界，这与柑橘的生物学特性有关。一般来说，年平均气温在16℃左右以下，或最冷平均气温低于0℃的地区，柑橘就会生长不好。如果气温达到－8℃仅数个小时，柑橘就会发生落叶现象；气温达到－8℃较久或遇到更低的气温，柑橘就会冻死。温度与湿度往往共同作用于柑橘的生长。如白昼气温数周达到38℃以上，柑橘就会患火热病；在湿度较小的地区，甚至几个小时的高温就会使柑橘焦枯；在湿度较大的地区，38℃的高温影响不大。目前，陕甘境内秦岭南坡的柑橘产区是我国现今柑橘分布纬度最高的，不需要人工特殊保护的经济栽培地区。

环境因素对形成道地药材的影响是综合性的。如天麻与蜜环菌共生，天麻道地药材的形成，除了自身对温度、湿度、土壤等生态因子适应外，还要适合蜜环菌的生长和发育。只有适宜天麻和蜜环菌共同生长的区域才可能形成道地药材的产区。

生态环境不仅指生物的外界生态环境，也包括生物体内环境。近年来，内生菌等微生态对道地药材的影响也备受关注。内生菌与植物在长期相互作用的过程中形成了一种稳定的互利互生关系，可以共同产生次生代谢产物，以增强植物生长调节、抗病虫害、抗逆等能力。内生菌不但自身能产生特殊的生物活性物质，还能诱导和促进药材有效成分的合成和积累，甚至产生与药材相同或近似的活性成分。如内生菌的代谢物对铁皮石斛的生长有显著促进作用，黄花蒿的内生菌可以促进青蒿素的合成。

（四）成熟的生产技术是形成道地药材的可靠保证

道地药材有的来自野生资源，有的来自栽培或人工驯养。其中栽培的植物类道地药材占居多数，如人参、三七、地黄、川芎、当归、牛膝、菊花、木瓜等。这些道地药材的栽培历史悠久，经过千百年来对药材反复地精心培育，有的已经形成并选育出优良的栽培品种，有完备的栽培技术，有特色的采收加工技术。

种子种苗是药用植物生产的重要环节。有的道地药材对种子种苗的采收、保存、处理有特定的要求。例如，在当归道地产区需要采三年生当归所结的种子，并当种子由红转为粉白色时分批采收。因为，当归种子过熟呈枯黄色，播种后容易提早抽苔，而抽苔后的当归不能作为药材流通。另一方面，长期使用提早抽苔的植株所结种子育苗抽苔率就高。

有的道地药材具有特色的育种与栽培技术，如四川江油的附子为著名的道地药材，附子以乌头块根繁殖，多在平坝区栽培，海拔约为500m，气候温和，年均温16.5℃，年降雨量为1400mm。然而，乌头的块根来源则由四川省的安县、青川等县培育和供应。培育乌头块根地区海拔800～1000m以上，土壤贫瘠，平均温度在14℃～16℃，年降雨量为1000mm左右。故有"江油附子青川苗"一说。江油每年11月下旬采购调运种苗，12月中旬下种，次年2月出苗生叶，3月中旬第一次修根，5月上旬第二次修根。每株只留下大的子根2～3个，6月中旬采挖。如果拖延到大暑（7月下旬）后，正值高温多雨，阳光与下雨交错，附子在土壤中极易腐烂，即使不烂，块根有斑点，质地疏松，也会影响品质。

一些道地药材的产地加工也富有特色。如菊花，习以安徽亳州、安徽滁州、安徽歙县和浙江桐乡为道地，分别习称"亳菊""滁菊""贡菊"和"杭菊"。之所以能形成各具特色的"四大菊花"道地药材，除了种质、生态环境外，它们的采收加工也富有各自特色。亳州位于暖温带气候，秋冬气候干燥，采用阴干的方法；滁菊位于亚热带北缘的江淮丘陵，气温略高，夏秋之间常有伏暑，当地采样晒干的方法；贡菊位于亚热带的皖南山区，雨量较多，且高山多雾，不易阴干或晒干，采用烘干的方法；杭菊位于杭嘉湖平原，湿度偏大而阳光充足，采用独特的先蒸后晒的方法。正是由于不同的加工，中医临床认为它们各有侧重，亳菊疏风清热、解暑明目，主要供药用；滁菊偏于祛风润燥，药茶皆宜；贡菊和杭菊善于解暑除烦、清肝明目，主要供茶饮，也用于治疗。

三、道地药材要素的沿革与变迁

道地药材在漫长的历史形成与发展中，不是一成不变的，而是经历了从雏形到发展再发展的一个复杂的演变过程。道地药材包含的元素很多，有种质、产区、采集、加工、质量评价、鉴别等诸多要素。古往今来，这些要素有的一直延续，有的发生变迁。

（一）道地药材种质的沿革与变迁

道地药材的种质与众多药材种质一样，有的品种代代相传，有的则发生变迁，即"药材品种延续论"和"药材品种变迁论"。

道地药材的种质自古延续的如人参、当归、黄芪、三七、木瓜、乌药等。古代医药学家，为凸显道地药材，在药材名前常加上产地名称。"地名＋药材名"构成了道地药材名称，如苍术以江苏省的茅山质量最好，称"茅苍术"。正是"以地冠名"将道地药材与道地产区紧密结合在一起，使道地药材的种质得以历代传承。

有的道地药材种质则发生变迁，如古代早期使用的枳实为芸香科枸橘 *Ponoirus trifoliate*（L.）Raf.，宋代以后的枳壳、枳实就改以酸橙 *Citrus aurantium* L. 等为主。紫草，古本草收载的均为紫草科硬紫草 *Lithospermum erythrorhizon* Sieb. et Zucc.，而现时则普遍使用新疆软紫草 *Arnebia euchroma*（Royle）Johnst.。类似的还有续断、太子参、巴戟天、延胡索、藿香等。

（二）道地产区的沿革与变迁

道地药材的产区，即道地产区，也存在延续与变迁两种情况。有的道地药材的道地产区在历史发展中一直延续至今。如木瓜，《本草图经》记载："木瓜处处有之，而宣城者为佳。"此后历代本草均以安徽宣州为道地。又如乌药，《本草图经》记载："生岭南邕、容州及江南，今台州、雷州、衡州亦有之，以天台者为胜。"自此，乌药以天台为道地沿承至今。著名方剂天台乌药散也以此冠名。

但是也有很多道地药材的道地产区在历史上发生变迁，甚至几度变迁。如地黄，《名医别录》记载："生咸阳川泽黄土地者佳。"《本草经集注》："今以彭城干地黄最好，次历阳，今用江宁板桥者为胜。"宋代《本草图经》："今处处有之，以同州者为上。"明代《本草蒙筌》："江浙壤地种者，受南方阳气，质虽光润而力为微；怀庆山产者，禀北方纯阴，皮有疙瘩而力大。"《本草纲目》："今人惟以怀庆地黄为上，亦各处随时兴废不同尔。"自此，地黄以河南怀庆为道地，习称"怀地黄"。

另一方面，道地药材常因产区变迁，种质相应改变。如延胡索，始载于唐代《本草拾遗》。据本草考证，唐宋时期延胡索以东北野生品为道地，经考证应为齿瓣延胡索 *Corydalis turtschaninovii* Bess.。明代《本草品汇精要》在"道地"项下注明以江苏镇江为佳。明代《本草纲目》记载江苏茅山有延胡索栽培，根据其附图和文字描述，应为延胡索 *C. yanhusuo* W. T. Wang。《本草原始》认为茅山延胡索为道地。《本草乘雅半偈》中记载浙江杭州也产延胡索。近代以来，延胡索道地产区进一步南移，以浙江为道地。自唐以来，延胡索从东北迁往江苏，再南移至浙江；种质也由齿瓣延胡索变为延胡索，并由野生品改为栽培品。

（三）道地药材药用部位的沿革与变迁

古今道地药材的药用部位也时有变迁。如忍冬，始载于《名医别录》："忍冬，十二月采，阴干。"考虑到忍冬花期在 5 ~ 6 月，此应指藤茎。《证类本草》引《肘后方》："忍冬茎、叶，剉数斛。"这表明宋以前忍冬植物的药用部位为茎和叶。至明代，发展为茎叶及花均可入药，如《本草品汇精要》在"用"项下注为茎、叶、花。《本草纲目》也记载："茎叶及花，功用皆同。"《得配本草》则强调："藤、叶皆可用，花尤佳。"

又如香附，以"莎草"之名始载于《名医别录》。《本草图经》记载："采苗及花与根疗病。"至《本草衍义》时，已经多用根状茎，"其根上如枣核者，又谓之香附子，今人多用"。天麻也有类似的历史，《本草图经》："今方家乃三月、四月采苗，七月、八月、九月采根。"《本草衍义》："赤箭，天麻苗也，与天麻治疗不同，故后人分为两条。"

（四）道地药材采集与加工的沿革与变迁

道地药材非常重视采集时间。如著名方剂二至丸由旱莲草、女贞子组成，为治肝肾阴虚之剂。方名就是来自冬至采女贞，夏至采旱莲草之意。道地药材对采集时间也有要求，如艾，《本草图经》记载："三月三，五月五采叶，暴干，经陈久方可用。"《本草纲目》："艾叶采以端午，治病灸疾，功非小补。"道地药材蕲艾产区延续了端午采艾的传统。为了扩大蕲艾资源，道地产区除端午以外，一年还采 2 ~ 3 次。

有的道地药材的加工方法古今也有变迁。如附子，《伤寒论》中附子以整枚入药，有时需"炮去皮，破八片"。晋代《肘后备急方》记载附子"去皮、脐"。附子的古今加工经历了相当复杂的过程，当前道地产区四川江油则形成了"胆巴浸泡 – 煮制 – 剥皮（白附片） – 切片 – 漂洗 – 蒸制 – 干燥"多道加工工序。

有的道地药材自古以来加工原料时有变迁。如阿胶，《名医别录》："煮牛皮作之。"

《齐民要术》："沙牛皮、水牛皮、猪皮为上，驴、马驼、骡皮为次。"唐宋时期，阿胶原料由牛皮为主转变为驴皮；宋代以后阿胶全用驴皮煎煮，牛皮之胶则称为黄明胶。《本草图经》则转变为驴皮，云："大抵以驴皮得阿井水乃佳尔……故陈藏器云：诸胶俱能疗风止泄补虚，驴皮胶主风为最。又今时方家用黄明胶，多是牛皮，《神农本草经》阿胶亦用牛皮，是二皮亦可通用，然今牛皮胶制作不堪精，但以胶物者，不堪药用之。"

历代秋石的变迁，则说明原料与工艺均发生变迁。古今以来，秋石的原料有 3 种，宋代《苏沈良方》《经验方》及明代的《本草蒙筌》《医学入门》，清代《本草新编》《本经逢原》等均用人尿；明代《本草纲目》及清代《本草便读》中则以人中白为原料；明代《本草纲目》中记载以食盐制秋石伪品，但是 20 世纪 30 至 50 年代北京市售的秋石则均是食盐制品。秋石的古今制法也很多，分阴制法和阳制法，前者又分沉淀法和结晶法。目前市场销售的秋石与古代秋石已经大相径庭。

四、道地药材变迁的原因

清代徐大椿《医学源流论》中注意到古今药之变迁对临床疗效的影响，"古方所用之药，当时效验显著……而今依方施用，竟有应与不应"。

（一）疆域变迁及地缘政治格局

道地药材沿革意义上属于汉民族医药文化，与中原汉文化密切相关。古代中原王朝势力圈决定了道地药材的地域分布空间。与中原汉文化密切的区域，道地药材记载时间相对较早，如广西的道地药材肉桂、滑石等在南北朝已经为道地药材，宋代增加珍珠、蛤蚧、山豆根等；内蒙古的道地药材在古代多限于中南部地区；云南的道地药材则主要在明清的本草中才开始出现，如云黄连、云茯苓等；新疆的道地药材主要在 20 世纪 50 年代才逐渐发现而利用，如阿魏、软紫草等。当中原王朝处于强大统一的格局时，中原中央政权对边疆少数民族地区实施上下统属的政区关系时，促进医药文化交流，道地药材的地域分布则扩大；当边疆少数民族游离于中央王朝时，道地药材的地域分布则相对缩小。

（二）军阀割据

军阀割据导致正常的贸易受阻，使道地药材资源不能流通。《本草经集注》已经注意到这种情况：假令荆、益不通，则令（全）用历阳当归，钱唐（塘）三建，岂得相似？所以疗病不及往人，亦当缘此故也。如雄黄，汉魏六朝炼丹术士用的雄黄以武都（今甘肃西和）为佳。晋末武都少数民族地区发生纷扰，阻隔了武都雄黄进入中原，以致"时有三五两，其价如金。合丸皆用石门（今湖南）、始兴石黄之好者尔"。

阿胶原料在宋代全部改为驴皮，据推测，一个根本原因与唐末五代军阀割据，实行五代"牛皮之禁"有关。唐末五代，"犯牛皮一寸抵死"。宋袭五代之法，牛革作"杂变之赋"，导致五代至宋长期不能以牛皮煎煮阿胶。

（三）气候

有史以来，我国的气候经历了较大幅度的波动，对药用生物的分布适宜区也产生了影响。泽泻、枳壳等对气候比较敏感，其主产区或道地产区在明清时期由北向南发生转移，与近两千年来我国气候变化特点相一致。又如天麻，自然分布区基本位于年平均最低地面温度 −4℃线与年平均低温 20℃线之间，主产区多位于年平均水汽压的 14 ~ 16hPa 线之间。因为天麻的分布对生态因子比较敏感，历代天麻的产区变迁也与气候有密切关系。

（四）资源过度利用导致濒危

资源濒危导致道地产区变迁，最典型的例子莫过人参。《名医别录》中有人参"生上党山谷及辽东"之说。古代多部本草的描述均可说明古代人参的产地乃上党、辽东并存。据史料记载，唐代即有当时的潞州上党郡、泽州高干郡、幽州港阳郡、平州北平郡、辽州乐于郡、营州柳城郡等均向朝廷进贡人参。由于当时的贡品中通常不会掺假，所以可以证明当时晋冀一带是人参药材产区之一，而且原有"上党人参"一说，经多方考证确有此种情况。但是清代开始，山西上党人参逐渐消失，尤其是乾隆皇帝曾在为人参所写颂诗的自注中说："昔陶弘景称人参上党者佳，今惟辽阳、吉林、宁古塔诸山中所产者神效，上党之参直同凡卉矣。"人参的主要产区在清代由上党、辽东并立，而变迁为只限于东北。究其原因，森林被大量砍伐，导致人参生长环境被极大破坏，有可能是人参在上党等地绝迹的重要原因之一。

与上党人参类似的还有舒州白术。白术在宋代备受医家推崇，《本草图经》记载："凡古方云术者，乃白术也。"并在书中附有舒州白术等图。《苏沈良方》记载："黄州山中，苍术至多，就野人买之，一斤数钱耳……舒州白术，茎叶亦皆相似，特花紫耳，然至难得，三百一两。"可见当时舒州白术资源何其濒危。明清本草再无舒州白术的记载。

道地药材因野生资源濒危，种质与产区被迫变迁。如黄连，古代长期以"宣黄连"为道地。宣黄连特指分布于与安徽宣城相邻的部分皖南山区和毗邻的浙江西北山区的短萼黄连 *Coptis chinensis* var. *brevisepala* W. T. Wang et Hsiao。该地区的短萼黄连品质优异，作为道地药材上一直可以追溯到南北朝时期的《本草经集注》，下可至公元 1803 年的《本草纲目拾遗》。如唐代《新修本草》载："江东者节如连珠，疗痢大善。"《四声本草》："今出宣州绝佳，东阳亦有，歙州、处州者次。"《开宝本草》载："医家见用宣州九节坚重，相击有声者为胜。"《本草图经》："今江、湖、荆、夔州郡亦有，而以宣城者为胜。"但是长期对道地药材宣黄连的需求，一直依靠对野生资源的采挖，导致资源渐渐枯竭，致使黄连道地药材在明清时期开始以四川为道地，种质也由短萼黄连改为黄连 *Coptis chinensis* Franch.。

（五）引种

木香原产印度，由广东进口，称为广木香。1935 年，云南从印度加尔各答引种木香成功并逐渐发展成功，木香始以云南为道地，习称云木香。类似还有砂仁，原名缩砂蜜，唐代主要依靠进口，宋代广东开始引种，《本草图经》记载："出南地，今惟岭南山泽间有之。"历代以阳春为道地。《药物出产辨》记载："产广东阳春县为最，以蟠龙山为第一。"贡菊以安徽歙县为道地，贡菊的种植与发展与徽商引种有关。徽商在清光绪 22 年从浙江德清县引进白菊花种歙县大渊源，民国初发展到现今主产地金竹岭。山东嘉祥的济菊则是清朝年间从亳州引种，浙江海宁原为杭黄菊主产区，江苏射阳引种后形成一定规模。

（六）品种分化

有些道地药材最初仅有一大品种名称，而后伴随时代的变迁，也会发生品种的分化。如药材贝母，在明代以前无川、浙之分。明代张景岳《本草正》首先将川贝母与浙贝母（土贝母）分条论述，《本草纲目拾遗》也将浙贝母单列一条，与现今所用一致。目前川贝母、浙贝母为两味功效有别的道地药材。又如芍药，始载于《神农本草经》，《本草经集注》中有赤白之分。又如白术与苍术，在《神农本草经》中统称为术，在宋代，出现苍术与白术的分化，苍术始终以江苏茅山为道地，但白术的道地药材在宋代之后也相继经历几度变迁。山药自宋代始有栽培，明清以后药用山药主要来源于栽培品。河南怀庆地区，山药栽培出现品种分化，道地药材"怀山药"不是泛指所有的山药农家品种，而是特定的农家品种铁棍山药。类似的还有柴胡与银柴胡、独活与羌活、南沙参与北沙参、怀牛膝与川牛膝，菊花（有亳菊、贡菊、滁菊、杭菊）等。

五、道地药材的经验鉴别与质量评价

道地药材自古以来备受推崇。如《本草蒙筌》描述了当时蕲艾的情景：其治病证，遍求蕲州所产独茎、圆叶、背白、有芒者，称为艾之精英。倘有收藏，不吝价买。彼处仕官，亦每采此，两京送人，重纸包封，以示珍贵。一方面，由于盛名之下，多有冒窃，好利之徒炫名矜贵，惟尚形饰，甚至以假乱真。另一方面，世人贵远贱近的盲目推崇心理，也助长了道地药材的畸形消费。因此，历代本草学家十分注重道地药材的鉴别与质量评价。

（一）临床评价

临床疗效是道地药材的评价标准。《本草图经》记载了当时评价道地药材上党人参的临床实验：相传欲试上党人参者，当使二人同走，一与人参含之，一不与，度走三五里许，其不含人参者必大喘，含者气息自如者，其人参乃真也。更多的本草则是简要的叙述道地药材的临床功效，如《景岳全书》记载苍术："惟茅山者，其质坚小，其味甘醇，补益功多，大胜他术。"

（二）经验鉴别

"有诸内必形诸外"。古代医药学家主要通过眼看、手摸、鼻闻、口尝、水试、火试等基于感官的评价来判别药材的"真伪优劣"。通过长期的经验积累，逐渐形成了行之有效的独特的道地药材传统鉴别经验。如《开宝本草》记载宣黄连："医家见用宣州九节坚重，相击有声者为胜。"《景岳全书》记载续断："川者色灰黑，尖瘦多芦，形如鸡脚，皮断而皱者是。"

（三）野生品与栽培品的评价

中药材在古代很早就开展了栽培。中医药学家已经注意到野生品与栽培品的药效有别。唐代《新修本草》记载芎䓖："出秦州，其人间种者，形快大，重实多脂润；山中采者瘦细，味苦辛。"一些药材品种，尽管大面积栽培，但是中医药学家仍十分推崇野生品。如芍药在宋代已经大面积栽培，但是《本草别说》强调，"今淮南真阳尤多，药家见其肥大，而不知香味绝不佳，故入药不可责其效"。《本草蒙筌》也认为，"山谷花单叶，根重实有力，家园花叶重，根轻虚无能"。

但是，并不是野生品一定胜于栽培品。如《本草图经》记载山药："近都人种之，极有息。"后来怀山药、怀牛膝、怀地黄等均以栽培品味为佳，逐渐演变为著名的"四大怀药"。附子在宋代已有栽培，《本草图经》记载："其种出于龙州、绵州、彰明县多种之，惟赤水一乡为佳。"《彰明附子记》详细记载了栽培面积、产量、栽培技术及加工方法。彰明（今四川江油）附子作为道地药材已有千余年的历史。

六、依据本草，挖掘和发展道地药材

目前，中国的中药材多达1万余种，中医临床所习用的常用中药材只有400～500种，而道地药材不足200种，但其用量却达到了总量的80%。如果说常用中药是中药资源的精华，那么道地药材则是常用中药材的精华。道地药材在漫长的历史中，经历了从雏形到发展再发展的一个复杂的演变过程。当前，为挖掘、保护和发展道地药材，需重视和结合本草，追溯道地药材的历史，才能更大限度的还原道地药材的精髓。

（一）挖掘历史名药

一些道地药材因资源濒危，有的成为历史名药，如道地药材"宣黄连"；但是有的道地药材可以通过挖掘复活。如霍山石斛，《名医别录》记载："生六安山谷水旁石上。"由于资源量较少，石斛产区在历史上一度南移，至清代《本草纲目拾遗》专列霍山石斛，即"系出六安州及颖州府霍山县，名霍山石斛，最佳"。清乾隆年间的《霍山县志》记载："因采购者众，本山搜剔已空。"近代以来，霍山石斛名存而实亡，直至20世纪80年代全国第三次中药资源普查，霍山县专门组织了调查队开展了大量的野外调查，发现了仅存少许的野生石斛资源，经分类学家研究于1984年发表了霍山石斛 *Dendrobium huoshanensis* C. Z. Tang et S. J. Cheng，经形态学研究和本草考证，这就是历史上著名的霍山石斛药材的原植物。又经霍山县何云峙先生几十年的不断摸索与积累，攻克了霍山石斛的人工栽培、枫斗加工等一系列难关。目前，霍山石斛已经大面积繁育，是历史上道地药材真正的复活。

（二）指导道地药材生产区划

中药材生产不同于大田作物，更强调地域性对质量的影响。如《本草蒙筌》认为："（地黄）江浙壤地种者，受南方阳气，质虽光润而力微；怀庆府产者，禀北方纯阴，皮有疙瘩而力大。"

20 世纪 50～60 年代，在"实行就地生产、就地供应的方针"，"必须打破道地药材不能易地引种，非道地药材不处方、不经营的迷信思想"的背景下，各地开展了野生变家种的活动，使一些品种由野生成功变家种，各地纷纷引种栽培，通过外区引种形成了一批新的栽培基地。但该时期的易地引种、盲目引种也有深刻的教训。如 1966—1971年，丹皮由道地产区安徽铜陵引种到山西、湖北、内蒙古、甘肃、新疆等 20 个省区的571 个市县，调出种苗 317.18 万株，种子 6 万多千克，然而绝大部分地区引种相继失败。一些药用植物引种到新的地区后，不仅在形态、生理等方面发生了变异，甚至改变了生活型。因此，顺应道地药材自身的规律，才能更好地指导道地药材生产区划。

（三）保护和发展道地药材优良种质、传统栽培与采收加工的技艺

在道地药材漫长的形成与演变过程中，有的道地药材经过长期人工选育产生特定的优良种质，有的形成了特定的栽培或采收加工技术。种质、栽培、采收加工等是道地药材品质的重要形成要素。如药用菊花在不同道地产区分布形成了亳菊、滁菊、贡菊和杭菊四大药用菊花，即使在亳菊的道地产区安徽亳州，有道地药材亳菊，也有劣质品种大马牙。四川江油的附子、都江堰的川芎等的生产有一套特定的栽培技术；霍山石斛的枫斗加工、茯苓加工均有专门的技术。霍山石斛的枫斗、秋石等加工已经申请了非物质文化遗产保护。

第四节　中药品种本草考证范例与点评

一、茵陈品种的本草考证

茵陈为中医常用的清湿热、利胆、退黄要药。《伤寒论》茵陈蒿汤即用茵陈配以栀子、大黄，用治湿热黄疸，身黄如橘子色，小便不利的阳黄证。《张氏医通》又取茵陈配附子、干姜、甘草，用治肤色晦暗，寒盛阳虚的阴黄证。总之，中医常应用茵陈为君药，随佐使之寒热，而理黄疸之阴阳。

据《古今图书集成》记载：我国从汉代至明代十五家所载的治黄疸方中，用茵陈者达 37 方之多。后世新方更多。茵陈胆道汤（茵陈、栀子、柴胡、黄芩、木香、枳壳、大黄、金钱草）经实验证明有显著的利胆作用。近年来有报道，以茵陈代茶饮或以片剂治疗高胆固醇血症与高甘油三酯血症。因此，中药茵陈越来越得到人们的重视。

药用茵陈品种复杂，异物同名品甚多，究竟什么是正品药用茵陈？应用历史较久的异物同名品在历代本草中所处的地位如何？这些问题都需要通过本草考证来予以澄清。

（一）正品茵陈的本草考证

茵陈原名茵陈蒿，始载于《神农本草经》，列为上品。《名医别录》载："茵陈生太山及丘陵坡岸上。"陶弘景谓："今处处有之，似蓬蒿而叶紧细，秋后茎枯，经冬不死，至春又生。"陈藏器《本草拾遗》释名说："此虽蒿类，经冬不死，更因旧苗而生，故名因陈，后加蒿字耳。"韩保昇谓："叶似青蒿而背白。"

裴鉴、周太炎在《中国药用植物志》第四册中以吴其浚《植物名实图考》所附的茵陈图为根据，认为药用茵陈为菊科植物茵陈蒿 Artemisia capillaris Thunb.，《江苏中药名实考》认为古代本草中的茵陈，即为此种。这个观点，长期以来为人们所接受。

后来，谢宗万先生对我国传统药用茵陈品种结合调查、采集、鉴定，进行了比较深入的本草考证，认为《名医别录》载"生太山及丘陵坡岸上"的茵陈，即今之猪毛蒿（滨蒿）。《证类本草》的绛州茵陈蒿，从产地分布来考虑，亦为此种。而陶弘景称"经冬不死，至春又生"者，虽未指明出产地区，但可理解为多年生或二年生草本。因此，可以认为现时国内各地通作药用的"叶似青蒿而背白"（指幼苗）的猪毛蒿 Artemisia scoparia Waldst. et Kit. 和茵陈蒿 A. capillaris Thunb. 都属于传统药用茵陈的正品，古今药用品种一致。此二种，现时商品通称"绵茵陈"，以嫩叶干后柔软如绵而得名，前者以陕西产者质量最佳，习称"西茵陈"，国内驰名。

（二）铃茵陈的本草考证

江苏、浙江、安徽一带有所谓"铃茵陈"者，别称灵茵陈、黄花茵陈或角茵陈，其原植物为玄参科植物阴行草 Siphonostegia chinensis Benth.。本品在江西大部分地区以全草作"土茵陈"入药，江西彭泽叫八角茵陈，江西少数地区和湖北竹溪、福建建阳均直接混称为茵陈，四川叫黑茵陈，湖南叫罐子茵陈，江苏还有叫铁梗茵陈的，但在云南、贵州地区则普遍称金钟茵陈，可是在北京中药业则通称"刘寄奴"入药。

茵陈类和刘寄奴类是两类截然不同的药物，阴行草在历代本草中究竟处于何种地位，应该首先予以查明。

考明·兰茂《滇南本草》卷中载有"金钟茵陈"，谓："性寒，微苦。利小便，疗胃中湿热或瘤人发黄，或周身黄肿，消水肿，服后忌豆。"原书无图，亦无形态描述。云南卫生厅《滇南本草》整理组考订其原植物即为上述之阴行草。参照云南《玉龙本草标本图影》中的茵陈，即为本品，且以其花色形态核之，亦均无不合，而现今云南民间仍名为金钟茵陈，其地区传统的药名，沿用至今未变。

明代的金钟茵陈，到了清代则称之为山茵陈。张璐《本经逢原》云："茵陈有二种，一种叶细如青蒿者名绵茵陈，专于利水，为湿热黄疸要药。一种生子如铃者，名山茵陈，又名角蒿，其味辛苦，小毒，专于杀虫，治口齿疮绝胜，并入足太阳。"《本草纲目拾遗》对此亦有类似的记载。赵学敏在书首正误篇中讨论茵陈的时候写道："一种生子如铃者，名山茵陈，即角蒿，其味辛苦，有小毒，专于杀虫，治口齿尤妙，今人呼为铃儿茵陈，药肆中俱有之，此不可以不辨而概误用之也。"本品在《植物名实图考》

中称之为"阴行草"，吴其浚说："阴行草产南安，丛生，茎硬有节，褐黑色，有微刺，细叶，花苞似小罂上有歧，瓣如金樱子形而深绿。开小黄花，略似豆花，气味苦寒。土人取治饱胀，顺气化痰，发诸毒。湖南岳麓亦有之，土呼黄花茵陈；其茎叶颇似蒿，故名。花浸水，黄如槐花，治证同南安。宋《图经》谓茵陈有数种，此又其一也。滇南谓之金钟茵陈，既肖其实行，亦闻名易晓。主利小便，疗胃中湿，痰热发黄，或眼仁发黄，或周身黄肿，与茵陈主疗同。其嫩叶绿脆，似亦可茹。"

本品现时在南方广大地区作土茵陈用是有其历史渊源的。但在北方地区则作刘寄奴入药，功能主治与茵陈有别。像这样同药异用的情况，值得对其开展深入的实验研究，以探讨究竟。

（三）山茵陈的本草考证

诸家本草记载的山茵陈有异物同名问题。"山茵陈"之名始见于《日华子本草》，云："石茵陈味苦凉无毒……又名茵陈蒿、山茵陈。"显然，《日华子本草》所说的石茵陈和山茵陈，均系菊科茵陈蒿而言。苏颂《本草图经》载："茵陈蒿……今谓之山茵陈。"《本草衍义》附方即用山茵陈。李时珍关于此则说得很清楚，"茵陈昔人多莳为蔬，故入药用山（野）茵陈，所以别家茵陈也"。故明代以前文献中的山茵陈，实即野生之茵陈蒿。其后，到了清代，如《本经逢原》《本草纲目拾遗》《本草求真》等本草中所述之"山茵陈"皆指玄参科金钟茵陈（阴行草）而言，与菊科茵陈蒿迥别。

（四）白花茵陈的本草考证

江西和云南所销售的白花茵陈，系唇形科植物牛至 *Origanum vulgare* L. 的地上部分。这种植物在科、属形态上与菊科茵陈蒿相差很大，竟然也有"茵陈"之名，何故？查考本草，也能找到历史根源。

宋代《本草图经》云："江宁府又有一种茵陈，叶大根粗，黄白色，至夏有花实。"观其附图，显然即唇形科植物牛至。《本草蒙筌》中的江宁府茵陈图亦为此种。宋代以唇形科植物为茵陈，还可以找到依据。例如《本草图经》在论述"苏"时说："苏有数种，有水苏、白苏、鱼苏、山鱼苏，皆荏类……鱼苏似茵陈，大叶而香，吴人以煮鱼者，一名鱼舒，生山石间者名山鱼苏。"显然，此处以鱼苏的形状喻茵陈，则此茵陈很可能就是现在的白花茵陈（牛至）了。这说明古今有以牛至混茵陈的事例。

（五）茵陈与青蒿、黄蒿的瓜葛

现时国内有以茵陈蒿因采集季节不同而作不同药物销售的怪现象，春季嫩苗时期采集入药的称绵茵陈，这是对的。但于秋季带果穗时采集的地上部分，在江苏、山东、湖北、湖南、福建、广东、广西、台湾、四川、辽宁等省部分地区混作青蒿入药，湖北称鱼子青蒿，湖南花垣与贵州的贵阳称小青蒿，浙江平阳称细青蒿，湖南长沙称狗毛青蒿、新邵称青蒿子，湖北巴东称铁青蒿，江苏苏州称黄香蒿，山东、河北、内蒙古和东北部分地区称黄蒿。

茵陈与青蒿相混的情况在清代医药学文献中也有记载。张璐《本经逢原》谓青蒿"茎紫者真"。黄花蒿（青蒿）*Artemisia annua* L. 无论是鲜品或者是干燥的药材，茎都是绿色、黄绿色或棕黄色，从来不紫。这里所说的"紫茎"，实际上指的就是老的茵陈蒿或猪毛蒿的茎枝。近代张锡纯《医学衷中参西录》中谓："茵陈者，青蒿之嫩苗也。"显然，张锡纯把茵陈和青蒿这两种不同的药物看成是同一植物来源。他就是以春季的幼苗为茵陈，以秋季采收的茵陈地上部分为青蒿，这和现代及上述错用情况如出一辙。由于张锡纯将茵陈、青蒿二者混为一谈，因此有人误认为张氏治中风证的"镇肝息风汤"方中的茵陈是青蒿。谢宗万先生则认为方中所用的茵陈为幼苗，即一般通称的"绵茵陈"（猪毛蒿），而绝不是青蒿（黄花蒿）。

茵陈的老枝尚有称之为黄蒿者。这样，茵陈、青蒿、黄蒿形成三味一体，只是老嫩不同而已。谢宗万先生认为，如果为了医疗的需要，有必要反映出不同时期采集的药材时，可以用"绵茵陈"和茵陈蒿"两个处方用名来加以区别。即以春季采收的幼苗为绵茵陈，以秋季采收的地上部分名茵陈蒿就可以了。为此，谢宗万先生建议取消"黄蒿"和"黄香蒿"这两个药名，以免与另一种药黄花蒿之名相混淆。

（六）结论

1. 正品茵陈即绵茵陈，植物来源有二：一为猪毛蒿（滨蒿）*Artemisia scoparia* Waldst. et Kit. ；二为茵陈蒿 *A. capillaris* Thunb. 。

2. 铃茵陈即《滇南本草》之金钟茵陈，《植物名实图考》之阴行草。植物来源为玄参科阴行草 *Siphonostegia chinensis* Benth. 。

3. 山茵陈在本草中也有异物同名现象，明代以前的山茵陈，实为野生的茵陈蒿，或称石茵陈，以与家茵陈之名相区别；清代以后的山茵陈为玄参科植物阴行草。

4. 现时江西和云南所称的白花茵陈，其原植物为唇形科植物牛至 *Origanum vulgare* L. ，《证类本草》和《本草蒙筌》中的江宁府茵陈很可能就是此种。

5. 以绵茵陈以外的品种混称茵陈，均不应该；以茵陈的老枝混称青蒿或黄蒿，也不应该。为了临床的需要，可以正品茵陈的幼苗统称为绵茵陈，秋季采收的地上部分称茵陈蒿，并建议取消"黄蒿"与"黄香蒿"这两个药名。

【按语】茵陈为中医临床常用之品，也为各地民间习用之药，既有悠久的传统应用历史，也有品种混杂的应用习惯。考证者紧紧抓住现实用药中存在的实际问题，即商品茵陈中异物同名甚多的情况，依据古代文献记载及传统本草中的药图特征，确认了两种菊科蒿属植物为茵陈的正品品种；同时，对各地多种同名异物品种进行了广泛的调查，厘清这些品种所属的分类地位，并为其中的某些品种分别找到了相应的古代文献记载，可为这些品种依其本来的功用加以使用，提供了文献依据。

二、中药黄芪与红芪的本草考证

黄芪为中医常用的补气固表药，能补脾、肺之气，多用于脾肺气虚，症见倦怠乏力、食少便溏、气短懒言、自汗等症，对中气下陷引起的久泻脱肛、子宫下垂、胃下垂尤为适用。红芪功效大抵与黄芪相似。

在植物来源上，二者同属豆科，但黄芪为黄芪属 *Astragalus* 植物，红芪为岩黄芪属 *Hedysarum* 植物；在药材上，二者根皮色泽有显著区别。

在商业销售方面，广大地区将二者统称黄芪，或在药材上虽分称黄芪与红芪，但切成饮片后均统作黄芪应用。

《中华人民共和国药典》1977 年版一部的目录中只有黄芪而无红芪，但在内容方面，却将红芪列入黄芪项下，作为黄芪种类的来源之一收载之。自 1985 年版《中华人民共和国药典》一部始将红芪从黄芪项下分离出来，作为独立的新品种。

为了查明黄芪、红芪在历代本草中各自所处的地位及二者之间的药用历史渊源关系，特做如下考证：

（一）关于黄芪道地药材的考证

黄芪原名黄耆，始载于《神农本草经》，列为上品，但未言产地。最早记载黄芪产地的是《名医别录》，谓黄芪"生蜀郡西谷、白水、汉中"，指四川、陕西两省。最先对黄芪做品质评价的是梁代的陶弘景，陶云："第一出陇西、洮阳，色黄白甜美，今亦难得。次用黑水宕昌者，色白肌理粗，新者亦甘而温补。"陇西、洮阳均指甘肃省境地，黑水即今四川省松潘县西境，宕昌也属甘肃，这说明当时认为甘肃省的黄芪品质优于四川。

苏敬《唐本草》也云："今出原州及华原者最良，蜀汉不复采用。"唐之原州，即今之宁夏固原县，华原即今之陕西耀县所在地。这说明唐代仍以西北所产黄芪为道地药材。到了宋代，苏颂《本草图经》附有宪州黄芪药图，明·刘文泰《本草品汇精要》明确以宪州、原州、华原等为道地。宋·陈承说："黄芪本出绵上者为良，故名绵黄芪，非谓其柔韧如绵也。今《图经》所绘宪州者，地与绵上相邻也。"元·王好古云："绵上即山西沁州。"明·陈嘉谟也说："绵上，沁州乡名。"其所言实为今山西沁源县西北绵山附近，宪州实系山西忻州静乐县南境所属。故宪州、绵上黄芪无疑均指山西所产之黄芪而言，清·吴其浚《植物名实图考》则云："黄芪有数种，山西、蒙古产者为佳。"显然，这明确了以山西、内蒙古产的黄芪为道地药材。

综上所述，唐代以前以西北地区特别是甘肃所产的黄芪为道地药材，宋代以后则以山西黄芪为道地药材，至清代除山西外又加内蒙古为道地。现时，则认为山西、内蒙古、甘肃所产之黄芪质地均佳，均可视为黄芪之道地药材，古今认识一致。换言之，目前《中华人民共和国药典》（1985 年版一部）所收之两种黄芪（蒙古黄芪和膜荚黄芪），就其产地而言，与之甚为相当。

（二）绵黄芪的含义及品种

黄芪古今均以绵黄芪为上品，然而什么是绵黄芪，古本草中它有两个不同的解释：

1. 宋·苏颂说："八月中采根用。其皮折之如绵，谓之绵黄芪。"这是说韧皮纤维多者为绵黄芪，系指药材性状特征而言。

2. 宋·陈承说："黄芪本出绵上者为良，故名绵黄芪，非谓其柔韧如绵也。"这里的绵上（山西沁阳）是指产地而言。

以上两种解释虽然不同，但联系到具体品种上，以现时《中华人民共和国药典》收载之蒙古黄芪 Astragalus membranaceus Bunge var. mongholicus（Bunge）Hsiao 和膜荚黄芪 A. membranaceus Bunge 二者当之，均无不合。虽然如此，但仍多倾向于第一种解释，因古今以"绵"字当头作药材性状特征命名的中药，不仅是黄芪，他如"绵茵陈""绵大戟"也都有此等类似情况。唯有绵黄芪，两种解释均通，真可谓巧合。

（三）红芪的药用历史及品种

红芪以其根皮带红棕色而得名。它原为甘肃黄芪品种之一，以其质佳而与黄芪共享盛誉。多年来，甘肃武都有大量栽培，且有出口。鉴于红芪质地有独到之处，故《中华人民共和国药典》（1985 年版）将其独立为新品种。然而红芪之名，未见于本草，究竟起源于何时，颇有追根穷源之必要。

梁·陶弘景在论述黄芪时曾说："又有赤色者，可作膏贴，俗方多用，道家不须。"这里所指赤色者，肯定是指根皮的色泽而言，黄芪类药材根皮赤色者，即指红芪而言，这是明显的根据。

古代"赤水耆"中就包括一部分红芪在内。

甘肃武都之红芪，据实地调查，其原植物为豆科岩黄芪属植物多序岩黄芪 Hedysarum polybotrys Hand. – Mazz.，商品通称为红芪。

红芪在应用方面，陶弘景指出，"可作膏贴，俗方多用"。可能与其具有"托毒排脓生肌"的功能有关。

红芪的应用历史，与黄芪相比，实际相距不会太远。古代本草学家对二者并非是不知分辨，不过只是未从品种名称上加以区别而已，仍然统称黄芪，而实质在梁代以前就有红芪的应用了。为此可以认为红芪是历史上早已形成的新兴品种。

商品红芪，也并非一种，四川北部产有一种红绵芪，原植物为西康岩黄芪 Hedysarum limprichtii Ulbr.。此外，其同属植物太白岩黄芪 H. vicioides Turcz. var. taipeicum（Hand. – Mazz.）Liu 在陕西太白山称"绵芪"，山西岩黄芪 H. smithianum Hand. – Mazz. 在山西北部的山阴、朔县、应县和南部的霍县称之为"黑芪"，以其根部、外皮呈深褐色之故。

以上四种红芪，以甘肃产的多序岩黄芪为红芪的主流品种，质量最佳，应用历史也最久。

（四）川产黄芪的应用历史、品种及地位

历代本草中率先记载黄芪的产地是四川。《名医别录》云："（黄芪）生蜀郡、白水、汉中。"陶弘景云："次用黑水宕昌者。"蜀郡系指四川成都附近地区，白水、黑水位于四川阿坝藏族自治州松潘县的东境和西境。这里是说川黄芪的产区为四川的中部和西北部。从这些地区的黄芪产品来看，川黄芪应包括如下品种：①全翼黄芪 Astragalus chrysopterus Bunge；②塘谷尔黄芪 *A. tongolensis* Ulbr.；③膜荚黄芪 *A. membranceus* (Fiseh.) Bunge；④梭果黄芪 *A. ernestii* Comb.；⑤多花黄芪 *A. floridus* Benth.。

川产黄芪应用的历史虽然悠久，且是自古以来的地区习惯用药，但非道地药材，这就是它在历代本草中所处的药用地位。

近年来曾有人将甘肃武都地区产的红芪名之为"川芪"，这是不对的。其所以如此，是因为四川的广元和成都已成为甘肃红芪的集散地所致，它和真正的川产黄芪在名称上有混淆之处，应注意区别。

（五）清代蒙古黄芪之探讨

《植物名实图考》曾言及黄芪有数种，山西、蒙古产者为佳。究竟蒙古产质佳的黄芪是哪几种？这个问题也值得探讨。就黄芪属植物的地理分布而言，毫无疑义，《中华人民共和国药典》收载之两种黄芪，内蒙古地区均有产，除此以外，是否还有其他优质品种呢？

历史上有一种商品名"库伦芪"者，曾被奉之为黄芪中之最佳品，其原植物为贺兰山黄芪 *Astragalus hoantchy* Franch.，主产于蒙古人民共和国，过去商品多有进口。我国内蒙古与宁夏交界的贺兰山区也有少量分布，惜数量不多。

考《唐本草》所言之原州，为宁夏固原县，固原靠六盘山，此处是否也有贺兰山黄芪的分布，尚有待进一步调查研究。

贺兰山黄芪商品难见，但种质极佳，可考虑作为良种，推广种植。

【按语】黄芪是中医临床常用的补气之品，在诸多保健之品中的应用也很广泛，所以在前几十年中药材市场中常有供不应求之势，故常见同属近缘植物的混用现象。红芪与黄芪混用就是最突出的实例。通过考证，红芪自南北朝时代就有应用，而且有着本身独到的功效，所以从古本草的角度支持《中华人民共和国药典》（1985 年版）将其从黄芪中独立而出的安排。虽然《名医别录》谓"黄芪生蜀郡、白水、汉中"，意是指黄芪产于四川，但通过综合考察后发现，当时四川所产之黄芪只是作为一种地方习用品种，与当前黄芪的道地产区并不矛盾。由此体现出考证者遵古而不泥古的治学之风。

三、延胡索古今用药品种的延续与变迁

延胡索亦称元胡、玄胡索，是目前临床常用中药之一。各地在探索延胡索的用药品种、挖掘药源方面做了大量工作，提出了不同见解。现拟通过对历代本草的考证分析，结合"药材品种延续论""药材品种变异论"与"药材新兴品种优选论"等理论观点，试对延胡索古今用药品种的演变情况加以探讨。

（一）延胡索的早期品种

延胡索的最早记载，见于唐代陈藏器的《本草拾遗》（公元 739 年）；至宋《开宝本草》作为新增药，记有"生奚国，根如半夏，色黄"；在唐慎微所撰《证类本草》中引《海药本草》云："生奚国，从安东道来。"在现存的宋以前的本草中，均未见有延

胡索原植物形态图或药材形态图，这就对确定延胡索在宋以前的用药正品带来一定困难。对"生奚国，从安东道来"的记述，曾有人做过考证，认为在唐代，"奚国"所辖地区即今辽宁、内蒙古、河北交界之地域；"安东道"实际指隶属于河北道北部的安东都护府所辖地域，包括今辽宁省及朝鲜、吉林、黑龙江、内蒙古、河北等地区的一部分。

我国东北地区产有延胡索多种，以块茎断面的色泽可分为色黄与色白两个类型。色黄者是以齿瓣延胡索 Corydalis turtschaninovii Bess. 为代表，色白者是以黑水延胡索 C. ambigua Cham. et. Schiecht. （C. ambigua var. amurensis Maxim.）和全叶延胡索 C. repens Mandl. et. Muchld. 为代表。故早期本草之延胡索品种当以块茎断面色黄者为正，即是指齿瓣延胡索而言，而块茎断面色白的种类，包括黑水延胡索和全叶延胡索等则应该予以排除。

（二）延胡索早期品种的延续

延胡索虽是从唐宋之际兴起的药物品种，但以其特有的活血化瘀、调经止痛功效，很快成为临床常用药物品种之一。在宋代官修的《太平圣惠方》和《太平惠民和剂局方》中均得到广泛应用。

查考现存宋、金、元、明各代所藏本草及方书可以看出，在明以前的各家著作，对延胡索品种的记述多承袭《本草拾遗》《海药本草》及《开宝本草》之说，直至成书于公元1492年的《本草集要》仍只记载："延胡索……生奚国，如半夏色黄。"由此可以认为，产于东北地区的早期延胡索品种在临床应用上一直延续了700多年，作为正品品种使用。直至今日，仍然在东北局部地区继续使用。

（三）明代中后期延胡索用药品种的变迁

李时珍说"古今药物兴废不同"，即是说古今所用的药物品种是有变化的。实际上，药材品种的变迁与药材品种的延续一样，始终贯穿于整个中医药发展的历史长河中。谢宗万先生对造成药材品种变迁的因素有系统论述，他认为某些品种不能被延续使用的原因有三：①本身疗效欠佳；②虽有一定疗效，但分布不广难以采得；③早期本草对药物形态无描述或描述过简，不为后人所知。就疗效而言，佳与不佳是相对比较形成的。一个品种在长期使用过程中，若未有相似品种与之比较，就无所谓疗效好与差；而一旦出现了新的品种或不同产地的品种，则必然要形成比较结果。故孰优孰差，不是几位医家在短期内所能认定的，而是人们在广泛范围内经过长期临床实践所形成的共识。疗效好的品种，自然要后来居上。延胡索用药品种的变迁恰恰说明了这一点。

延胡索不同用药品种的记载首次出现于《本草品汇精要》（1505年）之中。在"产地"一项中仍袭《海药本草》旧说，但在"道地"一项下则注"镇江为佳"。镇江在明代是指当今江苏镇江市附近地区，别无他指。书中记有："春生苗，作蔓延。被郊野，或园圃间多有，其根如半夏而色黄。"说明此时在江南已有延胡索的栽培品种，并有较好的疗效。《本草蒙筌》（1525年）言"来自安东，生从奚国"，但于药材附图中分别记有"茅山玄胡索"和"西玄胡索"之名，孰优孰劣只字未提。说明茅山玄胡索的品种出现不会很久。《本草品汇精要》提到的"镇江为佳"在此时似仍未被广泛认同。《本草纲目》（1578 年）中先引陈藏器曰："延胡索生于奚，从安东道来，根如半夏，色黄。"后李时珍注曰："奚乃东北夷也。今二茅山西上龙洞种之，每年寒露后栽，立春后生苗，叶如竹叶样，三月长三寸高，根丛生如芋卵样，立夏掘起。"并附有植物形态图。从李时珍注文及附图不难看出，这时的延胡索品种即为当前主产于浙江东阳等地的 *C. yanhusuo* W. T. Wang。《本草原始》（1593 年）载："玄胡索，生胡国……今茅山玄胡索如半夏，皮青黄，肉黄，形小而坚，此品最佳。"《本草乘雅半偈》（1647 年）记有："今茅山上龙洞，仁和笕桥亦种之……立春后生苗，高三四寸，延蔓布地，叶必三之，宛如竹叶，片片成个，细小嫩绿，边色微红，作花黄色亦有紫色者，根丛生，乐蔓延，状似半夏，但黄色耳。"仁和是杭州的旧称，可见此时延胡索的种植已从江苏扩展至浙江，而且对其原植物形态的描述更加准确。《本草求真》（1772 年）注有"延胡索出茅山佳"，而不提原产何处。《植物名实图考》（1848 年）记有"延胡索，其入药盖已久，今茅山种之，为治妇科腹痛要药"，对原产地亦未提及。

通过上述本草记载，延胡索用药品种变迁之脉络已清晰可见。产于东北及河北东部的野生延胡索在临床应用占主导地位 700 多年之后，在公元 1505 年前后开始出现产于镇江一带的栽培延胡索品种，并被认为疗效高于野生品种。在以后的一段时间内，可能处于野生品种与栽培品种共同使用的阶段，并逐渐形成了以江苏茅山为中心的大片种植地区，之后逐步延伸到浙江一带。至明末清初，大约经过了 150 余年的广泛临床实践，人们逐渐形成了茅山栽培延胡索疗效最佳的共识。又经历了约 200 年直到清代中期，主产于江浙的栽培延胡索品种在临床应用中已在全国处于主导地位。

（四）栽培品延胡索是历史上的药材新兴品种

谢宗万指出，凡前代本草未收载的药材，而新近兴起，与某种传统中药的正品在药名上有一定联系，在生物来源上有一定的亲缘关系，也可能截然不同，但在药材质量上或功能主治方面一般认为与之基本等同或较之更优者，即称之为"新兴品种"。通过考察，可以认为《中华人民共和国药典》（1990 年版）所收的延胡索正品 *C. yanhusuo* W. T. Wang 即是历史上药材新兴品种的典型实例，亦是中药发展史中栽培品优于野生品的早期例证之一。通过延胡索用药正品延续与变迁的历史事实可以看出，"新兴品种"是继传统药用正品之后通过较长时期临床实践的考验，在该药材多来源品种中择优选拔出来的一种优质品种，故视此"新兴品种"为新的正品药材应是顺理成章的。同时，由于药材基原可以是多来源的，因而以新兴品种取代传统正品，或在原有正品的基础上适当增加新兴品种，均是历史发展的客观规律。

（五）齿瓣延胡索的药用前景

通过前面的分析表明，齿瓣延胡索 *C. turtschaninovii* Bess. 在唐至明中叶以前，曾经作为延胡索的用药正品，但随着长期自然和人文等多种历史条件的变化，逐渐为栽培品种所取代，这是一种客观存在的事实。有研究者认为，延胡索栽培品种 *C. yanhusuo*

W. T. Wang 是齿瓣延胡索的一个变型，并为栽培品种重新订名为 *C. turtschaninovii Bess. f. yanhusuo* Y. H. Chou et. C. CHsu，此拉丁学名为 1977 年版及 1985 年版《中华人民共和国药典》所采纳。对此，连文琰从本草记载、植物形态、地理分布及化学成分等方面进行比较，认为栽培延胡索与齿瓣延胡索有明显的不同，主要成分延胡索乙素等虽有相同之处，但其他成分仍有较大的区别，故认为栽培延胡索在植物分类上应是单独的一个种，而不是齿瓣延胡索的一个变型。在 1990 年版《中华人民共和国药典》已接受了这一意见，对延胡索的学名进行了相应的修改。

齿瓣延胡索是自唐代以来的传统药用品种，虽然在相当长的历史时期内在全国范围内不作药用正品，但在东北地区仍延续使用，有着坚实的临床应用基础。齿瓣延胡索药材性状色黄而味苦麻，成分主含延胡索乙素，在开发延胡索药用资源方面，齿瓣延胡索应该是首选的品种。在河北东部及内蒙赤峰等地，齿瓣延胡索在野生状态下常与其他种延胡索（断面白色）混杂而生，采药者混而采之，收购后亦统作延胡索不加区分。对此，建议辽宁省、河北省及内蒙古等有关省区应将齿瓣延胡索收入地方药品标准，使地方药品检验及药材收购部门有据可循，严格控制质量标准，这样才能有利于齿瓣延胡索这一药用资源得到更加广泛的开发与利用。

【按语】延胡索是著名的"浙八味"之一，故近现代以来产于浙江东阳、磐安、永康的延胡索久负盛誉，常有供不应求之势。但通过本文的考证与分析，可以看出历史上最早的延胡索产区是在东北及河北交界之地区，且多是野生的品种，至今仍然有广泛的分布与蕴藏。同时，通过对历代文献的追溯及遵循谢宗万先生的"中药材品种理论"加以分析，可以认为延胡索是一个典型的在古代既有延续又有变迁的药材品种，其产于浙江一带的栽培品种从明清以来，因其稳定的临床疗效逐渐取代了产于东北的野生品种。经过实地调查，初步查明导致东北产野生延胡索质量不稳定的因素，可能与其在自然状态下和其他多种同属近缘植物混生有关，常出现在采收与收购的过程中不能严格区分所致多种延胡索混收混用的现象。

四、防己古今药用品种的变迁

防己始出《神农本草经》，中品，功擅泻下焦血分湿热，为治疗风湿要药，多用于利水退肿与风湿疼痛之病证。从历代本草来看，有木防己、汉防己、汉中防己之名，而现代商品则多为粉防己、广防己。现拟通过对历代本草记载的考察分析，试对防己古今药用品种延续与变迁的历史状况加以探讨。

（一）历史上最早使用的防己

《神农本草经》载："防己味辛平，主风寒温疟、热气、诸痫、除邪、利大小便，一名解离。"《名医别录》云："文如车辐理解者良，生汉中川谷，二月八月采根阴干。"吴普曰："木防己一名解离，一名解燕……茎蔓延如艽（葛），白根外黄似桔梗，内黑又如车辐解，二月、八月、十月采根。"从这些记载可知，历史上最早使用的防己，也叫木防己，又名解离，以根入药，具有内黑如车辐解的特征，即根的断面显放射状网纹，产于汉中。据此可以推断，此种防己应为马兜铃科的汉中防己。即异叶马兜铃 *Aris-*

tolochia heterophylla Hemsl. ，而非防己科 *Cocculus* 属植物。

（二）防己科木防己入药的本草记载

《本草经集注》载："今出宜都、建平，大而青白色虚软者好。"《新修本草》注云："防己本出汉中者，作车辐解，黄实而香。其青白虚软者，名木防己，都不任用，陶谓之佳者，盖未见汉中者尔。"此段文字明确表明了当时防己的品种有 2 种，传统的品种出自汉中，而木防己不是防己的别名，而是另一种，其特点是"青白虚软"，但品质不及汉中出者，《本草经集注》所记出宜都、建平者即为此种。并指出陶弘景认为此种品质最佳是错误的，其原因是陶氏未见过汉中出的防己。陈藏器《本草拾遗》却云："如陶所注即是木防己，用体不同，按木汉二防己即是根苗为名。"其意思是说陶弘景所提的防己即是木防己，而木防己与汉防己是同一植物的不同入药部位。但根据《本草经集注》和《新修本草》的记述仔细推敲，陈氏的提法似不十分可信。宋代《图经本草》对防己有较为详细的记载，云："防己生汉中川谷，今黔中亦有之。但汉中出者，破之文作车辐解，黄实而香，茎梗甚嫩，苗叶小类牵牛，折其茎一头吹之气从中贯，如木通类。他处者，青白虚软，又有腥气，皮皱上有丁足子，名木防己，二月、八月采，阴干用。"《图经本草》并附有防己形态图二幅，兴化军（即今福建莆田市）防己图很像是防己科青藤 *Sinomenium acutum* (Thund.) Rehb. et Win. 。其根确为当今防己品种之一。有称之为汉防己者，但不称木防己。另有黔州防己一幅，从聚球形果序及蔓生藤本的特征来看，亦确为防己科植物无疑，但所绘之叶片似为复叶，也许是在翻刻绘制时形成的错误。明代《本草纲目》（金陵本）所附防己图的特征为蔓生草本，叶三浅裂，基本与植物分类学所述之木防己 *Cocculus orbiculatus* (L.) DC. 相似。

据 Stuart《Chinese Materia Mediea》记载，Hoffmann 和 Schultes 认为汉防己是防己科的 *Cocculus japonicus* DC.［*Stephania japonica* (Thunb.) Miers］，木防己为 *Cocculus* thunbergii DC.（*C. orbiculatus*），日本《本草纲目启蒙》即以 *Cocculus orbiculatus* (L.) DC.（*C. trilobus* DC.）为木防己，松村任三的《植物名汇（汉名之部）》亦从之。至今植物学文献多依此记载。

（三）明清以来防己药用品种的变迁

目前，商品防己的来源主要有两种，一为粉防己，即防己科植物石蟾蜍 *Stephania tetrandra* S. Moore 的根，二为马兜铃科植物广防己 *Aristolochia fangchi* Y. G. Wu ex Chou et Hwang。这两个品种究竟从何时作为防己的正品入药，历代本草及现代研究均无明确记载。

《本草品汇精要》在防己条下"苗"与"地"项中虽仍承袭宋代《图经本草》的旧说，但在"用"项中记有"根大而有粉者为好"。此处特别强调了粉性，而前面提到的早期防己品种马兜铃科的异叶马兜铃及防己科的木防己的根粉性均不是很强，故可以肯定此时已经出现了防己的新品种，其特点是粉性更强。

在明末《本草原始》防己条中，下分汉防己与木防己两条，分别记述功能主治，并绘有条防己和瓜防己的药材图。图下注文曰："市卖防己一种，如上条形类木通，文如车辐理解，诸本草曰汉防己，或者是此也。一种如上瓜形，俗呼瓜防己，今用甚多，诸本草并无载，瓜防己者，陈藏器曰：如陶隐居所说汉木二防己即是根苗为名。予玩条防己像苗，瓜防己像根，根苗为名乎，予未见其鲜形，难辨是否，以俟后之君子再正之。"很明显，这种瓜防己是当时防己新兴的药用品种，像李中立这样的医药学家因未见到其原植物亦不能判定其为何种。从所绘瓜防己的药材图来看，极似现今粉防己（石蟾蜍）的斜切饮片。在清代及以后成书的诸家本草中，对防己的形态描述或承袭旧说或毫无记载。

1837 年琉球吴继志编纂的《质问本草》，是一部图文并茂的药学著作。作者将琉球所产的植物摹写图形，寄于中国的北京、福建、广东等地，请中国的医药专家加以鉴定，然后将鉴定意见与植物形态图一起合编成书。书中所绘防己植物形态图与药材图确为防己科石蟾蜍，并注曰：此一种系中国之防己，《纲目》载其茎根，与图中细对，俱亦相类。

通过考证以上史料，可以认为，防己的药用品种自明末清初之际已开始发生变化，传统的品种虽也在使用，但品质更佳的粉防己石蟾蜍已逐渐成为防己历史上的新兴品种，一直延续至今。

马兜铃科的广防己的药用未见于历代诸家本草。但据清道光元年的广东《阳春县志》、清代广东《恩平县志》载，当地均产一种木防己，在广东地区作防己使用。以后因其质量好、疗效佳，而行销于国内其他地方，故被称之为"广防己"，至今约有 150 年的历史，是目前被认为质量最好的防己药用品种之一。根据谢宗万先生关于药材品种的定义，可以认为广防己是防己药材近现代的新兴品种。

（四）汉防己、木防己的名实变迁

正如前所述，历史最早的防己产于汉中，但在唐以前的文献中并未见有"汉防己"之名。唐·甄权《药性论》中始有"汉防己"之名，并分列汉、木防己两条。木防己，吴普认为是汉中防己的别名，而至《新修本草》则认为木防己另是一种，即"青白虚软者"，至于陈藏器所云"木汉二防己即是根苗为名"恐不足据。故早期"汉防己"当是指产于汉中一带的马兜铃科的异叶马兜铃的根；而木防己则是指产于宜都、建平等其他地方的防己科植物的根。

自明清以降，由于粉防己（石蟾蜍）已逐渐成为防己的新兴品种，在各地普遍应用，故"汉防己"之名已并不专指汉中出产的防己，而是指质量更佳，粉性较强的粉防己，即防己科植物石蟾蜍的根。

及至近现代，真正产于汉中的防己产量较少。在很多地方，中医处方为"汉防己"，药师就以"粉防己"付之。另一方面，多年来商品粉防己大都以湖北汉口作为集散地，销往各地后而习惯称之为"汉防己"。因此，在现代中医临床所用的"汉防己"实际上已并不包括汉中出产的防己，而是专指防己科的粉防己（石蟾蜍）。

木防己的名实情况到近现代亦发生了变化，在古代所指的 Cocculus 属防己，由于品质欠佳，用量减少，而广东产的马兜铃科的广防己则成为木防己的代用品，品质好、疗效佳。临床认为广防己偏于去风而走外，常用于去风湿以止痛，与木防己的功能主治相符。故在现代大多数情况下，木防己是指广东产的广防己而言。

【按语】防己一药异物同名品甚多，且古今用药正品也存在着明显的变化。更重要的是随着近年来国内外对于马兜铃酸引起肾毒性甚至致癌的不断报道，使本来在亲缘关系及化学成分都毫不相关的防己科的粉防己都牵扯进来。本文通过早期本草所记载的防己的药材特征及其相应的产地，确认最早使用的防己应是马兜铃科植物异叶马兜铃的根。而明清以后及至近现代，这种防己已经很难见到。考证者紧紧抓住了药材特征发生的微小变化，即"粉性强"，这与现代防己的主流品种粉防己相吻合。这就是从细微之处入手而打开研究考证思路的实例，同时也说明药材传统鉴别经验对于中药材品种的考证是极为重要的。

五、藿香药用品种的延续与发展

藿香是一味常用的中药，功能芳香化浊、开胃止呕、解表消暑。著名方剂藿香正气散即以其为主药，在临床上用量较大。从目前药材商品来看，主要有两类，一类为广藿香 *Pogostemon cablin* (Blanco) Benth.，另一类为（土）藿香 *Agastache rugosa* (Fisch et Mey) O. Ktze. 从历版《中华人民共和国药典》来看，只有1977年版将两种藿香共同收载，而以后各版药典均只收广藿香，而不收（土）藿香。因此对藿香入药正品的历史，有必要加以系统地回顾与探讨。

（一）最早的藿香药用正品是广藿香

一般文献均认为藿香最早见于宋代的《嘉祐本草》，其实唐代的《新修本草》和《千金翼方》中就已收载藿香，但未单独分条，而与沉香、薰陆香、鸡舌香等合为一条。《千金要方》并录有"藿香汤"治毒气吐下、腹胀等症。另据考证，最早的文献出处可追溯到东汉杨孚的《异物志》。《嘉祐本草》转引《南州异物志》云："藿香出海边国，形如都梁，可著衣服中。"而《太平御览》将藿香分入"诸香"类中，且不言药用。故可知藿香在我国历史上最初并不是作为药物，而是作为香料为人们所用。所以直到宋代以前，许多医家对藿香均不十分熟悉，因此本草上对其记载描述亦比较简单，并错误地将其分作"木部上品"之中。

《太平御览》引《南方草木状》云："藿香揉生，民自种之，五六月采暴之，乃芳芬耳。出交趾、武平、兴古、九真。"引《南州异物志》："藿香生曲（疑为'典'之误）逊国。"引《交州记》云："藿香似苏合。"引吴时《外国传》云："都昆在扶南山有藿香"。引梁代《广志》云："藿香出日南诸国。"另《通典》云："顿逊国出藿香，插枝便生。"

查考有关文献可知，日南、交趾、九真均为越南古代地名，而交州即是越南之河内；典逊亦称顿逊，都昆为一名都军，均位于今马来半岛之中。据此可知，我国古代最早应用的藿香是从越南、马来西亚等国传入的一种插枝繁殖的草本芳香植物。

《本草图经》载："藿香旧附五香条（指《新修本草》），不著所出州土。今岭南多有之，人家亦多种植。二月生苗，茎梗甚密，作丛，叶似桑而小薄，六月七月采之暴干，乃芬香，须黄色后可收……近世医方治脾胃吐逆为最要之药。"并附有一"蒙州藿香"的形态图。《本草别说》又补充记载："藿香，今详枝梗，殊非木类，恐当移入草部尔。"据此可知，至宋代以后藿香在我国岭南一带已引种成功，且种植普遍，故对其形态特征有了更准确的认识，纠正了前人的误解。结合所附"蒙州藿香"图及插枝繁殖、须黄色后可收等特点，可以证明唐宋时期本草、方书中所记之藿香应为唇形科植物广藿香。同时亦说明，在宋代藿香已成为治疗脾胃吐逆的临床常用药物。宋金元以来，除孙思邈藿香汤、《和剂局方》藿香正气散外，广泛应用的还有《三因方》、《痧胀玉衡》的藿香汤，《小儿药证直诀》的藿香散，《重订通俗伤寒论》的藿香正气汤，《脾胃论》的藿香安胃散，《幼幼集成》的藿连汤，《世医得效方》的藿香养胃汤，《证治准绳》的藿香饮等，大都以藿香作为主要药物。

（二）藿香药用新品种的产生

正如前所述，自宋金元以来藿香在临床上得到广泛的应用，对脾胃吐逆、内伤湿滞、夏季伤暑外感等常见病证具有特殊疗效，故临床用量较大，而藿香产于岭南，内地得之不易。如《本草蒙筌》载："藿香岭南州郡人多种莳，以蒙州出者为佳。七月收采，气甚芬香，市家多掺棉花叶、茄叶伪充，不可不细择尔。"《本草品汇精要》亦云："棉花叶为伪。"说明至明代藿香正品药材已出现供不应求，常有伪品混充的状况。在这种情况下，临床医家势必要寻找与它具有同等疗效或功效相似的新品种，以解决药源不足的问题。这实际亦是历史上许多新药品种产生的重要因素之一。

至明代末期，钱塘（今浙江杭州）人卢之颐在《本草乘雅半偈》中记载："藿香出交趾、九真、武平、兴古诸国，吏民多种之，岭南颇饶，所在亦有。二月宿根再发，亦可子种，苗似都梁，方茎丛生，中虚外节，叶似茬苏，边有锯齿，七月擢穗，作花似蓼，房似假苏，子似茺蔚。"文中的"所在"是指卢之颐的居住地江浙一带，这里亦有一种藿香，是用种子繁殖的，与岭南所产"插枝便生"者当别是一种。并据其所做的形态描述，可知此种藿香亦应为唇形科植物无疑。

至清代，《本草述》《本草经疏辑要》等著作中均转引卢之颐之所述。吴其浚《植物名实图考》云："藿香《南方草木状》有之，《嘉祐本草》始著录。今江西、湖南人家多种之。为避暑良药，盖以其能治脾胃吐逆，故霍乱必用之。"并附一植物形态图。从其图可明确看出此种藿香应为唇形科植物（土）藿香 *Agastacho rugosa* (Fisch et Mey) O. Ktze。从地理分布上看，江西、湖南与江苏、浙江同属长江流域，联系现代（土）藿香的分布地区，并结合卢之颐所做的形态描述，可以证明《本草乘雅半偈》中所记之藿香亦即此种。另据吴其浚的文字叙述可知，此种藿香与产于岭南的广藿香具有相同或相近的临床功效。

（土）藿香入药的记载还可以追溯得更早。大约成书于明正统年间（1436—1449）的《滇南本草》中就记有"土藿香"，其所记功能主治与藿香有所不同，但据考证土藿香的原植物即为唇形科植物（土）藿香。

（三）（土）藿香应为历史上的药材新兴品种

从1985年以后各版《中华人民共和国药典》不收载（土）藿香的情况看，目前对其是否可作为藿香的药用正品仍有不同看法。若从植物分类学的角度分析，（土）藿香与广藿香为同科而不同属，有一定亲缘关系，但关系较远；而若从化学成分来看，二者所含成分的差异则更大。但中药品种的确认与区分主要的依据不是这两点，重要的是考察其长期的临床疗效。在众多中药材品种之中，具有相近植物亲缘关系或完全没有亲缘关系，化学成分相同或不同，而临床疗效相同或相似者是不乏其例的。

从目前临床应用实际来看，我国长江流域以北的大部分地区当地所产之（土）藿香均占有很大的比例。过去老药铺中常备的鲜藿香亦即（土）藿香，素为温病学派医家所喜用。如新中国成立前北京四大名医之一的汪逢春先生，擅长以鲜藿香与鲜佩兰为伍，治疗暑温暑热、外感内湿、腹痛吐逆等症，每获良效。此外，在叶香岩《外感温热篇》《三时伏气外感篇》，陈平伯《外感温病篇》，薛生白《湿热病篇》，雷丰《时病论》等温病学著作中所用的鲜藿香，亦均为（土）藿香。故可以认为，（土）藿香入药有着长期而坚实的临床基础，其主治疗效与广藿香基本相似。其入药的历史若从《滇南本草》算起已有 500 余年。

根据谢宗万先生"新兴品种"这一理论观点，分析藿香药用品种在历史上的出现与应用，完全符合新兴品种的形成规律。因此（土）藿香完全可以作为藿香历史上的药材新兴品种，与广藿香同为藿香的药用正品。

从中药材品种发展的历史来看，"新兴品种"是继传统药用正品之后，通过较长时期的临床实践考验，在该药材多来源品种中包括异物同名中择优选拔出来的而与传统正品具有相同或相近疗效的新品种，用以补充传统正品的药源不足或取代原有正品。所以将"新兴品种"视为新的正品药材，应是可以理解的。由于药材基原可以是多来源，因而在原有的基础上适当增加新兴品种，亦是历史发展的必然性。

【按语】藿香为近现代中医临床常用之品，在各地的实际应用当中主要有两个品种，其一是广藿香，其二是（土）藿香。考证者从临床疗效入手，以相近或相似的功能与疗效为依据，肯定了这两者同可作为藿香入药的客观现实。在对早期文献的考证过程中，抓住了这两种药材原植物繁殖方式的差别，而确认最早的藿香品种是广藿香。同时也充分注意到被历代本草评价的（土）藿香，从明中期以来，特别是在长江流域及其以北广大区域内，已经作为藿香应用的历史事实。故认定（土）藿香是历史上的新兴品种，即同可作为藿香入药的正品药材。此种观点已为中医药界内诸多同行所接受，但也有不同的见解（即认为只有广藿香才是藿香药材的唯一正品）。

六、对烟草传入及药用历史的考证

烟草自传入我国之日起，即受到中医药界人士的广泛重视。首次记载烟草历史及其药用功效的，亦为本草学著作。但从近年来有关的药学著作及论文来看，在关于烟草的传入年代、最初记载及药用等方面，仍然存在着某些值得商榷之处。

（一）关于烟草传入我国的最初年代

对于烟草的传入历史感兴趣的人很多，特别是在 20 世纪 30~40 年代，在《晨报》《益世报》等各大报刊上，发表了一批探讨烟草史的争论文章，一时众说纷纭，甚至有人推测我国唐宋之际即有烟草传入并栽培。这些文章中引证资料翔实且最具说服力的莫过于吴晗先生的《烟草初传入中国的历史》一文。新中国成立后吴晗先生又发表了《谈烟草》一文，其中主要观点仍与前文同，认为烟草是在17世纪初年才传入我国的。

吴晗先生在《谈烟草》一文中指出，"明末名医张介宾（景岳）在他的著作中，第一次提到烟草的历史和故事"。张介宾记述烟草的著作为《本草正》，收于《景岳全书》中。此书的撰写年代未有明确记载，据近人考证，是书约撰于1636年。通过查证，认为这一结论是可信的。事实上，在此之前已有几部记载烟草的著作。现存可查考的有明·倪朱谟刊行于1624年的《本草汇言》，烟草载于卷五，卷首绘有烟草的墨线图，线条清晰可辨，特征基本与茄科烟草相符。书中汇集有明万历年间（1573—1620）二位学人有关烟草的记述。一为："沈氏曰：烟草生江南浙闽诸处，今西北亦种植矣。初春下子，种莳喜肥粪。其叶深青，大如手掌，夏初作花，形如簪头，四瓣合抱，微有辛烈气，藕合色，姿甚娇嫩可爱。其本茎长五六尺，秋中采收，晒干，细切如丝。缕成穗装入筒口，火燃吸之，烟气入口鼻，通达百骸万窍。闽中石马镇产者最佳。"一为："门吉士曰：此药气甚辛烈，得火燃。取烟气吸入喉中，大能御霜露风雨之寒，辟山蛊鬼邪之气，小儿食此能杀疳积，妇人食此能消癥痞。北人日用为常，客至即燃烟奉之，以申其敬。"

沈氏的具体生卒年及著作情况，今已无从查考。但据沈氏所云，从"烟草生江南浙闽诸处"至"今西北亦种植矣"，其间自应有一相当长的传播过程。"闽中石马镇产者最佳"，亦非短时间内所能得出的比较结果。

而门吉士，据同书其他条引文注为明万历皇朝的御医，所引条文注明引自门氏著作之稿本，但书名未载。门氏之生卒年据现有资料亦无以得证，但从《本草汇言》卷十五"西瓜"条及卷十九"红铅"条所引门吉士语皆有"按李氏《纲目》发明言（云）"，故可以认为门氏的著作撰于1596—1620年之间，即16世纪末至17世纪初。若言烟草是在17世纪初才传入我国，此时北方居民以烟为日用之常的情景则绝不可能发生。另一方面，尽管嗜烟之习俗在世界各地传播之快，但从当时我国的社会背景来看，一种外来事物在一个相当大的地区内要达到民间用之以待客的风俗习惯之程度，亦不是短期内所能形成的。

张介宾在《本草正》第77条"烟"中云："此物自古未闻，近自我明万历时，出于闽广之间……求其习服之始，则向以征滇之役师旅深入瘴地，无不染病，独一营安然无恙。问其所以，则众皆服烟，由是遍传。"这就提供了一条重要线索，即吸烟始自征滇的部队。据查考，自明洪武十五年（1382）明军平定云南全境设云南府以来，滇内各方土司及缅甸蛮夷所酿战事时有发生，明王朝多次从内地调遣军队入滇，以平息边疆之乱。据《明史》卷三百一十四至三百一十五记载，万历十一年（1583）神宗皇帝下诏，调南京坐营中军刘綎、武靖参将邓子龙率兵入滇，平定岳凤勾结缅人所致之祸。此次为万历年间明军征滇的最晚记载。此后滇境内虽仍有战事出现，但未有大规模征滇之师。故此认为，张介宾所云"征滇之役"，绝不会晚于刘綎、邓子龙征滇之时。

烟草是经几条路线传入我国的。最主要而又较早的路线是由菲律宾传至闽粤，及由日本经朝鲜传至东北。烟草为美洲印第安人最早应用，经哥伦布等人传至欧洲，1543年由西班牙人传入吕宋即菲律宾，并广泛种植。据《明史》记载，明嘉靖年间，我国在吕宋的侨民达数万人之多，且吕宋至台湾及漳、泉等地甚近，侨民们经常往返于大陆、台湾、吕宋之间，故在此期间由侨民将烟草带回家乡种植则是完全有可能的。清·章穆在 1813 年所撰《调疾饮食辨》云："自有明中叶以前，中国无吃烟者，成化（1487）而后，自东洋、吕宋国阑入中土，名淡巴姑。"

成书于日本正德三年（1713）的《和汉三才图会》中云："按烟草天正年（1573—1586）中，南蛮商舶始贡此种，以植于长崎东土山。"此书的成书年代离烟草初传入日本之时相去百余年，其记载当是可信的。另据毛氏著文引征日人考察资料表明，西班牙人将烟草由菲律宾传入日本之际（1560—1580），以海上风浪险恶，曾避居于台湾南端之恒春，将烟草留在当地种植。毛氏并通过调查证明恒春及台东一带居民栽培烟草最早，其方法亦最为先进。由此可知，烟草传入我国应在传入日本之前。同时，台湾很可能是我国种植烟草最早的地区之一。

上述诸条引文及查证，均来自不同的角度及地区，但通过综合考察不难看出，烟草最初传入我国的年代是在明嘉靖末至明万历初（1560—1575）的一段时间内。

（二）关于《滇南本草》中的野烟

《滇南本草》是一部记录云南草药的地方性本草，成书于 1450 年前后。书中记有一种药物"野烟"，据《中药大辞典》著录，此"野烟"即茄科植物烟草 Nicotiana tabacum L.，并认为收载烟草最早的本草为《滇南本草》。1984 年 5 月召开的"中国药学会历代本草考证学术讨论会"上发表的《历代本草茄科中草药的考证——烟草的考证》一文亦持同样看法。

首先从年代上看，烟草传入我国是在 16 世纪中期，而撰于 15 世纪中期的《滇南本草》如何能收载在其后才出现的药物？而且此时尚在哥伦布发现美洲大陆之前。

再考《滇南本草》野烟条所云："性温，味辛麻，有大毒。治热毒疔疮，痈疽搭背，无名肿毒，一切热毒疮。"并有附案：昔一人生搭背，日久不溃，将死。名医诊视皆言死症，俱不下药。后一人授以此草，疮溃调治痊愈。后人起名气死名医草。以单剂（煎服）为末酒合为丸，人名清龙丸。从这段文字可以看出，《滇南本章》所记野烟的主治功效及服食方法与明清各家本草所载完全不同。若治热毒疔疮及一切热毒恶疮，性温之药似难有此功，且凡患热毒疔疮者，多为阳强多燥多火所致，亦实非温热药所宜。同时这里所记野烟是以煎剂或丸剂而内服的，据分析烟草中含有大量可致人死亡的烟碱，事实上若以未加任何处埋的烟叶煎汤或为末和酒内服，绝对不可能收到起死回生的功效，而只能相反。

70 年代云南组织的《滇南本草》整理小组，对书中所记每一种药物均给予考证，表明"野烟"实为桔梗科植物 Lobelia seguinii Levi. et Vani.，在云南民间被称作大将军、红雪柳、红野芫笋，也有野烟之名。其性味苦寒，功在祛风止痛、清热解毒。

通过以上诸条，可以认为《滇南本草》之"野烟"绝非茄科植物烟草。故最早收载烟草的本草应为倪朱谟的《本草汇言》。

那么为什么会有人将野烟误认为烟草呢？根源乃起于清代吴其浚之《植物名实图考》。在该书卷二十三毒草类记有"野烟"，文曰："野烟即菸，处处皆种为业。滇南多野生者，园圃中亦自生，叶粘人衣，辛气射鼻。《滇本草》：味辛麻，性温，有大毒。治疗疮痈疽发背，已见死症，煎服或酒合为丸，名青龙丸，又名气死名医草……昔时谓吸多烟者或吐黄水而死，殆皆野生，录此以志其原。"书中并绘有一张十分清晰的植物图。据此图完全可以确认为是茄科植物烟草，同时文中除所引《滇本草》内容之外的文字亦确系指茄科烟草无疑。吴氏所言"滇南多野生者"，很可能是自园圃中泛滥出而变成野生的茄科烟草品种，但吴氏硬将《滇本草》中野烟的内容，扣在菸的名下，并直言"野烟即菸"。众所周知，吴其浚做过云南巡抚，本草学之造诣亦颇精深，所撰之《植物名实图考》更以引证文献翔实，绘图逼真而著称于世，对后世无疑具有相当的权威性。但对"烟草"的看法，吴氏却犯了张冠李戴的错误，以至贻误后人。

（三）关于烟草的药用

烟草自传入我国之日起，即受到中医药学家的重视，首先记载烟草历史的即为本草学著作。至清末以前的 300 多年时间内，收载烟草的古籍不下几十本。但直至近世一些记载烟草的药学专著中，对烟草的性味、功用主治及毒性似有模糊不清之处，使人易生误解，且因烟草之大毒，实有明正之必要。

如《中药大辞典》下册，第 1912 页显示：

烟草

[基原] 为茄科植物烟草的叶。

[性味] 辛、温，有毒。

[功用主治] 行气止痛，解毒杀虫，治食滞饱胀。

[用法与用量] 内服：煎汤、捣汁。或点燃吸烟。

[宜忌]《本草正》："此物性属纯阳，善行善散……及气虚气短而多汗者，皆不宜用。"

根据以上著录，可以使人认为烟草的叶子可作为药物内服。但细考诸家本草所言，绝无此意。

《本草汇言》将烟草列入毒草部，引门吉士语："此药气甚辛烈，得火燃。取烟气吸人喉中，大能御霜露风雨之寒。"

《本草正》将其列入湿草部，第 77 条曰："烟草味辛气温，性微热，升也，阳也。烧烟吸之能醉人，用时惟吸一二口，若多吸之，令人醉倒……吸时须开喉，长吸咽下，令其直达下焦。其气上行则能温心肺，下行则能温肝脾肾。"《本经逢原》将其列入火部，曰："烟草之火方书不录，惟《朝鲜志》见之。始自闽人吸以祛瘴，向后北人借以辟寒。今则遍行环宇。岂知毒草之气熏灼脏腑，游行经络，能无壮火散气之虑乎？"《本草洞诠》将其列入毒草部，曰："烟草主治寒湿痹，消胸中痞膈……烟气入口直循胃脉而行，自内达外，四肢百骸无所不到。"《食物本草会纂》将其列入火部，曰："味辛温，有毒。治风寒湿痹，滞气停疾，利头目，去百病……凡食烟者，将烟纳入烟管大头内，点火烧吸，满口吞烟，顷刻而周一身，令人通体俱快。"《本草纲目拾遗》将其列入火部，汇集了当时的众家之说，对烟的作用及服用方法基本与上述相同。同时收载一些外用方，如治脚气、金疮出血、毒蛇咬伤及辟臭虫等。

　　除以上6部本草外，尚查考了《本草备要》《本草从新》《本草求真》《调疾饮食辨》等本草中有关烟草的记述，就其内服药用而言，均是指烟草燃烧释放出的烟气，而无一处提到烟草的叶片可直接作药内服。

　　此外，经查阅了明清以来的大量方书及医案，除少数方书记述外用外，如《种福堂公选良方》以鲜烟叶汁浸松香，晒干与他药共配见晛膏外用，治鹤膝风、历节风等证，亦未能见到以烟叶内服的临床应用实例。

　　鉴于烟草对人体的强烈毒性作用，且中医临床极少应用，故今后的中药学著作中，以不收录烟草为宜；若从中医的观点论及烟草对人体的作用时，似以"烟草火"之名更为确切。

　　【按语】这是一篇综合的考证文章，涉及诸多史实问题。因此需要从多个角度查找相应的历史文献，只有从多角度、多层面得到的史实依据，才能令人信服。而对经过像吴晗这样的史学大家考证过似乎早有定论的历史，是很难再有所突破的。但考证者还是从明代诸多本草文献中挖掘出了吴晗先生当年未曾见到的珍贵文献记载，并结合一些人文、社会的历史情况，论证烟草传入中国的时间更早。对于中国早期的野烟，过去也多有不同见解。考证者依据现代人做出的研究结果，剖析了《植物名实图考》对野烟所做的错误记载。同时，通过考证分析指出作为药物学著作收载烟草的记载，多有以讹传讹之处，使人误认为烟草叶可以直接煎煮内服，其后果可想而知。考证者经过反复仔细推敲，有力地推翻了这种错误的记载，并提出了相应的建议。文章说理充分，史实依据充足，结论令人可信。

第五章 本草学在药材生产加工方面的应用

第一节 传统栽培养殖

我国植物栽培技术的发明历史悠久，据史料记载，早在商代奴隶们就开始种植桑、麻，为贵族所需丝麻织品提供原料。殷墟发现贮粮的粮仓，这是因为商朝末年贵族们酿酒、饮酒之风盛兴，所需粮食增多，不得不大规模地栽培生产。无论是桑麻还是粮食均是后世中药的重要组成部分，因此药用植物的栽培历史与普通植物如粮食、服饰、日用品的历史是同步的。

西汉时期，张骞出使西域，开辟了中外交通的丝绸之路后，曾从国外陆续引进了葡萄、红蓝花、胡荽、胡麻、胡桃、安石榴、大蒜、苜蓿等既供食用，又可入药的各种植物到国内栽培。司马迁在《史记·货殖列传》中有"千亩卮茜，千畦姜韭，此其人皆与千户侯等"的记述。卮（栀）、茜在古代常作染料，姜、韭则为日常食物，四者又皆供药用，反映了这些可获厚利的药食兼用的植物早就进行了大规模的生产栽培。《诗经》载有枣、桃、梅的栽培，这些物品亦药食两宜。

汉代的《氾胜之书》《四民月令》，北魏的《齐民要术》等古代农书，记述各类农作物的栽培技术和经验都较丰富，包括谷物、果蔬、林木、花卉，以及桑麻棉葛等，其中属于药食同用的植物也很多。

到隋代出现了中药栽培专著，如《隋书·经籍志》，著录有《种植药法》《种神芝》各1卷，但两书均已亡佚无存。

隋唐时期为发展种药业，国家设有药园以培养药园生，在药物栽培方面，积累了丰富的经验。唐代初期，国家曾在京师建立药园一所，用以种植各种药物，占地三百亩。药园隶属于主管医疗和医学教育的太医署，设置药园师职务，负责"以时种莳，收采诸药"等工作，同时还培训种植药物的专业技术人才。

唐代王曼的《山居要术》、韩鄂的《四时纂要》等书，分四季节令，按月列举动植物药的收采种植等法，已把成熟的农桑畜养经验与药物栽培结合起来。《千金翼方》卷十四"造药"，节选了农书中枸杞、生地、百合、牛膝等数十种中药的栽培方法，从造地、翻土、作畦、开垄到选种、下种、施肥、灌溉、除草等一整套田间作业，总结了把它们从野生变为家种的培植法，其中对枸杞尚有插枝和子种两法。唐代药物种植技术的发展，对当时药物的生产起了很大作用，也为后世药物栽培学的发展奠定了基础。

宋代由于药业的发达，药物需求大为增加，药物栽培也得到很大的发展，许多药材的栽培形成了一定的规模。苏颂《本草图经》除详述每一药物的产地、生长环境、药材形态、品种鉴别及其他相关内容外，还同时简介部分药物的栽培要点，或提示某药为人家园圃所种，某药在某地多种等。四川省自古即为中药的主要产区，不仅品种众多，名优特产、道地药材也不少，附子即是其中之一。元丰年间（1078—1085），彰明县知县杨天惠，通过对该县附子生产的实际考察，写出调查报告《彰明附子记》，比较系统地总结了该县种植附子的具体地区、种植面积和产量，以及有关耕作、播种、田间管理、收采加工、品质鉴定等多方面的经验简介。

《彰明附子记》："彰明一县四乡，年产附子十六万斤。"

《本草图经》：薯蓣，"近都（今河南开封）人种之，极有息。"

《本草衍义》："牛膝，今西京（河南洛阳）作畦种，有长三尺者。"

宋代浙江栽培的芍药、白芷也已负盛名。宋末周密《癸辛杂识》记载浙江一带已能成功地栽培菌类植物茯苓。值得一提的是，北宋庞元英《文昌杂录》中第一次记载了人工淡水养珠法。

元明及清代农书著作较多，如元代的《农桑辑要》《王祯农书》，明代的《农政全书》《群芳谱》记载了许多药物栽培知识。从《本草纲目》记载可以看出，明代栽培的药物如附子、地黄、当归、牡丹、芍药、牛膝等已达 200 种左右。

明代药物栽培技术仍持续着很高的水平，如四川栽培川芎已使用无性繁殖的方法，即"清明后，宿根生苗，分其枝，横埋之，则节节生根。八月根下始结芎䓖，乃可掘取，蒸暴货之"（《本草纲目》）。又如牡丹、芍药，以往主要采用分根繁衍法栽培，而明代《牡丹八书》已指出牡丹种子在八九月间成熟时就要采下来，而且要严格地控制在中秋节以前下种。如果春天播种，就要等到一竿后才发芽。对此国外直到 20 世纪 30 年代才有所认识，此乃"幼芽"（上胚轴）必须在低温下通过休眠期的缘故。

明代我国东北已栽培人参，据《本草纲目》载收子后"于十月下种，如种菜法"。这说明那时已掌握人参的生态条件，并已知道人参种子成熟后，其胚需要休眠后熟，进一步完成其生理变化，故于秋天收子后即予播种，切忌将种干燥放置过冬。这在尚未发明合催芽技术的古代，这种栽培方法是十分成功的。

清代的《广群芳谱》《花镜》等，也都记载了有关药物栽培方法的内容，有的书还将药物的栽培分列专篇进行叙述，如《农桑辑要》列有"药草"门，《群芳谱》列有"药谱"之类。清代赵学敏、赵楷兄弟皆为医药学家，他们在其所居养素园中曾"区地一畦为栽药圃"。赵楷著有《百草镜》8 卷，书中收载之药大多是他在养素园药圃中亲手莳栽的品种。赵学敏撰著《本草纲目拾遗》时，也曾引用《百草镜》之内容。他在《本草纲目拾遗·凡例》中写道："草药为类最广，诸家所传亦不一其说，余终未敢深信，《百草镜》中收之最详。兹集间登一二者，以曾种园圃中试验。"说明养素园药圃中所栽药物多为民间草药，其栽种目的是观察验证。

第二节   药材采集贮藏

一、药材采集

当我们的祖先在探索食物的过程中，发现一些食物能用于治病而成为药物的时候，药物的采集随之就产生了。随着人们在生活、生产实践中，逐渐懂得将食物清洗、打碎、截断、去皮后，食用更为方便；将食物晒干或阴干后，可以贮存较长的时间。这就出现了粗加工和干燥的方法，这些方法也自然地被应用于药物。这是药材加工处理的萌芽，至今在野生药用植物的采收、加工中，仍然可以看到这类粗加工的方法。随着社会生产力的发展，中药材的生产技术不断进步，家种药用植物种类日益增多，药材采收、加工、干燥处理的经验不断积累，终于形成以中医理论为指导的采集技术。

（一）夏商时代

人们已能利用谷物酿酒，在出土的殷商甲骨文中有"鬯其酒"的记载，据《说文解字》，鬯，就是用黑黍和郁金草酿成的香酒，古时供祭祀降神之用。可见殷商时代人们已懂得采芳草以供酿酒，可以说是后世制造药酒之滥觞。

（二）周、春秋战国时代

此时虽然还没有本草专著，但在其他著作中有不少药物的记载，有的还记录了采药劳动，如《诗经》中就记载有采艾、采蓬（羊蹄，蓼科植物）、采莫（酸模，蓼科植物）、采葍（旋花）、采藚（泽泻）、采蓷（益母草）、采蝱（贝母）、采苤苢（车前）、采卷耳（苍耳）等药用植物。

《周礼·天官》则有"医师掌医之政令，聚毒药以供医事"的记载，说明西周至战国时期，医疗用药已很普遍，国家并设有专门管理收集药物以供医用的官职。采药也必然相应地得到发展。

（三）秦汉时代

《神农本草经》在其序例中论述有"药有酸咸甘苦辛五味，又有寒热温凉四气及有毒无毒，阴干暴干，采造时月生熟，土地所出，真伪陈新，并各有法"等，这是早期药物学的理论，也是中医理论指导采药的开端。

东汉崔寔《四民月令》记载了部分药用植物的采收时月，如"四月……收亭历、冬葵、葸茎子"，"七月收槐实"，"九月采菊花，收枳实"等。

张仲景的《伤寒论》和《金匮要略》中对不少药物进行了去污、去芦、去皮、去核等加工处理。这些采收、加工、干燥的方法记录虽然简略，但是为以后采药技术的发展奠定了基础

汉代张骞多次出使西域，带回红花、胡麻、胡桃等药用植物种植于长安，也必然会

引进它们的采药技术。

70 年代湖南长沙发掘的汉墓马王堆出土文物中的帛书《五十二病方》载有辛夷、佩兰、桂皮、姜、酸枣核、高良姜、藁本、杜衡、茅香等药物，更有力地说明了汉代已掌握了不同入药部位的采收、加工方法。

（四）魏晋、南北朝时代

这段时期虽然战乱仍频、南北分裂，本草学的著作较少，但陶弘景合《神农本草经》《名医别录》编成《本草经集注》，不仅增补了药物种类，明确叙述药用植物的采收期、入药部位及其干燥方法，而且在采收时月方面提出了自己的看法。如陶弘景在序例中指出，"凡采药时月，皆是建寅岁首，则从汉太初后所记也。其根物多以二月、八月采者谓春初津润始萌未冲枝叶，势力淳浓故也；至秋枝叶干枯，津润归流于下。今即事验之，春宁宜早，秋宁宜晚。花、实、茎、叶乃各随其成熟尔。岁月亦有早晏，不必都依本文也"。

北魏贾思勰《齐民要术》是我国最早，也是世界上最早的农业科学巨著，书中记载了胡麻、葵、蒜、兰香、荏、蓼、姜、襄荷、枣、桃、李、杏、梨、柿、安石榴、木瓜、椒、茱萸、红蓝花、栀子、紫草、地黄、莲、芡、菱等药用植物的种植方法，其中记载了不少采收、加工、干燥的方法。如"种兰香第二十五"记载，"作菹及干者，九月收。作干者，大晴时，薄地刈取，布地暴之。干乃按取末，瓮中盛，须则取用。取子者，十月收"。"种红蓝花、栀子第五十二"记载，"花出，欲日日乘凉摘取，摘必须尽"。

（五）隋唐时代

此期南北统一，社会比较安定，药用植物种植已很普遍，药物采收、加工处理的经验更加丰富，加工技术更趋细化。医药学家对采药与药物质量关系的论述也较多，其中不乏精辟的见解。如唐代孙思邈《千金翼方》中有关采药时节一文认为，"夫药采取不知时节，不以阴干、暴干，虽有药名，终无药实，故不依旧时采取，与朽木不殊，虚费人工，卒无裨益"，"凡药皆须采之有时日，阴干、暴干则有气力。若不依时采之，则与凡草不别，徒弃功用，终无益也"。文中还列出了 233 种药物的采收时期，以及阴干或暴干的方法。

唐代农学著作中以韩鄂撰写的《四时纂要》收录的药物加工方法最具代表性，不仅分月收录药用植物和种植方法，而且分月记载它们的采收和加工方法。如：二月造薯药粉法，三月收蔓青花，五月收红花子，六月收楮实，七月收角蒿，八月收地黄、收牛膝子、收牛膝根，九月收枸杞子、收梓实，十月收枸杞根。

（六）宋代

《本草图经》在总结药物生产经验的基础上，纠正了前人有关采收方面的一些错误。例如丹参，《名医别录》云："五月采根。"《本草图经》云："冬月采者良，夏月采者虚恶。"云实药用部位为种子，《名医别录》云："十月采。"《本草图经》指出，"今五月、六月采实，过时即枯落"。

宋代有些地方官也很重视中药材的生产，如四川彰明邑令杨天惠对当地附子的生产作了大量的调查，写出了著名的《附子记》，不仅记述当地附子的生产、经营情况，而且记录了附子的采收与加工方法。即"采撷以秋终九月止……七月采者，谓之早水，拳缩而小，盖附子之未成者"，"其酿法用醯醋安密室，淹覆弥月乃发，以时暴晾久干定"。所谓酿法就是浸泡附子的方法。

沈括《梦溪笔谈》中论采药一文，是这个时期很有科学价值的论文之一，也是古代唯一研究采药的学术论文，今天仍有参考价值。他首先提出，"古法采草药多用二月、八月，此殊未当。但二月草已芽，八月苗未枯，采掇者易辨识耳，在药则未为良时"。书中以芦菔、地黄、紫草等因不同时期采收，药材质量差异为例，总结出不同入药部位的适收期。即"大率用根者，若有宿根，须取无茎叶时采，则津泽皆归其根……其无宿根者，即候苗成而未有花时采，则根生已足而又未衰……用叶者，取叶初长足时。用芽者，自从本说。用花者，取花初敷时。用实者，成时则采。皆不可限以时月"。并且书中还进一步阐明药用植物的成熟有早有晚的科学原理，因此不能完全固定在一定的月份采收。即"缘土气有早晚，天时有愆伏"，"地势高下之不同""物性之不同""地气之不同""人力之不同"。

（七）元明时代

元代本草著作少，对采药技术的收录也很少，但在农学著作《王祯农书》中仍可看到药物采收、加工技术的发展。该书收录的药用植物有姜、莲藕、芡、蒜、兰香、乌梅、枣、荔枝、龙眼、橄榄、石榴、木瓜、银杏、橘、山楂、皂荚、红花、紫草、枸杞等，均有具体的采收季节和加工方法。书中记述宣城花木瓜的形成十分独特，"始实则簇纸花薄其上，夜露日暴，渐而变红，花文如生"。又如乌梅法"以梅子核初成时摘取，笼盛于突上，熏之即成矣"。

明代《本草品汇精要》《本草纲目》对采收、加工记载较详，特别是后者的成就很大。《本草品汇精要》在每种药物下分别以名、苗、地、时、收、用、质、色等项目来记述，其中就明确记载了采收季节和加工处理的方法。

李时珍《本草纲目》不仅收录了历代本草、农书、园林著作、地方志等文献中有关药物采收、加工的经验，而且记载了他亲自种药、采收的实践经验，既有继承，又有批判和发展。如书中收录天麻加工方法就有"暴干"和"初得乘润刮去皮，沸汤略煮过，暴干收之"两种。并且描述了两种加工方法形成的不同药材性状。后一种方法与现在的加工方法已基本相同。对芎䓖（川芎），通过考察，李时珍否定了古人"三四月采根暴干"和"九月、十月采之为佳"的错误，指出"八月根下始结芎䓖，乃可掘取，蒸暴货之"。栝楼项下指出，"（采根以）秋后掘者结实有粉，夏月掘者有筋无粉，不堪用"。

（八）清代

《本草纲目拾遗》为清代代表性著作，它收录了不少树脂类药物，如鸡血藤胶、肉桂油、椰膏、松皮膏等，是过去本草中没有记载的，也说明清代时人们已掌握了提炼树脂、芳香油的加工方法。在於术项下记载的采收、加工方法，也是前代本草未载者。如"冬采者名冬术，汁归本根，滋润而不枯燥，却易油，不能止泻。春采、夏采者，藏久虽不易油，却枯燥不润，肉松不饱满。凡收术须阴勿晒，晒则烂"。

此外，在大量的地方志中，还可见到一些采药方面的记载，如嘉庆二十一年版的《四川通志》收录的冬虫夏草的采集，"采药者须伏地寻择……每岁惟四月秒及五月初旬可采，太早则蛰草未变，太迟即变成草根，不可辨别矣"。这是采虫草最早的记载。

四川《荥经县志》记载了采黄连之艰辛，并说明那时黄连的资源已处于濒危状态。即"采之者裹粮负绳，露宿穴居，望其山有连者色必光润，倚古木藤，以绳系身攀援而取。第中多毒蛇，采之者固性命以之也"，"穷民觅利，采挖黄连殆尽，近不能多得"。

（九）民国时期

这一时期中医受排挤，中药被扼杀，药材生产日趋衰落。采药、加工技术完全靠祖传，文字记载甚少。抗日战争时期在四川南川建立的常山种植场，即现在的南川药物种植研究所的前身，以及在重庆北碚、沙坪坝等地开设的药苗种植场，在引种黄常山、毛地黄、除虫菊、延胡索等药用植物时，对它们的采收、加工处理做了一些研究。这个时期四川大学农学院和华西大学药学系先后开设了药用植物栽培课，使采药、加工技术传授开始进入课堂教学。

二、药材贮藏

南北朝时期，宫廷已设管理贮藏药物的高级官员，把中药贮藏置于重要的地位。如《隋书·百官志》记载，"梁门下省置太医令，又太医二丞中，药藏丞为三品勋一位"。

又《册府元龟》记载，"北齐门下省，统尚药局，有典御二人，待御师四人，尚药监四人，总御药之事"。

北魏贾思勰《齐民要术》有最早的中药材防虫蛀记载，"收枣不蛀，以一层粟草，一层米，相间之"。

唐代，对药物的贮藏已有较多的文字记载。例如，孙思邈在《千金要方》卷一中反复强调"存不忘亡，安不忘危……贮药藏用，以备不虞"之理，并详细指明生药饮片及成药不同的保藏方法。如云："凡药皆不欲数数晒暴，多见风日，气力即薄歇，宜熟知之。诸药未即用者，候天大晴时，于烈日中暴之，令大干，以新瓦器贮之，泥头密封。须用开取，即急封之，勿令中风湿之气，虽经年亦如新也。其丸散以瓷器贮，蜜蜡封之，勿令泄气，则三十年不坏。诸杏仁及子等药，瓦器贮之，则鼠不能得之也。凡贮药法，皆须去地三四尺，则土湿之气不中也。"

《千金要方》中记载的一系列避潮、防鼠等措施，不仅有效地防止了药物霉变损失，更重要的是延长了药物应用时间，保证了疗效。

此外，孙思邈还对与药物贮藏中防潮、防霉变等有密切关系的药房建造和设施提出了具体措施（《千金翼方》卷十四）。可见唐代对药材的贮藏已有相当丰富的经验，掌握了密封防潮、防霉、防鼠的方法，特别是指出药材不宜经常曝晒和长期暴露在空气中，不然会使药效逐渐减弱。这些认识经现代科学证明是正确的。

明代中药贮藏技术有了进一步发展，研究出对抗贮藏的方法。据陈嘉谟《本草蒙筌》总论"藏留防耗坏"一文论述："凡药藏贮，宜常堤防。倘阴干、暴干、烘干未尽去湿，则虫蚀、霉垢、朽烂不免为殃。当春夏多雨水浸淫，临夜晚或鼠虫吃耗，心力弗惮，岁月堪延。见雨久，着火频烘。遇晴朗，向日旋暴。粗糙悬架上，细腻贮坛中。"

《本草蒙筌》还记载了一些中药的特殊贮藏法，如"人参须和细辛，冰片必同灯草，麝香宜蛇皮裹，硼砂共绿豆收"等。这正是现代所说的对抗贮藏法。

第三节　药材炮制加工

一、炮制理论

（一）炮制理论的起源

传统炮制理论是伴随着传统炮制方法的发生发展而逐步发展起来的，如《神农本草经》除了在药物下记载炮制方法外，在序例中还提出了"若有毒宜制，可用相畏相杀者"的理论，说明有毒药物，可采用与之相拮抗的药物同制，以抑制其毒性。《金匮玉函经》的"证治总论"中提出"又或须皮去肉，或去皮须肉，或须根去茎，又须花去实，依方拣制治削，极令净洁"，其目的是去除非药物部位、纯净药材，实际属于后世修治的内容；《金匮玉函经》还在"方药炮制"篇中简述了某些常用药物的炮制方法的意义，如"半夏汤洗十数度，令水清滑尽，洗不熟有毒也"，"木芍药去皮，大枣擘去核"，"麻黄折之，先煮数沸，生则令人烦，汗出不可止"等，提示了炮制具有使药物纯净、去毒、减低副反应等内涵。

《雷公炮炙论》对炮制的理论也有所探索，如"用此沸了水飞过白垩，免结涩人肠也"，"半夏上有巢涎，若洗不净，令人气逆，肝气怒满"，"半夏，有毒，用之必需生姜，此是取其所畏，以相制耳"。

《太平惠民和剂局方》也提及药物经炮制后性味功效有所改变。书中指出，"（蒲黄）破血消肿即生使，补血、止血即炒用"，"大黄蒸用……若取猛利，则生焙干用"，"苍术米泔浸……不浸……但稍燥尔"。

宋代寇宗奭《本草衍义》一书对药物炮制有新见解。如硇砂"水飞过入瓷器中，于重汤内煮其器，使其干，杀其毒，去其秽"，"厚朴有油，味苦，不以姜制则戟人喉舌"，"地黄生与干常虑大寒，故后世改用熟者"，"（甘草）入药须微炙，不尔亦微凉"。书中还提出巴豆炮制的目的是降低毒性，"今天用巴豆皆去油讫生用，兹必为

《本经》言生温、熟寒，故欲避寒而即温也。不知寒不足避，当避其大毒"。

（二）炮制理论的初步形成

金元时期，随着中医药理论的发展，对药物炮制机理的探讨日益增多，逐渐形成了药材炮制理论。如李东垣在其《用药心法》中，阐述了药物炮制作用的原理，即"黄芩、黄连、黄柏、知母，病在头面及手梢皮肤者，须用酒炒之，借酒力以上腾也；咽之下、脐之上，须酒洗之；在下生用"，"黄柏、知母，下部药也，久弱之人，须合用之者，酒浸、曝干，恐寒伤胃气也；熟地黄酒洗亦然；当归酒浸，曝，发散之意也"，"大黄须煨，恐寒则损胃气，至于川乌、附子须炮，以制毒也"。张元素《珍珠囊》中指出，"（白芍）酒浸行经，止中部腹痛"，"木香行肝气，火煨用，可实大肠"。葛可久的《十药神书》首先提出"血见黑则止"的理论，运用炭药以止血。其所制"十灰散"即由大蓟、小蓟、荷叶、侧柏叶、白茅根、茜草、栀子、大黄、丹皮、棕榈皮等 10 种药物烧灰存性、研细末组成，是治疗血证的名方，至今仍为临床常用。

李东垣在《珍珠囊补遗药性赋》中还记载"炮制药歌"，涉及多种炮制方法与原理，可以说是对此前炮制理论的一个总结。"炮制药歌"为："芫花本利水，非醋不能通。绿豆本解毒，带壳不见功。草果消膨效，连壳反胀胸。黑丑生利水，远志苗毒逢。蒲黄生通血，熟补血运通。地榆医血药，连梢不住红。陈皮专理气，留白补胃中。附子救阴症，生用走皮风。草乌解风痹，生用使人蒙。人言烧煅用，诸石火煅红。入醋堪研末，制度必用工。川芎炒去油，生用痹痛攻。炮制当依法，方能专化工。知母桑白天麦门，首乌生熟地黄分，偏宜竹片铜刀切，铁器临之便不驯。乌药门冬巴戟天，莲心远志五般全，并宜剔去心方妙，否则令人烦躁添。浓朴猪苓与茯苓，桑皮更有外皮生，四般最忌连皮用，去净方能不耗神。益智麻仁柏子仁，更加草果四般论，并能去壳方为效，不去令人心痞增。何物还须汤泡之，苍术半夏与陈皮。更宜酒洗亦三味，苁蓉地黄及当归。"

（三）炮制理论的日益成熟

徐彦纯《本草发挥》对炮制原理多有阐述，如"神曲火炒以补天五之气，入足阳明胃经"，"用附子、乌头者当以童便浸之，以杀其毒，且可助下行之力，入盐尤捷也"，"心虚则盐炒之"，"以盐炒补心肺"等。

陈嘉谟所著的《本草蒙筌》不但对炮制方法做了较系统的概括，而且在炮制理论上多有创新。①针对流弊，提出适度炮制的理论，"凡药制造，贵在适中，不及则功效难求，太过则气味反失"。总结前人用火经验，取当地烹调用火方式，首倡"紧火"的运用。紧火者，即持续猛烈之明火。对许多药物的火制提出了具体的要求，如蝉蜕、苍耳实、橘囊上筋膜（橘络）、马兜铃等微炒，使君子慢火微煨去壳，蚕蛾微火炒黄，白芷炒黑，蝉蜕、夜明砂、鳖头、人中白、莲房、荔枝核烧灰存性等。为后世医药工作者选择药物的炮制方法及制定炮制工艺提供了理论依据。②开启了中药炮制方法的分类，提出了三类分类方法，即"火制四：有煅，有炮，有炙，有炒之不同；水制三：或渍，或泡，或洗之弗等；水火共制造者，若蒸，若煮，而有二焉。余外制虽多端，总不离此二者"。这就是中药炮制方法系统分类的开始，并为以后的五类分类法及其他的分类方法的发展奠定了基础。③系统地论述了若干炮制辅料的作用原理，如"酒制升提；姜制发散；入盐走肾脏，仍使软坚；用醋注肝经，且资住痛。童便制，除劣性降下；米泔制，去燥性和中；乳制滋润回枯，助生阴血；蜜制甘缓难化，增益元阳；陈壁土制，窃真气骤补中焦；麦麸皮制，抑酷性勿伤上膈。乌豆汤、甘草汤渍曝，并解毒致令平和；羊酥油、猪脂油涂烧，咸渗骨容易脆断。有剜去瓤免胀，有抽去心除烦"。正如他在论及黄连的炮制方法时云："治诸火邪，依各制炒。火在上炒以醇酒，火在下炒以童便。实火朴硝，虚火酽醋。痰火姜汁，伏火火伏下焦者盐汤。气滞火同吴茱萸，血瘀火拌干漆末。食积泻亦可服，陈壁土向东者妙，研炒之……肝胆火盛欲驱，必求猪胆汁炒。又治赤眼，人乳浸蒸，或点或吞，立能劫痛。"很好地体现了辅料炮制的基本原则，同时这些炮制理论对后人运用现代科学技术研究辅料炮制原理有较大的理论指导意义。④提出根据治疗需要，同一药物选择不同的炮制方法，如"大黄，欲使上行须资酒制，酒浸达巅顶上，酒洗至胃中……如欲下行，务分缓速，欲速生使，投滚汤一泡便吞，欲缓熟宜，同诸药久煎方服"，已经接近现代大黄不同炮制品的用法。

李梴所著《医学入门》，在李东垣的"炮炙药歌"外，又增加了"凡药入肺蜜制，入脾姜制，入肾用盐，入肝用醋，入心用童便。凡药用火炮、汤炮、煨、炒者，制其毒也；醋浸、姜制、酥炙者，行经活血也。且如知母、桑白皮、天麦门冬、生熟地黄、何首乌，忌铁器，用竹刀铜刀切之，犯铁必患三消；远志、巴戟、门冬、莲子、乌药之类，如不去心，令人烦躁。猪苓、茯苓、厚朴、桑白皮之数，如不去皮，耗人元气；柏子、火麻、益智、草果之数，如不去皮，令人心痞；当归、地黄、苁蓉，酒洗去土，生精活血，无令满闷；桃仁、杏仁，双仁有毒伤人，用去皮尖，不生疔疖；苍术、半夏、陈皮，用汤泡洗，去其燥性；麻黄泡去头汁，庶不烦心；人参、桔梗、常山去苗芦，庶不呕。当知水飞、火煅、醋淬、酒浸、另研等项，必遵古法，毋逞新奇"。此外，该书还探讨了炮制与药性升降浮沉之间的一般规律，"凡病在头面及手稍皮肤者，须用酒炒，欲其上腾也。病在咽下、脐上，须用酒浸洗。病在下者生用。欲升降兼行者，半生半熟。如大黄、知、柏必用酒制者，恐寒伤胃也。要知体浓者生用，体薄者炒用，然炒制必出火毒，收贮用之，随炒随用，以火助火"。

《本草纲目》在不同的炮制方法和不同的辅料对药物药性和功效的影响方面，论述较之前人更为详细。如"升者引之以咸寒，则沉而直达下焦；沉者引之以酒，则浮而上达巅顶……一物之中，有根升梢降，生升熟降，是升降在物亦在人也"（卷一升降浮沉）。这一论述说明，通过炮制方法能改变药物升降沉浮的趋向。又如"黄柏性寒而沉，生用则降实火，熟用则不伤胃，酒制则治上，盐制则治下，蜜炙则治中"（卷三十五柏条），同时又提出用酒制大黄可使苦寒泻下作用缓和，并借酒力升提引药上行，而清上焦实热。可见，不同的炮制方法，可改变药物之升降沉浮。此外，运用不同的辅料炮制，亦可发挥一药多效之能。如黄连"治肝胆实火，则以猪胆汁浸炒；治肝胆虚火，则以醋浸炒；治上焦之火，则以酒炒；治中焦之火，则以姜汁炒；治下焦之火，则以盐水炒；治食积之火，则以黄土末调水炒。诸方不独为之引导，盖辛热能制其苦寒，咸寒能制其燥性，在用者详酌之"（卷十三黄连条）。在论及香附子时又指出，"炒黑则止血，得童溲浸炒则入血分而补虚，盐水浸炒则入血分而润燥，青盐炒则补肾气，酒炒则行经络，醋炒则消积聚，姜汁炒则化痰饮"（卷十四香附条）。上述表明，不同的炮制方法能使药物尽显其能，发挥最大疗效。对药物炮炙与药效之间的关系，书中也有详细的阐述，如甘草"大抵补中宜炙用，泻火宜生用"，知母"引经上行，则酒浸焙干，下行则盐水润焙"，牛膝"今唯以酒浸入药，欲下行则生用，滋补则焙用，或酒拌蒸过用"。而对通过炮制降低药物的烈性或毒性，也多有论述。如"苍术性燥，故以糯米泔浸去其油，切片焙干用。亦有用脂麻同炒，以制其燥者"，芫花"芫花留数年陈久者良。用时以好醋煮十数沸，去醋，以水浸一宿，晒干用，则毒灭也"。此外，李时珍还对前人不恰当的炮制法，提出了自己的看法。他指出《雷公炮炙论》中制大戟用海芋叶拌蒸，《新修本草》苏敬记载银屑用水银、盐、硝合制，均为不当。因海芋叶、水银都有毒，故不可使用。在柏实（柏子仁）条，雷敩云："先用酒浸晒干，再用黄精汁同煮至干。"李时珍认为，这是服食家所用的方法，不宜使用，提出只须蒸熟，曝裂，春簸取仁，即可入药。又如石膏"修治"项下，"古法惟打碎如豆大，绢包入汤煮之。近人因其性寒，火煅过用，或糖拌炒过，则不妨脾胃"；砒石"修治"项下，"医家皆言生砒经见火则毒甚，而雷氏治法用火煅，今所用多是飞炼者，盖皆欲求速效，不惜其毒也"。

张景岳所著《景岳全书》对炮制方法和炮制作用亦有新的见解，如"白术制以人乳，欲润其燥，炒以壁土，欲助其固"，"黄芪生者微凉，可治痈疽；蜜炙性温，能补虚损"等；还对地黄炮制中滥用姜、酒、砂仁制者，力陈其非，"又若制用之法，有用姜汁拌炒者，则必有中寒兼呕而后可；有用砂仁制者，则必有胀满不行而后可；有用酒拌炒者，则必有经络壅滞而后可。使无此数者，而必欲强用制法，是不知用熟地者正欲用其静重之妙，而反为散动以乱其性，何异画蛇而添足"。在许多药物之下，还附述了炮制方法与用药的关系，这是本书的特色之一。如附子条，立有"辨制法"专题，详细论述了附子的制法和原理，"附子制法，稽之古者，则有单用童便煮者，有用姜汁盐水者，有用甘草、黄连者，有数味皆兼而用者，其中宜否，最当详辨。夫附子之性热而刚急，走而不守，土人腌以重盐，故其味咸而性则降。今之所以用之者，正欲用其热性以回元阳，以补脾肾，以行参、芪、熟地等功，若制以黄连，则何以藉其回阳？若制以盐水，则反以助其降性。若制以童便，则必不免于尿气，非惟更助其降，而凡脾气大虚者，极易呕哕，一闻其臭，便动恶心，是药未入口，而先受其害，且其沉降尤速，何以达脾？惟是姜汁一制颇通，第其以辛助辛，似欠和平，若果直中阴寒等证，欲用其热，此法为良；至若常用而欲得其补性者，不必用此。又若煮法，若不浸胀而煮，则其心必不能熟，即浸胀而煮，及其心熟，则边皮已太熟而失其性矣；虽破而为四，煮亦不匀。且煮者必有汁，而汁中所去之性亦已多矣，皆非制之得法者。制法：用甘草不拘，大约酌附子之多寡而用。甘草煎极浓甜汤，先浸数日，剥去皮脐，切为四块，又添浓甘草汤再浸二三日，捻之软透，乃咀为片，入锅文火炒至将干，庶得生熟匀等，口嚼尚有辣味，是其度也。若炒太干，则太熟而全无辣味，并其热性全失矣。故制之太过，则但用附子之名耳，效与不效无从验也。其所以必用甘草者，盖以附子之性急，得甘草而后缓；附子之性毒，得甘草而后解；附子之性走，得甘草而后益心脾；附子之性散，得甘草而后调营卫，此无他，亦不过济之以仁而后成其勇耳。若欲急用，以厚纸包裹，沃甘草汤，或煨，或炙，待其柔软，切开，再用纸包频沃，又炙，以熟为度。亦有用面裹而煨者亦通。若果真中阴寒，厥逆将危者，缓不及制，则单用炮附，不必更用他制也"。

明代中后期，炮制理论已经较为成熟，如龚廷贤在《寿世保元》中提到"炒以缓其性，泡以剖其毒，浸能滋阴，炼可助阳，但制有太过不及之弊"。李中梓在《本草通玄》中也对炮制的诸多方面都有论述，如"制药贵得中，不及则无功，太过则伤性"，又如"酒制升提，盐制润下，姜制温散，醋取收敛……去穰者宽中，抽心者除烦"。汪昂所著《本草备要》对药物炮制与药效的关系也有论述，如黄芪"入补中药，捶遍，蜜炙；达表生用"，五味子"兹补药蜜浸蒸，入劳嗽生用"，荆芥"发汗连穗用，治血炒黑用"。

张璐所著《本经逢原》重视药物炮制与药物功用之间的关系，如甘草"补中散表炙用，泻火解毒生用"，木香"生用理气，煨用止泻"，荜茇"醋浸刮去皮子，免伤肺上气"，葛根"入阳明表药生用，胃热烦渴煨熟用"，百部"抽去心用，则不烦闷"，香附"入血分补虚童便浸炒，调气盐水浸炒，行经络酒浸炒，消积聚醋浸炒。肥盛多痰，姜汁浸炒；止崩漏血，童便制炒黑；走表药中，则生用"。

张仲岩的《修事指南》在炮制理论方面承袭《本草蒙筌》而有所增补，如"吴茱萸汁制抑苦寒而扶胃气，猪胆汁制泻胆火而达木郁，牛胆汁制去燥烈而清润，秋石制抑阳而养阴，枸杞汤制抑阴而养阳……炙者取中和之性，炒者取芳香之性"等。

二、炮制方法

（一）炮制的定义与内涵

中药炮制，是根据中医、中药理论，按照医疗、调剂、制剂、贮藏等不同要求，以及药材自身的性质，所采取的一系列传统的制药技术。它是历代医药学家在长期用药实践中的经验积累和总结，对保证临床用药安全，提高医疗效果，起着重大作用，是中药在应用过程中不可缺少的重要环节。

炮制是中药制药的传统术语，古代亦称"炮炙"。《说文解字》："炮，毛炙肉也。""炙，炮肉也，从肉在火上。"由此可知，药物"炮炙"这一名称，是源于古代的熟食加工。由于炮炙只意味着用火的加工处理，不能概括除火制以外的多种加工方法，因此以后又有修治、修事等名称。为了更确切的反映整个中药的加工技术，现都称为"中药炮制"。

（二）炮制方法的萌芽

中药炮制是随药物的发现和应用而产生的。古代人类在采集到药物后，最初只是采取洗净、劈破、锉碎等十分简单的加工处理。这些加工处理，已包含了中药炮制的萌芽。

"火"是被人类第一个征服的自然力，由于火的发现，使人类变生食为熟食，如《礼纬·含文嘉》记载："燧人氏始钻木取火，炮生为熟，令人无腹疾，有异于禽兽。"《韩非子·五蠹》谓："上古之世……民食果蓏蚌蛤，腥臊恶臭，而伤害腹胃，民多疾病。有圣人作钻燧取火，以化腥臊，而民悦之，使王天下，号之曰燧人氏。"食物由生至熟的过程最早主要通过"炮"和"炙"，汉代谯周《古史考》曰："古者茹毛饮血，燧人氏始钻木取火，始裹肉而燔之，曰炮。"汉代许慎《说文解字·火部》谓："炮，毛炙肉也。"故"炮"是指将肉去毛或不去毛，再裹以他物在火中烧。《诗经·小雅·瓠叶》云："炕火曰炙。"《说文解字》云："炙，炮肉也，从肉在火上。"可见，炮、炙均与火加工有关，这种加工方法逐渐应用于药物，从而形成了中药炮制的雏形。

春秋战国时期的《黄帝内经》是我国现存最早的一部医书，虽然其中大部分是对医学理论的阐述，但也涉及药物的炮制。如"治半夏"，即是经过加工的半夏。"燔制左角发"就是炮制过的头发，也就是今之"血余炭"。

马王堆汉墓出土的帛书《五十二病方》，据考证是我国已发现的最古医方，其时代可能在《黄帝内经》之前。其中已载有切、削、舂、捣、浸渍、燔、炮、煅、熬、炒、炙、煮等多种炮制法，并已能应用辅料制药，如渍法中有酒渍、醋渍、药汁渍、尿渍，煮法中有酒煮、醋煮等，尤其对矿物药，已使用了酒、醋煅淬的方法。可见当时的炮制方法，已经初具规模。

到了汉代，我国第一部中药专著《神农本草经》除了在药物下记载炮制方法外，还在序例中提出"药有……有毒无毒，阴干暴干，采造时月，生熟，土地所出，真伪陈新，并各有法"。其中阴干暴干是指产地加工，生熟指的是药物炮制。书中所录明确需要炮制的药物有14种，有炼、蒸、煮、熬、烧等方法，如消石"炼之如膏"，桑螵蛸"蒸之"，猬皮"酒煮杀之"，露蜂房"火熬之良"，贝子"烧用之良"，乌头"其汁煎之，名射罔，杀禽兽"。书中还出现了阿胶、白胶、大豆黄卷等药名，说明发芽、熬胶等炮制方法也已出现。

东汉末年，名医张仲景在其所著《金匮玉函经》的"证治总论"中提出，各种药物有需烧炼炮炙，生熟有定。在其《伤寒杂病论》中，凡方剂内需要炮制的药物，均在药名下加以"脚注"。其使用的炮制方法，已发展至20余种，如炮、炙、熬、煎、酒洗、去汁、去腥、去咸、去节、去心、去滑涎、去皮尖、去翅足、去芦、擘、碎、切、水渍、汤洗、炙黄、烧存性等。书中对有毒药物的炮制方法，记载尤较具体，如附子炮去皮、破八片，巴豆去皮心、熬黑、研如脂等。书中还提出了炒炭药物"烧存性"的要求，如王不留行散中的王不留行、蒴藋细叶和桑根皮均要求"烧灰存性，勿令灰过"。书中不但有发芽法，如赤小豆"浸令芽出，曝干"，而且出现了药名"曲"，应是发酵法的首次记载。以上记载反映了东汉以前的炮制发展概况，炮制方法已渐趋丰富。

（三）炮制方法的第一次总结

魏晋南北朝时期，随着对药物认识和应用的不断积累，炮制方法也得到了很大的发展，其中尤以南朝刘宋雷敩所著《雷公炮炙论》的贡献最大，是我国古代炮制方法的第一次总结。

东晋葛洪《肘后救急方》中，不但炮制方法有所增加，如常山、牛膝酒渍服，干馏法制竹沥，该书还载有"诸药毒救解方"，提出生姜汁可解半夏毒，大豆汁解附子毒，为丰富后世的炮制方法提供了新思路。

《雷公炮炙论》是我国医学史上最早的炮制专著，它系统地总结了五世纪以前的药物采制和炮制方法，标志着本草分支学科炮制学的诞生。虽然书名"炮炙"，然而文中多称为"修""修事""修合""修治""使"等。书中所载炮制药物288种（尚志钧辑本），炮制方法除一般净制、切制外，主要有浸、煮、煎、炼、炒、熬、炙、焙、炮、煅等。其中，应用辅料的内容更为丰富，如蒸有清蒸、酒拌蒸、姜汁拌蒸、蜜拌蒸、生地黄汁拌蒸等，煮有盐汤煮、姜汁煮、醋煮等，炙有蜜炙、酥炙、姜汁炙等，浸渍用的辅料则有酒、醋、甘草水、米泔水、黑豆水、竹沥、牛乳、蜜水、童便等多种。该书所载的炮制方法，有的已有相当水平。如巴豆的炮制，雷敩曰："凡修事巴豆，敲碎，以麻油并酒等可煮巴豆了，研膏后用。"巴豆为剧毒药，经过上述处理后，则部分巴豆油溶于麻油中，减轻了巴豆的烈性，同时使巴豆中具有溶血作用和引起组织坏死的毒性蛋白质——巴豆毒素变性而减毒。又如"干地黄"项下有"采生地黄，去白皮，瓷锅上柳木甑蒸之，摊令气歇，拌酒再蒸，又出令干"，实为后世炮制"熟地黄"之雏形。又如矿物药石钟乳用水飞使纯净、极细；莨菪、吴茱萸等含有生物碱，用醋制可以使生物碱成盐，增大在水中的溶解度；大黄用蒸来缓和泻下作用；对挥发性药物茵陈，指出"勿令犯火"；对某些含鞣质的药物如白芍，需用"竹刀刮上粗皮"，以及知母、没食子"勿令犯铁器"等。上述炮制方法都具有一定的科学道理，许多方法沿用至今。

梁代陶弘景编撰《本草经集注》，集《神农本草经》和《名医别录》药物730种，载有炮制的药物不多。但在陶弘景的注文中，对某些药物的炮制方法，则有较详细的记述。如其注天门冬云："虽曝干，犹脂润难捣。必须薄切曝于日中或火烘之。"注大豆黄卷云："大豆以为蘖，芽生，便干之，名为黄卷，用之点熬。"又如芒硝的炼制尤为细致，云："炼之以朴消作芒消者，但以暖汤淋朴消取汁，清澄，煮之减半，出着木盆中，经宿即成，状如白石英。"此外，在该书的序录中，还列有"合药分剂料理法则"，较具体地阐述了药物在各种制剂中的炮制要求。如"凡汤中用完物皆擘破"，"诸虫先微炙"，"凡汤酒膏中用诸石，皆细捣之如粟米"，"凡汤酒丸散膏中用半夏，皆宜完用，热汤洗去上滑，以手挼之，皮释，随剥去，更复洗令滑尽"，"凡丸散中用阿胶，炙至通体沸起，燥乃可捣，有不沸处，更炙之"，牡丹、巴戟天、远志"捶破去心"，黄连"除根毛"，犀角、羚羊角"皆磅刮作屑"，以及将"哎咀"改为切制等。唐代医药学家孙思邈在其《千金要方》中专列合和篇，即仿陶弘景"合药分剂料理法则"而有所增减。这种把炮制方法进行系统概括的形式，对后世药材的加工炮制具有一定的影响。

（四）炮制方法的发展

唐代由国家编纂颁布的《新修本草》，作为世界最早的药典，虽然有关药物炮制的内容不多，但记有作糵、作曲、作豉、作大豆黄卷、芒硝提净法等，对矿物药的炮制方法尤有较详尽的记载。而这个时期的炮制学内容大多见于各家医药著作中，如《千金要方》《千金翼方》《外台秘要》等。其中《千金要方》在"论合和第七"中记有"凡用甘草、厚朴、枳实、石楠、茵芋、藜芦、皂荚之类皆炙之"，"凡用麦糵、曲米、大豆黄卷、泽兰、芜荑皆微炒，干漆炒令烟断"，"凡用石药及玉，皆碎如米粒，绵裹内汤酒中"，"凡钟乳等诸石，以玉槌水研，三日三夜，漂炼务令极细"。另外，尤其提出"凡药治择熬炮讫，然后称之以充用，不得生称"，提示药物用量当以炮制后的分量为准；还提出一些新的炮制方法，如麦门冬、生姜"入汤皆切，三捣三绞，取汁"，"取天门冬汁法：净洗天门冬，去心皮，干漉去水，切，捣，压取汁三四遍，令滓干如草乃止"，还首创天花粉制法"深掘大栝楼根，厚削皮至白处止，以寸切之，水浸一日一夜，易水浸五日，取出烂捣碎研之，以绢袋滤之，如出料法干之"。《千金翼方》列有种造药专篇，内有造干黄精法、造生干地黄法、造熟干地黄法、研钟乳法、炼白石英法及炼松脂法等，记述都较详细。如"造生干地黄法：地黄一百斤，拣择肥好者六十斤，有须者去之。然后净洗漉干，曝三数日令微皱，乃取拣退四十斤者。净洗漉干，于柏木臼中熟捣，绞取汁，汁如尽，以酒投之更捣。绞即引得余汁尽。用拌前六十斤，干者于日中曝干，如天阴即于通风处薄摊之。夜亦如此，以干为限。此法比市中者气力数倍。顿取汁恐损，随日捣绞用，令当日尽佳"。"造熟干地黄法：斤数拣择一一准生法，浸讫，候好晴日便早蒸之，即曝于日中。夜置汁中，以物盖之，明朝又蒸。古法九遍止，今但看汁尽色黑，熟蒸三五遍亦得，每造皆须春秋二时，正月九月缘冷寒气方可宿浸，二月八月拌而蒸之，不可宿浸也。地黄汁经宿恐醋，不如日日捣取汁用。凡曝药，皆须以床架，上置薄罩等，以通风气。不然，日气微弱则地气止津也。于漆盘中曝最好。罩多汗又损汁"。又如"炼松脂法：取大麻仁三升，研之令细，水三升淘之，生布绞去滓，松脂二升，以水三升半煮令消尽，及热，新布绞令脂出，纳麻汁中，待小冷，取松脂牵挽令白，乃依法秤取"。

《食疗本草》中虽然记载的炮制方法不多，但有独到之处。如首次记载用童便作为辅料处理药材，"疗肿困重，生捣苍耳根、叶，和小儿尿绞取汁，冷服一升，日三度，甚验"；黄精九蒸九曝法，"饵黄精，能老不饥。其法：可取瓮子，去底，釜上安置，令得所盛黄精，令满，密盖，蒸之。令气溜，即曝之。第二遍蒸之亦如此。九蒸九曝。凡生时有一硕，熟有三四斗。蒸之若生，则刺人咽喉。曝使干，不尔朽坏"；等等。《外台秘要》始载麸炒法，"杏仁去皮、尖、双仁，麸炒黄"。《仙授理伤续断秘方》中炮制品种达85种以上，始载天南星姜汁浸，草乌姜汁煮或醋煮，自然铜火煅醋淬七次，苍术、续断米汁浸，白姜、白及、南星面裹煨，何首乌用黑豆同蒸，当归、芍药酒浸等。陈藏器所著《本草拾遗》中有"飞法"的记载，如铁精条"针砂飞为粉，功用如铁粉"。《海药本草》中，仙茅条"用时竹刀切，糯米泔浸"，石决明条"凡用，先以面裹熟煨，然后磨去其外黑处并粗皮了，烂捣之，细罗，于乳钵中，再研如面"，柯树皮条"采皮，以水煮，去滓，复炼，候凝结丸为度"，返魂香条"采其根皮于釜中，以水煮，候成汁，方去滓，重火炼之如漆"。《蜀本草》对药物炮制的论述多载于其图经文中，如桑螵蛸条"此物……以热浆水浸之一伏时，焙干，于柳木灰中炮令黄色用之"。《日华子本草》不但记载了多种药物炮制方法，如雷丸入药炮用，厚朴入药去粗皮以姜汁炙用，樗皮入药蜜炙用，龟甲入药酥炙用，而且也指出同一药物因炮制方法不同，其功用有异，如卷柏"生用破血，炙用止血"，青蒿子"明目、开胃炒用，治劳、壮健人小便浸用"，王瓜子"润心肺、治黄病生用，治肺痿吐血、肠风泻血、赤白痢炒用"。

宋代政府十分重视医药，多次修订本草，并开设官药局，实行熟药官卖，推广使用成药，炮制方法有很大改进。宋代庞安常所著《伤寒总病论》，有专卷论修治药法，共有200多种，首次提出巴豆去油的炮制方法，即"或用汤煮，研细，压去油皆可"。钱乙著《小儿药证直诀》，记载了早期制造胆南星的方法，即"天南星腊月酿牛胆中，百日阴干"。《圣济总录》记载有吴茱萸制黄连法，即"去须一两，用吴茱萸半两同炒，以茱萸黑色为度，放地上出火毒，不用茱萸"，为后世之吴茱萸汁制黄连之滥觞。严用和《济生方》首载烧竹沥法，即"烧竹沥法：新竹截尺许长，用两砖对立，相去八寸，置竹在上，每截破作二片，仰安砖上，急着火，砖外两头，各置碗以盛沥。沥尽，以绢滤澄清，夏秋须沉冷水中，防沥酸"。

在政府颁行的《太平惠民和剂局方》中，强调"凡有修合，依法炮制"，设有"论炮炙三品药石类例"，列有药材炮制专篇，记述了当时通用药物185种的炮制加工技术，内容具体而切合实用。例如磁石、禹余粮、代赭石等用火煅、醋淬、捣碎、水飞；肉豆蔻"包湿纸裹煨"；巴豆"去皮研为粉，用纸数重裹槌，油透再易纸，至油尽成白霜为妙"，此与现代巴豆霜的炮制方法比较接近；三棱"先以醋煮，锉碎，焙干用"；等等。《太平惠民和剂局方》中所载的炮制技术，在当时可以说是带有法定性质的制药"规范"，现代使用的炮制法中，仍有不少与该书所记述的相似。

（五）炮制方法的丰富

金元时期中药炮制理论得到了很大的发展，而在具体炮制方法上也有所创新。张子和《儒门事亲》中，瓜蒂的炮制方法为"（瓜蒂）剥尽，碾破，以纸卷定，连纸锉细，去纸，用粗箩子箩过，另放，末将渣炒微黄，次入末，一处同炒黄用"；何首乌的炮制方法为"米泔水浸软，竹刀子刮去皮，切作片子，用瓦甑蒸，先铺黑豆三升，干枣二升，上放何首乌，上更铺枣二升，黑豆三升，用炊单复着上，用盆合定，候豆枣香熟取出，不用枣豆"。

到了明代，内容更为丰富，炮制方法和理论都有进一步的充实和提高。

朱橚等所著《普济方》，是我国古代载方数最多的一部方书，所用药物的脚注中均附有炮制方法；刘文泰等所著《本草品汇精要》，收集药物1815种，有炮炙方法的共449种，虽然该书未正式刊行，但从其所载相关内容看，部分药物的炮制方法要求更高，如炉甘石"凡使，以炭火锻赤，童子小便淬三十次，研细，用黄连、龙胆草各一两，当归三钱，煎水二碗，飞过讫，重汤蒸干，再研约一日，令极细如面用"。

陈嘉谟所著的《本草蒙筌》，共收载药物742种，其中炮制药物254种，辅料炙药物125种，辅料品种达38种之多。该书对炮制方法做了较系统的总结，并有所创新。

如该书所载“百药煎”的制备方法，实际上就是没食子酸的制法，比瑞典药学家舍勒制备没食子酸要早200多年。在五倍子条下，记载有“百药煎者，亦此造成：新鲜五倍子十斤，舂捣烂细，磁缸盛，稻草盖合，七昼夜，取出复捣，加桔梗、甘草末各二两，又合一七，仍捣仍合，务过七次，捏成饼锭，晒干任用。如无新鲜，用干倍子水渍为之”。该书还首次详细记述了从朱砂中提炼水银的制作过程，即“用磁罐二个，掘地成坎，深阔量可容二罐。先埋一罐于坎，四围用土筑稳实，内盛水满。仍一罐入朱砂半满，上加敲碎瓦粒，剪铁线髻如月圆样一块，闭塞罐口，倒覆下罐之上，务令两口相对，弦缝盐泥封固。以熟炭火先文后武，炼一炷香久，其砂尽出，水银流于下罐水内”。所以说本书虽然不是炮制学专著，但是在中药炮制学的发展史上占有重要的地位。

李梴的《医学入门》在《本草蒙筌》的秋石的制法基础上，提出了阳炼法和阴炼法，“阳炼法，童便不拘多少，入铜锅内熬干如铁坚硬，锅内亦放火烧去臭气，乘热取出打碎为末，再入锅内清水煮化，用绵纸七重滤过，复入锅内熬干，如此淋熬三次，白如霜雪，乃入砂罐内，盐泥固济，火煅一日夜，只取飞上铁灯盏者为末，枣肉丸如绿豆大，每服五丸至十丸，空心酒下，久服壮阳起痿”，“阴炼法：童便不拘多少，入浓皂角汁少许，以杀其秽，以井水一半相和，旋搅百匝，令澄去清水，只留浊脚，再换清水，如此澄搅数次，以白色无臭气为度，晒干，枣肉为丸”，其中阴炼法以皂角汁加入童便中是一大创举，虽然作者对其机理的认识，仅仅局限于“杀其秽”。

李时珍的《本草纲目》是明代药学巨著。在药物条目中，列有“修治”专项，收录前人炮制资料、当代炮制技术及李时珍自己的经验和见解。在具有炮制内容的330味药物中，由李时珍增补的炮制内容就有140余条，如木香、高良姜、茺蔚子、枫香脂、樟脑等药。所述净制、切制，以及以改变药性和适应调剂、制剂等为目的的各种炮制方法将近70种，有水制、火制、水火共制、加料制、制霜、制曲等法，其中大多仍为现今炮制生产所沿用，如半夏、天南星、胆南星等药的炮制。

缪希雍所撰的《炮炙大法》，是继《雷公炮炙论》之后的第二部炮制专著。该书记述了439种药物的炮制技术及成品贮藏方法，并将前人的炮制方法归纳为炮、爁、煿、炙、煨、炒、煅、炼、制、度、飞、伏、镑、摋、𪱥、曝、露等17种，称为“雷公炮炙十七法”。书中所载各药炮制方法，在继承的基础上有所改进和补充，更加科学，如非常注重入药部位的选择，多余的部分一概弃之。如“百部根，去心皮”，款冬花“去梗蒂”，三棱“去毛”，远志“去心，若不去心，服之令人闷”，青黛“水飞去脚，缘中有石灰”，丹砂“研须万遍，要若轻尘，以磁石吸去铁气”。药物在去除杂质和非药用部分后，更有利于发挥疗效，减少毒副作用。书中还根据药物入药部位及性质的不同及药物在不同组方中的具体应用，采用了不同的切制方法并加以说明。如茵陈蒿“须用叶有八角者，采得阴干，去根，细剉用，勿令犯火”。现代研究表明，茵陈蒿中含有挥发性有效成分，如果加热处理便会减少药物中挥发性成分的含量，所以缪氏的切制方法是科学的。又如黄连“去须切片，分开粗细，各置姜汁拌透，用绵纸衬，先用山黄土炒干研细，再炒至将红，以连片隔纸放上炒干，再加姜汁，切不可用水”。现今仍采用这种“润”法或不用水处理方法，因为黄连中的有效成分小檗碱是水溶性生物碱，因此，在切制过程中黄连不宜加水浸泡，这种制方法是合理的。书中还提倡药物炮制要适度，如大蓟"止血烧炭存性"，芦火、竹火项下"火候失度，则药亦无功"。书中对一些有毒的药物也有一定的认识，如朱砂"用丹砂入药，只宜生用，慎勿升炼，一经火炼，饵之杀人"。所以此时在炮制工艺方面已达到较完善的水平。正如序言中所说："检目前常用诸药品，悉按雷公炮炙法，去其迂阔难遵者而裁以己法，其无雷公者则自为阐发，以益前人所未逮。"该书内容简明扼要，实用性较强，是中药炮制的重要参考资料。

清代基本上沿用明代的炮制方法。如刘若金所著《本草述》，收载有关炮制药物300多种，记述药物的炮制方法、作用、目的和理论探讨。后在此基础上经杨时泰修改删节为《本草述钩元》，记载黄芪"治痈疽生用，治肺气虚蜜炙用，治下虚盐水或蒸或炒用"。

张仲岩的《修事指南》是我国第三部炮制专书。该书收载232种药物的炮制方法，内容基本录自《证类本草》和《本草纲目》。该书作为炮制专书，在炮制方法和炮制理论方面鲜有创新。

赵学敏《本草纲目拾遗》是清代颇有影响的本草著作，其炮制内容皆列于各药项下，主要在附方中，涉及药物240余种。书中提及的炮制方法很多，现代炮制方法大多都有提及，还保存了一批现代不常用或已经不使用的方法。如炒类，除炒、炒黄、炒焦、炒黑等外，又有炒干、炒熟、炒枯、炒黄烟尽等法，还有瓦上炒、隔纸炒、陈土炒、黄土炒、砂炒、牡蛎粉炒、蛤粉炒、酥油炒、香油炒等；蒸类，有饭上蒸、蜜蒸、乳蒸、桂圆拌蒸等；辅料制，除有醋、酒、盐、姜、童便、乳汁外，尚有黄芪汁、石斛汤、槐末、茶汁等；淬类，除醋淬外，还有烧酒淬、韭汁淬、三黄汤淬；煅类中有泥球包煅、装竹筒盐泥封固煅和阴阳瓦合好泥封煅法，可看出现代闷煅的源头；其他，如隔水煮、湿纸包裹、瓦上焙黄、焙脆、焙烊等法。复制的仙半夏，可看出现代法半夏的来源。书中对当时半夏的炮制方法提出了批评，认为"今药肆所售仙半夏，惟将半夏浸泡，尽去其汁味、然后以甘草浸晒……全失本性……是无异食半夏渣滓，何益之有？"该书中制炭的药物较多，240余种有炮制的药物中炭药有近70种，约占植物药的三分之一，并提出炒炭应注意火候，强调炭化存性问题，为炮制技术的发展做出了贡献。在其所编撰的《串雅内篇》《串雅外篇》中，记载了铃医用药物制和复制的方法，颇具特色。如地黄用砂仁同酒共煮；黄连与吴茱萸同煮，炒干后分用；香附用姜、醋、酒、童便制；治疗虚损的坎离丸中，所用熟地黄分2份，分别用砂仁、茯苓用酒煮干，然后去砂仁、茯苓，用地黄，黄柏、知母各分为4份，分别用盐水、酒、人乳、蜂蜜浸渍后晒干炒用。又如治疗大麻风，用活的穿山甲，灌桐油和雄黄、没药、黄柏等粉末，用火炙酥研末，以及用生漆遍涂穿山甲、炙灰研粉的制法更为特殊。这些罕见的炮制法的作用机制很值得研究。

三、药物炮制举例

下面以附子为例，研究药物的炮制历史沿革。

附子为毛茛科植物乌头 *Aconitum carmichaelii* Debx 的子根的加工品，始载于《神农本草经》，其应用历史悠久，临床疗效卓越，亦是著名的有毒中药。历代医家在临床应用中发明了多种附子炮制方法，部分沿用至今，起到了很好的炮制解毒作用。

为弄清附子炮制的起源、发展、现状及传统理论等，现以《历代中药炮制资料辑要》一书为线索，回溯核查本草原著 59 部，并查阅各版《中华人民共和国药典》8 部、《全国中药炮制规范》1988 年版及地方炮制规范 14 部，对古今文献中附子炮制的内容加以整理和文献循证。

（一）附子炮制的历史沿革

1. 净制沿革　汉代《金匮玉函经》"去皮"，《华氏中藏经》"去皮脐"，南北朝《雷公炮炙论》"用刀刮上孕子，并去底尖"，宋代《图经本草》"去须根"，其中"去皮脐"一直延续到清代多数本草中。现附子净制主要是除去须根和泥沙。

2. 切制沿革　在浸漂工艺上，五代后蜀《蜀本草》"以生熟汤浸半日"，明代《医学纲目》"水浸泡"。部分医家对用水长期浸漂的方法产生质疑，但目前仍大量使用。在切制工艺上，汉代《金匮玉函经》"破八片"，南北朝《雷公炮炙论》"薄切"，宋代《圣济总录》"趁热切作片子，厚薄如钱"，其余大多要求"切 4 片或 4 块"，如《三因极一病证方论》《博济方》等，明代《医宗粹言》要求"顺切片"。现附子的几种商品规格中，黑顺片纵切成厚约 0.5cm 的片，白附片纵切成厚约 0.3cm 的片，淡附片切制成薄片，刨附片纵切成厚约 0.1cm 的片，熟附片横切成厚约 0.4cm 的片，卦附片为对剖成两瓣等。

3. 炮制沿革　根据是否加入辅料分成两大类，前者主要包括炮、煨、煮、炒等，后者主要包括蜂蜜、盐水、童便、甘草、生姜、黑豆、黄连等单一或混合辅料。

（1）炮　首见于汉代《金匮玉函经》，南北朝《本草经集注》"炮令坼，勿过焦"，清代《温病条辨》"炮黑"，现演变为砂烫或微波加热制备炮附片或炮附子。

（2）煨　首见于唐代《仙授理伤续断秘方》，宋代《苏沈良方》"纸裹煨"，明代《景岳全书》"面裹而煨"，现主要是江西建昌帮用糠灰煨制的煨附子。

（3）炒　首见于明代《普济方》，清代《本草述》"炒黄"，现主要是少数地区用炒制炮附片。

（4）烧　首见于晋代《肘后备急方》"烧为灰，存性为末"，宋代《太平圣惠方》"炭火内烧令黑色，忽令药过取出"。烧制要求"存性"，类似现在的制炭法，现已不用。

（5）焙　首见于宋代《类编朱氏集验医方》，主要起干燥的作用，现已改为烘法完成。

（6）清水煮　首见于明代《普济方》，部分医家认为附子不能煮制太过，现为制备黑顺片、白附片等的必须环节。

（7）蜜炙　首见于唐代《千金翼方》，延续到清代《得配本草》，现已不用。

（8）黑豆制　首见于南北朝《雷公炮炙论》"东流水并黑豆浸五日夜"，现为制备淡附片所用。

（9）姜制　首见于宋代《博济方》"用生姜半斤，以水一碗同煮附子，汁尽为度"，《圣济总录》"用生姜半斤取汁，以慢火煮附子令汁尽"，《女科百问》"同姜炒令赤，去姜"，《重修政和经史证类备用本草》中附子烧后用姜汁淬，现为江西建昌帮制备煨附子所用。

（10）醋制　首见于唐代《本草拾遗》"醋浸"，后续宋代《图经本草》和《彰明附子记》中均收载了用醋腌的方法，现已不用。

（11）盐制　该法经历了盐水浸炒、（青）盐炒到盐腌的变迁，首见于宋代《圣济总录》"盐汤浸暴干炒"，至元代《丹溪心法》"盐炒"，明代后期大量出现附子盐腌，但受到部分医家质疑，现主要用食用胆巴加食盐腌制附子防止腐烂。

（12）童便制　首见于宋代《校注妇人良方》用童便浸泡，延续至明清仍有使用，该法受到部分医家质疑，现已不用。

（13）黄连制　首见于宋代《圣济总录》用黄连锉碎后同炒再弃黄连，该法受到部分医家质疑，现已不用。

（14）朱砂制　首见于明代《奇效良方》将附子挖空后装入朱砂炮制，现已不用。

（15）甘草制　用甘草煎汁后浸泡或煮附子，首见于宋代《本草通玄》，现为制备淡附片所用。

（16）赤小豆制　用赤小豆装入附子中煮或与附子同煮，首见于宋代《类编朱氏集验医方》，现已不用。

（17）豆腐制　古代未见该法，现制备浙江淡附片或上海熟附片使用。

（18）多种辅料炮炙　在单一辅料炮炙的基础上，对盐、甘草、童便、生姜、防风、黄连、黑豆、米泔等辅料进行二种或二种以上的组合使用，其中以明代《本草蒙筌》收载的"先将姜汁盐水各半瓯，入砂锅紧煮七沸，次用甘草、黄连各半两，加童便缓薄锉，仍文火复炒，庶劣性尽除"最为复杂，现主要是淡附片制备中加甘草、黑豆同煮。

（二）附子炮制的传统理论

1. 关于炮制去毒原理的认识　明代《景岳全书》精辟地总结出"以附子之性急，得甘草而后缓；附子之性毒，得甘草而后解；附子之性走，得甘草而后益心脾；附子之性散，得甘草而后调营卫"的甘草解附子毒的原理；同时认为，附子长久煎煮亦能解其毒性。古代医家的认识对现代研究附子炮制解毒原理具有较大的指导意义。

2. 关于附子炮制不当的认识　明代《景岳全书》认为，附子用重盐腌制、用盐水制、用黄连制，均能使附子的毒性降低；用童便制则易使患者呕吐；如果将附子完全煮熟，则附子将失去其效力，如同萝卜可食。清代《本草从新》中指出，附子盐腌后过于用水浸漂，将使药效大大降低，仅有附子之名而无附子之实。

（三）小结与讨论

附子传统的炮制方法较多、历史悠久，始见于汉代，其方法多为炮、煨、炒、烧等；唐代以后，增加了黑豆制、蜜制、姜制、醋制、甘草制、童便制及多种辅料浸制、煮制、蒸制的炮制方法，其主要目的均在于解毒。古人认为，附子不宜用黄连、童便炮制，现早已废除。自明代起，附子用胆巴腌制防腐，再采用水火共制的加工方法来实现减毒增效，延续至今。但部分加工户故意不将胆巴漂洗干净而增重牟利，人为引入有害物质，给临床应用附子带来新的安全隐患，值得注意和思考。

目前，在四川江油道地产区，形成了附子特有的"胆巴浸泡－浸漂－煮制－剥皮（仅白附片）－切片－漂洗－蒸制－干燥"等多道工序的产地加工（炮制）技术，成为江油附子誉满全球的必要保证。与传统的火制法或单一辅料炮制方法相比，现代的多道工序吸收了以前各种加工方法的优点，其加工技术更加精妙，在多个环节能够对附子中剧毒的乌头碱类双酯型生物碱起到很好的炮制解毒作用，成为临床安全使用附子的重要保证，亦使附子成为商品规格最多的中药材。

第六章　本草学在药性理论与临床方面的应用

第一节　药性理论与临床功效

一、药性理论

（一）药性理论与演变

"药性"一词最早见于《神农本草经》，其序例中曰："药性有宜丸者，宜散者，宜水煮者，宜酒渍者，宜膏煎者，亦有一物兼宜者，亦有不可入汤酒者，并随药性，不得违越。"书中首次明确提出"药性"一词，并论述了四气五味、有毒无毒、七情配合、采收真伪、药性调剂宜忌、用药规律、服药时间等基本理论，为中药药性理论的发展奠定了基础。此后，《名医别录》对《神农本草经》中药物的四气做了部分的补充与修正，使四气记载更趋完善。陶弘景《本草经集注》保留了《神农本草经》及《名医别录》的内容，其序例中多次提到"药性"，如"药性所主，当以识识相因""案今药性，一物兼主十余病者""览本草药性，以为尽圣人之心，故撰而谕之"，并提出了上品药性、中品药性及下品药性所属药物的功效与主治病证。至唐代，出现了探讨"药性"的本草学专著，如甄权《药性论》、甄立言《本草药性》等，均以药性命名。同时，我国第一部官修本草《新修本草》的问世，使药性理论在继承的基础上得到进一步发展。宋代，由于医家受理学格物释理思维的影响，形成了探寻药物奏效原理的学风，宋人以药材性状的形、色、质地、气、味为核心，结合阴阳五行、五运六气、气味升降之理，建立了"法象药理"的理论模式，以此来解释药物的作用机理。如宋徽宗赵佶《圣济经》的卷九即取名为"药理篇"，其中曰："物生而后有象，象而后有滋……物物妙理，可得而推。""天之所赋，不离阴阳，形色自然，皆有法象……空青法木，色青而主肝；丹砂法火，色赤而主心；云母法金，色白而主肺；磁石法水，色黑而主肾；黄石脂法土，色黄而主脾。触类长之，莫不有自然之理。"宋代官方曾多次组织编纂本草著作，收录的药物大量增加，为药性理论的充实打下了物质基础。寇宗奭在《本草衍义》中首先提出"四性"之说，一改以往的"四气"之说，并将四气禀受于天之说、五味与五行相结合用来分析具体药物的药性。这种阐释药理的方式，为金元医家广泛沿用。张元素《珍珠囊》及经后人整理的《医学启源》等，对中药药性理论的发展起了重要作用。张氏在补充、整理前人散在的归经论述的基础上，使归经理论系统化，并提出了药性气味阴阳厚薄的理论，即以气味厚薄为依据，归纳以升降浮沉为中心的药类法象理论。后经李东垣、王好古、朱丹溪等医家的进一步发挥，归经学说、升降浮沉学说日趋完善。至此，架构了以四气、五味、归经、升降浮沉、毒性为主要内容的主流中药药性理论。明清时期对药性理论也进行了发挥、补充和完善，如李时珍《本草纲目》提出"升降在物，亦在人也"的认识。汪昂《本草备要》对药物质地与升降浮沉性能的关系作了全面概括，使升降浮沉理论更臻完善。沈金鳌《要药分剂》首次在具体药物下分列归经专项。黄宫绣《本草求真》结合临床用药实际讨论药性，如以主要药性作为认识功能、主治纲领；对药物功能，不可混称补泻；对药物归经，强调应分别主入某经和兼入某经；对主要药性，主张气味与形质的整体观。此外，还应用法象药理解释药物的作用原理。当代高晓山主编的《中药药性论》，在综合各家观点的基础上，认为药性理论有抽象药性、形性药性、向位药性、功能药性、综合药性、配伍药性、方剂药性、禁忌、采收理论、修制理论、制剂与剂型理论、服用理论等。由此可见，历代本草所述药性内容广泛。药性理论的产生是在不断的临床实践中发现，并反复验证的基础上总结出来的。随着中药治疗效应的扩大，人们对药物的认识不断加深，经过长期反复医疗实践、归纳总结，逐渐形成了一个比较完整的理论体系。

近年来，中药药性理论成为研究热点，不同专业人员采用热动力学、代谢组学、信息学、数据挖掘技术及中药指纹图谱等不同技术，从神经内分泌系统、心血管系统等机体功能的多个方面及药效作用的各个层次，如整体、器官、组织、细胞、分子、物质基础等方面，开展了众多研究，这些认识途径从不同层面丰富了中药药性理论。随着现代科技的发展，会有更多、更科学的方法研究传统的药性理论，但这一切都离不开临床实践。

（二）中药药性理论

药性理论的研究范围很广，如四气、五味、升降浮沉、归经、配伍、禁忌、有毒无毒等，凡涉及与药物疗效有关的理论问题，均可列入药性理论的范畴。其中四气、五味、升降浮沉、归经、毒性是中药药性理论的核心内容。

1. 四气　四气，又称四性，指寒热温凉四种药性，它反映了药物对人体阴阳盛衰、寒热变化的作用倾向，是药性理论的重要组成部分，是说明药物作用的主要理论依据之一。

药性的四气，最早见于《神农本草经》。此后，诸家本草在此基础上，不断补充、发展和完善。南北朝陶弘景《本草经集注》明确指出，"药物甘苦之味可略，唯冷热须明"，强调掌握药物寒热属性的重要性。唐代陈藏器《本草拾遗》对寒性中药四气属性的分析更加细化，出现了冷、凉两种新的四气描述。《日华子本草》对其所载药物四气的分析，出现了冷、暖等描述。中药四气属性的分化更趋向于多元和细致，表明此期医家在充分继承的基础上，基于临床实践，对中药四气理论的认识更加深入。这一时期，还提出了中药寒、温、平"三性"学说，但"三性"说提出后，因受崇古遵经风气的影响，并未引起人们的重视。宋代寇宗奭《本草衍义》云："药有酸、咸、甘、苦、辛五味，寒、热、温、凉四气。今详之，凡称气者，即是香臭之气；其寒、热、温、凉，则是药之性……论其四气，则是香、臭、臊、腥，故不可以寒、热、温、凉配之……其序例中气字，恐后世误书，当改为性字，则于义方允。"寇宗奭主张将"四气"改为"四性"加以区别，这一论点，为后世医家所采纳。如元代王珪《泰定养生主论》曰："大抵百药之性，不出温、凉、寒、热。"张洁古《医学启源》云："药有寒热温凉之性。"金元时期，四性理论已成为中药药性理论的核心内容，医家在论述药物时，开始将性味列于药性之首加以论述。如王好古《汤液本草》云："凡药之所用者，皆以气、味为主。"李东垣《脾胃论》曰："一物之内，气味兼有，一药之中，理性具焉，主对治疗，由是而出。"明清时期，医家非常重视中药四性理论对临床实践的指导作用，并从不同角度对中药四性的形成原理、起效机制进行了研究。如李中梓《医宗必读》谓："寒热温凉，一匕之谬，覆水难收。"缪希雍云："物有味必有气，有气斯有性。"此强调药性由气和味共同组成，必须做到气与味相结合才能用药。《景岳全书》曰："气本乎天，气有四，曰寒热温凉是也……温热者，天之阳，寒凉者，天之阴也。"徐大椿《神农本草经百种录》曰："丹砂，味甘，微寒。甘言味，寒言性，何以不言色与气？盖入口则知其味，入腹则知其性，若色与气，则在下文主治之中可推而知之也。"此强调药性入腹方知。有时在本草文献中，"性"又不单指四气，如《圣济经》"寒热温凉，收散缓急，同谓之性"。《本草品汇精要》曰："性分寒、热、温、凉、收、散、缓、坚、软也。"《药品化义》将性分为寒、热、温、凉、清、浊、平。这种广义的"性"超出了四气范畴，且各家并不一致，但普遍认可的是寒、热、温、凉四种药性。

四气之中寒凉与温热是相对立的两种药性，能够减轻或消除热证的药物，属于寒凉性；能够减轻或消除寒证的药物，属于温热性。其中，寒与凉、温与热之间仅是程度上的差异。有些本草文献对药物的四性还用"大热""大寒""微温""微凉"加以描述，这是对中药四气程度不同的进一步区分，但从四性本质而言，只有寒热两性的区分。此外，尚有平性，平性是指药性平和、作用缓和，寒热界限不是很明显的一类药，如党参、山药、甘草等。平性能否入性，各医家见解不同。有的认为虽称平性但实际上也有偏温偏凉的不同，如甘草性平，生用性凉，炙用则性偏温，所以平性是相对而言的，仍未超出四性的范围，因此仍称四性而不称五性。但也有主张"平应入性"的，如李时珍第一个提出五性分类法，其《本草纲目》谓"五性焉，寒热温凉平"。《神农本草经》载药365种，平性药有100多味，故平性是客观存在的，"平性"应入性。

药性的寒热温凉，是从药物作用于机体所发生的反应概括出来的，是与所治疾病的寒热性质相对而言的。例如石膏、知母对发热、口渴、咽痛等热证有治疗作用，表明这两种药具有寒凉性；而干姜、高良姜对食欲不振、腹中冷痛、脉沉无力等寒证具有治疗作用，表明这两种药具有温热性。由此可见，药性的确定是以用药反应为依据，以病证寒热为基础。一般而言，寒凉性的药物分别具有清热、泻火、凉血、解毒、安神、平肝等作用，主要用于阳热病证；温热性的药物分别具有温里散寒、补火助阳、温通经脉等作用，主要用于阴寒病证。

掌握药物的不同属性，是临床辨证用药的重要依据。《神农本草经》提出，"疗寒以热药，疗热以寒药"。《素问·至真要大论》谓："寒者热之，热者寒之。"即温热药用治阴寒病证，寒凉药用治阳热病证，这是临床用药必须遵循的基本原则。具体来讲，温热药多用治中寒腹痛、寒疝作痛、阳痿不举、宫冷不孕、阴寒水肿、风寒痹证、血寒经闭、亡阳虚脱等一系列阴寒证；而寒凉药则主要用于实热烦渴、温毒发斑、血热吐衄、热毒疮疡、热结便秘、热淋涩痛、黄疸水肿、痰热喘咳、高热神昏、热极生风等一系列阳热证。对于寒热夹杂的病证，可以根据病情，寒热药物并用。

2. 五味 五味，就是辛、甘、酸、苦、咸五种药味。五味不仅表示味觉所感知的真实滋味，更主要的是反映药物的实际性能，它是药物的作用标志。

对中药五味的认识，经历了由口尝到推论的发展过程，早在《淮南子·修务训》中就有"神农尝百草之滋味……一日而遇七十毒"的记载。五味的产生，首先是通过口尝，即用人的味觉器官直接感知的，它是药物真实滋味的反映，即口尝之味。如口尝乌梅味酸、黄连味苦、生姜味辛辣等。发展到《内经》时期，已有以五味学说为基本内容的理论，如《素问·藏气法时论》曰："辛散、酸收、甘缓、苦坚、咸软。"这是对五味作用的最早概括。此时的五味，不再单纯是口尝之味，而是成为一种解释说理的工具。在防治疾病的实践中，人们发现药物的功能和其某些味有关，进而将这些味进一步抽象推演，用来说明药物的功能，即功能之味，如石膏能发散，故定为辛味，但尝之不辣（辛）；阿胶能补血，故定为甘味，但尝之不甜（甘）。由此可见，功能之味已远远超出口尝之味的范围，把药物具有的味与功效联系起来，用以归纳药物，就形成了五味理论。也就是说，五味既是药物真实滋味的反应，又是药物功能的高度概括，而后者构成了五味理论的主要内容，成为药物功能的标志。唐宋以后，诸医家逐渐将《内经》分散的五味论述加以统一，用一种味来表示两种或更多的作用性质和特点。如李东垣《用药法象》曰："辛能散结润燥，苦能燥湿坚软，咸能软坚，酸能收缓收散，甘能缓急，淡能利窍。"后人在此基础上进一步补充，日臻完善。如汪昂《本草备要》云："凡药酸者能涩能收，苦者能泄能燥能坚，甘者能补能和能缓，辛者能散能润能横行，咸者能下能软坚，淡者能利窍能渗泄，此五味之用也。"

作为功能标志之一，五味所代表药物的作用及主治病证主要有：①辛味，具有发散、行气、行血等作用。一般解表药、行气药、活血药多具有辛味，因此辛味药多用治表证及气血阻滞之证，如麻黄、木香、红花等。②甘味，具有补益、和中、调和药性和缓急止痛等作用。一般治疗虚证的滋补类药，如人参、熟地黄，消食和中的神曲、麦芽，缓急止痛的白芍、甘草，调和药性的大枣、饴糖等，都有甘味。③酸味，具有收敛固涩的作用，多用于体虚多汗、肺虚久咳、久泻久痢、遗精滑精、尿频遗尿等滑脱证。如五味子固表止汗、乌梅敛肺止咳、五倍子涩肠止泻、山茱萸涩精止遗等，都有酸味。④苦味，具有清泄火热、泄降气逆、通泄大便、燥湿、坚阴等作用，多用治火热证、喘咳、呕恶、便秘、湿证、阴虚火旺证等。如栀子、大黄、杏仁、黄柏等，都有苦味。

⑤咸味，具有软坚散结、泻下通便的作用，多用治疗瘰疬瘿瘤、痰核、大便燥结等。如海藻、鳖甲、芒硝等，都有咸味。此外，还有涩味和淡味。同四气一样，五味也有阴阳属性，辛甘淡属阳，酸苦咸属阴。每种药物都有性和味，性与味从不同的侧面反映了药物的性能，只有性味结合，相互参照，才能较好地掌握药性，指导临床用药。

3. 升降沉浮　升降浮沉是指药物对人体具有向上、向下、向外、向内四种不同的作用趋向，是与疾病所表现的趋向性相对而言的。其中，升与浮、沉与降在作用趋向上各有相似之处，因此药物也就相应地分为升浮药、沉降药。按阴阳属性区分，升浮属阳，沉降属阴。

药性升降浮沉的概念起源于《内经》的气机升降出入学说。《素问·阴阳应象大论》曰："清阳出上窍，浊阴出下窍；清阳发腠理，浊阴走五脏；清阳实四肢，浊阴归六腑。"此论述了人体清阳、浊阴之气的正常运行规律，如果这种规律失常，就会产生疾病，出现"清气在下，则生飧泄；浊气在上，则生䐜胀"的病证。针对气机升降失常的病机，采用"其高者，因而越之；其下者，引而竭之；中满者，泻之于内；其有邪者，渍形以为汗；其在皮者，汗而发之；其剽悍者，按而收之；其实者，散而泻之"的治疗原则，这些治法均包含了药物趋向性能的初步概念。

汉代张仲景可以说是升降浮沉最早的实践者，其所著《伤寒杂病论》充分应用了药物的趋向性能，其中的汗法、吐法、温法均为使用升浮药性为主的药物组成的方剂；而下法、清法则为使用具有沉降药性的药物组成的方剂。唐宋医家在此基础上进一步发展，如陈藏器《本草拾遗》总结的"十剂"理论，从药性分类上有了类似升降浮沉的概括，其中宣、通、轻等剂具有升浮的趋向，滑、泻、重等剂具有沉降的趋向。十剂分类法对后世影响较深，促进了升降浮沉药性理论的形成。

对升降浮沉药性理论进行系统论述者当首推金元时期医家张元素，其所著《珍珠囊》，尤其是经后人整理的《医学启源》中，对升降浮沉药性的论述较多。如《医学启源·用药备旨》首先以《内经》有关气味阴阳理论为依据，论述了"气味厚薄寒热阴阳升降之图""药性要旨""用药升降浮沉补泻"等。这些论述均正式把升降浮沉作为药性来概括，同时还阐述了升降浮沉与其他药性之间的联系，尤其在"药类法象"一节中，将105种临床常用药用"升浮化降沉"分为五类来系统论述其功效与应用。李东垣全面继承了张元素的升降浮沉药性理论，在其《药类法象》《用药心法》中进一步运用五行理论将升降浮沉与四时相配，谓："药有升降浮沉化，生长化收藏，以配四时，春升夏浮，秋收冬藏，土居中化。是以味薄者升而生，气薄者降而收，气厚者浮而长，味厚者沉而藏，气味平者化而成。"王好古《汤液本草》进一步论述了升降浮沉的具体气味，将气味厚薄、阴阳、四时、五味与升降浮沉溶成一体，使之成为药性理论中不可缺少的重要内容。

明代李时珍《本草纲目》对升降浮沉做了更为明确的阐述。他认为，从气味而论，"酸咸无升，甘辛无降，寒无浮，热无沉"，就配伍言之，"升者引之以咸寒，则沉而直达下焦；沉者引之以酒，则浮而上至颠顶"，故"一物之中，有根升而梢降，生升而熟降，是升降在物亦在人也"。李时珍还指出用药必须顺应四时变化，升降浮沉则顺之，寒热温凉则逆之，并在此基础上总结出四季十二月的时令用药，使升降浮沉药性的临床应用又进了一步。陈嘉谟《本草蒙筌》对于寒热各半药物因昼夜、晴阴不同时期服用方法所引起升降浮沉作用的变化有新的论述，即"昼服之，则从热之属而升；夜服之，则从寒之属而降。至于晴日则从热，阴雨则从寒。所从求类，变化犹不一也。仍升而使之降，须知抑也；沉而使之浮，须知载也"。

清代汪昂《本草备要》在归纳和总结前人经验的基础上，对药物气味与升降浮沉之间的关系作了进一步概括，曰："凡药轻虚者浮而生，重实者沉而降，味薄者升而生，气薄者降而收，气厚者浮而长，味厚者沉而藏，味平者化而成。气厚味薄者浮而升，味厚气薄者沉而降，气味俱厚者能浮能沉，气味俱薄者可升可降。"同时，提出了以药物形质来区别升降浮沉的作用，如"药之为枝者达四肢，为皮者达皮肤，为心为干者内行脏腑。质之轻者上入心肺，重者下入肝肾。中空者发表，内实者攻里。枯燥者入气分，润泽者入血分。此上下内外各以其类相从也"。正是由于各代医家不断地补充和发展，中药升降浮沉已成为中药基本理论的重要组成部分，指导临床合理用药。

升降浮沉作为临床用药原则，具有重要意义。一般而言，升浮药都能上行、向外，多用治病势下陷，病位在上、在表的病证，中药中一般具有升阳发表、祛风散寒、涌吐、开窍等功效的药物，药性都是升浮的；沉降药则能下行向内，多用治病势上逆，病位在下、在里的病证，一般具有泻下清热、利水渗湿、重镇安神、降逆止呕、止咳平喘等功效的药物，药性都是沉降的。但有些药物升降浮沉的特性并不明显，个别药物还存在二向性，如麻黄既能发汗解表，又能利水消肿，前者的作用趋向表现为升浮，而后者的作用趋向则表现为沉降。利用药物升降浮沉的性能，调整脏腑气机的紊乱，使之恢复正常的生理功能；或作用于机体的不同部位，因势利导，驱邪外出，从而达到治愈疾病的目的。从病势而言，病势下陷者，宜升不宜降；病势上逆者，宜降不宜升。如气虚下陷，久泻脱肛，宜选用黄芪、柴胡等升浮药以升阳举陷；而肝阳上亢，头痛眩晕，则选用石决明、代赭石等沉降药以平降肝阳。从病变部位而言，病位在上在表者，宜升不宜降；病位在下在里者，宜降不宜升。如外感风热，发热头痛，宜选薄荷、菊花等升浮药来疏散风热；而热结肠燥，大便秘结，则选用大黄、芒硝等沉降药以泻热通便。对于病机复杂的病证，还可采用升降浮沉并举的用药方法。药物升降浮沉的性能除与药物本身的性味、质地有关外，还受炮制、配伍等因素的影响，并在一定条件下可以相互转化。

4. 归经　归经是指药物对人休脏腑经络具有特殊选择性作用的性能。归指药物作用部位的归属，经指人体脏腑经络，故归经是药物作用的定位概念，是药性理论的基本内容之一。

归经最早可追溯到秦汉时期《黄帝内经》的"五入"。在《素问·宣明五气篇》中载有"五味所入，酸入肝，辛入肺，苦入心，咸入肾，甘入脾"。《素问·至真要大论》谓："夫五味入胃，各归所喜，故酸先入肝，辛先入肺，苦先入心，咸先入肾，甘先入脾。"五味各归其所喜之脏等内容明确指出了药物与相应脏腑具有选择性作用，对药物归经理论的形成起了重要的启迪作用。

《神农本草经》在序例中虽然没有提到归经问题，但在药物的疗效记载方面，已有大黄荡涤肠胃，沙参补中益肺气，地肤子主膀胱热、利小便等类似于归经的记载。《名医别录》最早明确记载药物的定位性能，谓"芥菜归鼻，韭归心，葱归目，蒜归脾肾"等。张仲景《伤寒论》所创立的六经与脏腑辨证体系为中药归经理论的形成奠定了坚实的理论基础。唐代孟诜《食疗本草》有"绿豆行十二经脉"的记载。

宋代寇宗奭《本草衍义》在论述泽泻功效时说："张仲景八味丸用之者，亦不过接引桂附等归就肾经，别无他意。"书中明确提出了"归……经"字样。金元时期，医家张元素非常重视十二经辨证，主张分经用药，倡导"药物归经"和"引经之说"，正式提出了归经理论。在其《珍珠囊》一书中，把归经作为重要内容，如谓川芎"少阳本经药，入手足厥阴气分"，熟地"入手足少阴厥阴之经"，柴胡为"少阳经药"等。张元素认为取各药性之所长，使之各归其经，则力专用宏，疗效更著。李东垣《珍珠囊补遗药性赋》对十二经引药又做了进一步的修改和补充，并提出十二经泻火药的理论，如"黄连泻心火，栀子、黄芩泻肺火，白芍泻脾火，柴胡、黄连泻肝胆火，知母泻肾火，木通泻小肠火，黄芩泻大肠火，柴胡、黄芩泻三焦火，黄柏泻膀胱火"。王好古《汤液本草》除明确指出每一味药物的归经外，还以"向导图"列表的形式将归入各经的药物作了归纳。至此，归经学说的理论体系已基本确立。

明代刘文泰《本草品汇精要》，贾所学《药品化义》均把"行某经""入某经"作为论述药性的一项固定内容。清代沈金鳌《要药分剂》正式把"归经"作为专项列于"主治"项后说明药性，《本草分经》《得配本草》列出及改订入奇经八脉的药物。温病学派的兴起，又产生了卫、气、营、血及三焦归经的新概念。这些观点进一步完善了归经理论体系的内容，促进了归经学说的应用和发展，使其成为中药药性理论的重要内容。

归经是以脏腑经络理论为基础，以所治具体病证为依据而确定的。前人在临床实践中观察到，一种药物往往对某一经或某几经发生明显的作用，而对其他经的作用较小，甚至没有作用。例如同属寒性药，虽都具有清热作用，但有的偏于清肝热，有的偏于清肺热；同属补虚药，有的补肺、有的补脾、还有的补肾。因此，将各种药物对各脏腑、经络病变的治疗作用进行归纳，使之系统化，便形成了归经理论。由于经络能沟通人体内外表里，所以体表病变可通过经络影响在内的脏腑，脏腑病变亦可反映到体表。如心主神志，见昏迷、癫狂等症，可以推断为心经病变；肺主气、司呼吸，见气喘咳嗽、胸闷等，可以推断为肺的病变。能治疗神志病变的朱砂、远志就归心经，能治疗喘咳的麻黄、栝楼就归肺经。可见，归经理论就是具体指出药效的所在，它是从药物的临床疗效中总结出来的。

药物的归经指出了药物作用的具体部位，为临床准确地使用药物提供了重要依据，如肺病选入肺经的药，心病选入心经的药，这是最简单的选择方法。由于药物归经的不同，即使功效相似的药物，治疗效果也不同。如同属脏腑热，有肺热、心火、胃火、肝火的不同，治疗用药就不同。若肺热咳喘，当用桑白皮、地骨皮等肺经药来泻肺平喘；若胃火牙痛，当用石膏、黄连等胃经药来清泻胃火；若心火失眠，当用朱砂、丹参等心经药以清心安神；若肝火目赤，当用夏枯草、龙胆草等肝经药以清肝明目。由于人体脏腑经络之间相互联系，一脏有病，常常影响到他脏，因此运用归经理论指导临床用药时，要注意脏腑病变的相互影响，恰当选用药物。

5. 毒性　中药的毒性是指中药的作用损害人体功能或组织器官的性能，毒性是最早总结出的中药性能的内容之一。

对中药毒性的认识，起源于对药物的发现，在寻找食物的过程中发现和认识了药物，进一步区分了药物与毒物。如《淮南子·修务训》云："神农乃教农播种五谷……尝百草之滋味，水泉之甘苦，令民知所避就，当此之时，一日而遇七十毒。"所谓"避就"，就是人们在寻找食物过程中一种趋利避害的行为。通过无数次观察，口尝身受，实际体验，逐步认识了哪些植物对人体有益，有治疗作用，哪些植物对身体有害，有毒副作用，进而有意识地加以利用，这就是早期药物的发现，所以毒性是人们最早认识的药物性能。

本草文献中，有关毒性理论的记载最早见于《神农本草经》："药有酸、咸、甘、苦、辛五味，又有寒、热、温、凉四气及有毒无毒。"用有毒无毒来标明药物的属性。同时，《神农本草经》将其所收载的 365 种药，按照毒性及功效分为上、中、下三品，上品 120 种，主养命以应天，无毒，多服、久服不伤人，如人参、地黄等；中品 120 种，主养性以应人，无毒或有毒，根据病情斟酌使用，如当归、麻黄等；下品 125 种，主治病以应地，多毒，不可久服，如附子、乌头等。《神农本草经》虽然提出了有毒无毒的药性理论，但对其所收载的药物大部分未标注具体毒性和服药后可能出现的不良反应。随着医疗实践的深入，对药物毒性的认识逐渐深化。《吴普本草》最早开始给具体药物标注有毒无毒，如书中对大黄的记载为"神农、雷公：苦，有毒；扁鹊：苦，无毒"，对巴豆的记载有"神农、岐伯、桐君：辛，有毒；黄帝：甘，有毒"等。此后，历代本草在药物条下，"有毒"或"无毒"已成为性能项下的必备内容，沿用至今。对有毒者，按其毒性大小，分别标注大毒、有毒、小毒等；无毒者，为避免繁琐，已不再标出无毒。

中药"毒"有广义、狭义之分。广义的"毒"为药物的总称，也就是说"毒"就是药，药就是"毒"；"毒"同时又指药物的偏性，明代张景岳《类经》云："药以治病，因毒为能，所谓毒者，因气味之偏也。"即药物能治病，就在于药的偏性，这种偏性就是毒。狭义的"毒"指药物的实际毒性，若用之不当，能对人体造成伤害，甚至危及生命。有毒性的药物，大多具有较强的医疗作用。有些药物的毒性，本身就是它的治疗作用，只要使用得法，往往可获良效。因此，既不能因为药物具有毒性而拘泥不用，也不能盲目使用，应在保证用药安全的前提下，采用某些毒药治疗疾病，如用雄黄治疗疔疮恶肿，水银治疗疥癣梅毒，砒霜治疗白血病等，让有毒中药更好地服务临床。正如《医法园通》所云："病之当服，附子、大黄、砒霜皆是至宝；病之不当服，参、芪、鹿茸、枸杞都是砒霜。"只有辨证准确，药证相符，才是确保临床用药安全、有效的前提和基础。

中药中毒与药物的贮存、加工炮制、配伍、用量用法及病人的年龄、体质等密切相关，因此，在使用有毒药物时，要针对患者体质、病情，恰当选择药物并确定剂量和用法，中病即止，不可过服，以防过量和蓄积中毒。同时要注意配伍禁忌，凡两药合用能产生剧烈毒副作用的禁止同用，并严格遵循毒药的炮制工艺，以降低毒性，确保用药安全。此外，还要掌握药物的毒性及其中毒后的临床表现，便于诊断中毒原因，及时采取合理、有效的救治措施。

二、功效主治

（一）中药功效与主治的概念及相互关系

中药功效是指药物对机体治疗、保健的综合作用和效能。功效是通过药物作用于机体后，改变其病理机制，恢复正常生理状态的作用表现，是中药所以能治疗某种病证或养生保健的机制所在。中药的功效与中医药理论密切相关，是在中医理论指导下解释药物的概括，如解表、清热、疏肝理气、活血化瘀等，均属功效的范畴。中药主治是指药物具体治疗某病、某证或某症。如钩藤治疗高血压病，金银花治疗外感风热表证，款冬花治疗咳嗽等。

中药功效与主治是两个在形式上相互区别，内容上相互统一的概念。功效所表达的内涵较为广泛，不指单一的具体病证，而是药物之所以能治疗这些病证的作用，它从主治中提炼概括出来，并通过简洁的术语加以表达。就具体药物而言，所治病证可能很多，但功效则是从药物众多的主治病证中概括出来的，相对精练，是指导临床用药的原则。例如人参能大补元气，治疗元气虚脱证。黄芪有补气升阳、益卫固表、托毒生肌、利水消肿等功效，其中补气升阳的功效可以治疗脾气虚弱，倦怠乏力，食少便溏；可以治疗中气下陷，内脏下垂；可以治疗肺气虚弱，咳嗽无力，气短喘促；可以治疗气虚血亏的面色萎黄；可以治疗气不摄血的便血、崩漏及气虚血滞的中风，半身不遂等。凡气虚所致多种病证均可使用。所以功效与主治是紧密相连，相互统一和对应的关系。当然，这种关系有一一对应（如前人参例）和多重对应（如前黄芪例）的情况。

（二）功效的分类

中药功效从内容上可分为治疗功效和保健功效两类。

1. 治疗功效 中药治疗功效是中药功效的主要内容。中药功效内容的发展既依赖于药物的临床实践，又依赖于中医理论。随着用药经验的积累，主治范围的扩大及中医理论的深入，中药功效也逐步向深层次发展，形成了对证功效、对症功效和对病功效等。

（1）**对证功效** "证"是中医学的特有概念，是对疾病所处一定阶段的病性、病位等做出的病理性概括，是对疾病当前本质所作出的结论。有什么样的证，即可选用相应对证功效的药物。对证功效必须以"证"为前提，即辨证论治，在辨证正确的前提下，要做到论治有效，关键就是所辨之"证"与所用之"药"的恰当对接。如清热燥湿，主要针对"湿热证"发挥治疗作用；活血化瘀，主要针对"瘀血证"发挥治疗作用等。由于对证功效与证紧密相连，才使得中医辨证施治、理法方药形成一个有机的整体。

（2）**对症功效**　"症"是疾病的单个症状、体征，是机体有了病变时的各种单个的客观表现。它是疾病的现象，而不是病变的本质。对症功效就是针对"症"发挥治疗作用的功效。如止痛、止血、止咳、止呕等，分别针对疼痛、出血、咳嗽、呕吐等发挥治疗作用。对症功效是反映中药具有相对独立特征的一类功效，它具有"有是症、用是药"，对症下药的特点，如延胡索之止痛、三七之止血、大黄之通便等。这些功效的显著特点是以解除机体某一特定"症状"为主要目的。

（3）**对病功效**　"病"是对疾病全过程的特点与规律所作出的概括，代表着该病种的基本矛盾。对病功效就是针对中医的"病"发挥治疗作用的功效。它反映中药对某特定疾病所具有的独特疗效及对某一生化指标具有调节作用的一类功效。如使君子驱杀蛔虫、马齿苋治疗痢疾、天麻降血压、决明子降血脂、鱼腥草治疗肺痈、蒲公英治疗乳痈等，体现了中医辨病施治的特色。

2. 保健功效　中药保健功效是在中医药理论的指导下将中药对人体预防或养生等保健作用进行概括和总结而形成的。

（1）**中药预防功效**　主要指通过一些中药的佩戴、洗浴、烟熏或内服达到防病治病的作用。如《本草纲目》载，"小儿初生，以黄连煎汤浴之，不生疮及丹毒"；又如用苍术、白芷室内燃烧烟熏，能辟秽除疫等。

（2）**中药养生功效**　中药养生源远流长，不仅为古代医家所认识，而且被现代药理所证实。如人参、三七、灵芝、何首乌等均为临床常用的养生、抗衰老中药。

（三）功效与主治的演变

对中药功效与主治的认识是一个漫长的历史时期。我国第一部药学专著《神农本草经》首创三品分类法，可以说是中药功效分类的始祖。《神农本草经》中收载药物365种，按药物的功效及毒性分为上、中、下三品。上品药主养命以应天，无毒，可以久服；中品药主养性以应人，无毒或有毒，可酌情使用；下品药主治病以应地，多有毒性，不可久服。虽然这种分类比较笼统，但其所提出的以药物功效为主要标准的分类思想，对后世影响较大，历代本草著作多有继承。如梁代陶弘景《本草经集注》采用先按药物的自然属性进行分类，将诸药隶属于玉石、草木、虫兽、果、菜、米食、有名未用七类，每类下再进行二品分类。此类本草著作还有《新修本草》《证类本草》《本经崇原》《本草经读》《本经疏证》等。

中药的功效与主治是密切相关的。早期的本草著作大多记载药物的主治病证，较少论述药物的功效，而且由于对药物功效和主治的含义缺乏明确的界定，因此在论述药物时，往往功效与主治不分。如《神农本草经》谓："（五味子）主益气，咳逆上气，劳伤羸瘦，补不足，强阴，益男子精。""（白芷）主女人漏下赤白，血闭，阴肿，寒热，风头侵目泪出，长肌肤，润泽可作面脂。"其中主益气、补不足、强阴、益男子精和长肌肤、润泽属于功效范畴；而咳逆上气、劳伤羸瘦和女人漏下赤白、血闭、阴肿、寒热、风头侵目泪出则属于主治范畴。这种功效与主治混言的本草编写体例沿用了很长时间，至金元之后，才开始注重从中药主治中提炼功效。

明末本草书籍出现了功效、主治分别记载的现象，如贾所学《药品化义》对药物按体、色、气、味、形、性、能、力八项进行阐释。其中"力"实为药物的功效项，如藿香"力"行胃气、款冬花"力"宁嗽、石菖蒲"力"开窍、麦冬"力"润肺等。功效专项的出现不仅将功效与药物的气味、归经、升降浮沉及临床应用区分开来，更重要的是将药物功效与主治放到了恰当的位置，功效虽从应用中提炼，但反过来指导着临床应用，药物应用是药物功效的表现形式。

继《药品化义》之后，清代汪昂《本草备要》、吴仪洛《本草从新》等均将功效单列。如《本草备要》首创每药"发明其功用，而以主治之证，俱列于后"的编写方式，成为近代中药学中功效确立的先导。在此基础上，黄宫绣《本草求真》从整体上改变了旧有的本草编写体例，以功效分列分述药物，并阐释药物的治病原理。该书凡例开宗明义："是书编次，悉以药性气味类载，如补火则以补火之药一类，滋水则以滋之药一类，散寒则以散寒之药一类，泻热则以泻热之药一类，以便披阅。"全书将所收载的520种药物分为补、涩、散、泻、血、杂、食物等七类，每类之下又分若干子目，如补剂又分温中、平补、补火、滋水、温肾，收涩又分温涩、寒涩、收敛、镇虚，泻剂又分渗湿、泻湿、泻水、降痰、泻热、泻火、下气、平泻等。此外，该书对相似药物功用的比较亦非常重视。如谓羌活、独活："羌有发表之功，独有助表之力。羌行上焦而上理，则游风头痛、风湿骨节疼痛可治；独行下焦而下理，则伏风头痛、两足湿痹可治。二活虽属治风，而用各有别。"在"脏腑病证主药"中，将治肝的功能分为补肝血、疏肝气、祛肝寒等30类；在"六淫病证主药"中，将治风的功能分为祛风湿、祛风寒、祛风痰等10类。这种按脏腑、六淫、气血等病证相关的功能系统归类药物，使功能层次迅速分化，不仅加深了对功能的认识，而且将功能与性能有机结合，更加适用于临床用药。由此可见，《本草求真》实为第一部中药功效分类比较完善的本草学专著，其对中药学功效理论的成熟和完善做出了重要贡献，为近现代临床中药学以功效分类奠定了基础。

从中药功效形成的历史来看，中药功效是在分散的治疗经验基础上，逐渐提炼出的与中医理论相吻合的中药功用的归纳表述。长期以来，按自然属性与按功效分类，是传统本草著作关于药物分类的两大主流。清代以前，以自然属性分类为主，中药的功效分类或混于其他分类系统中，或作为二级分类；清代以后，中药分类逐渐转为以药物功效分类为主。功效分类便于掌握同一类药物在药性、功效、主治病证及禁忌等方面的共性和个性，能更好的指导临床应用。由于对中药功效的认识是深层次的，需要经过长期反复的临床验证，不像自然属性那样直观，因此，中药功效分类是在自然属性分类之后，经过漫长的发展，直到清代才逐渐成熟起来的。

纵观中药功效与主治的演变，可以明显看出其由简到繁，由一级到多级，由附属到独立的发展过程。从《神农本草经》的三品分类到《本草经集注》的自然属性分类，直至现代中药学的功效分类，中药的分类方法愈来愈科学，中药功效的核心地位逐渐被确定。目前，几乎所有的临床中药学都是按功效分类编排，每味中药都明确单列其功效和主治。如全国高等中医药院校《中药学》教材将药物按功效分为 23 类，即解表药、清热药、泻下药、祛风湿药、化湿药、利水渗湿药、温里药、理气药、消食药、驱虫药、止血药、活血化瘀药、化痰药、止咳平喘药、安神药、平抑肝阳药、息风止痉药、开窍药、补虚药、收涩药、涌吐药、攻毒杀虫止痒药、拔毒化腐生肌药。每类药物下又分若干小类，如解表药又分为发散风寒药和发散风热药 2 类，补虚药又分为补气药、补血药、补阳药和补阴药 4 类等。《中华人民共和国药典》将所收载的中药，每味药均列"功能与主治"项。中药的功效已成为中药学的核心内容，也是本草文献研究、中药临床应用、中药实验研究的出发点和落脚点。

三、中药性效与应用范例

（一）黄芪的药性与临床应用考证

黄芪为豆科植物蒙古黄芪 *Astragalus membranaceus*（Fisch.）Bge. var. *mongholicus*（Bge.）Hsiao 或膜荚黄芪 *Astragalus membranaceus*（Fisch.）Bge. 的干燥根。始载于《神农本草经》，列为上品。李时珍《本草纲目》谓："耆，长也。黄耆色黄，为补药之长，故名。今俗通作黄芪。"李中立《本草原始》曰："耆者年高有德之称，耆者历年久而性不燥，此药性缓如之，故得以耆称。"后将"耆"简写为芪。黄芪作为补气要药，对其药性及功效、临床应用的认识有着漫长的历史。

1. **对黄芪药性的认识**　对黄芪性味的记载最早见于《神农本草经》，云："味甘，微温。"其后，《名医别录》载："无毒，生白水者，冷。"《药性论》曰："白水赤皮者，微寒。"《医学启源》曰："气温，味甘，平。"对其归经的记载最早见于《汤液本草》："入手少阳、足太阴、足少阴命门。"后《本草蒙筌》云："入手少阳，手足太阴。"《本草经疏》曰："入手阳明、太阴经。"《本草新编》曰："入手太阴、足太阴、手少阳经。"可见对其性味的记载有味甘，性微温、性微寒（指生于白水的赤皮黄芪，即红芪，主产于甘肃南部）等。对其归经的记载有手少阳三焦经、手太阴肺经、足太阴脾经、足少阴肾经、手阳明大肠经等。现《中华人民共和国药典》（2010 年版）黄芪的"性味与归经"项下规定黄芪的药性为"甘，微温。入肺、脾经"。

2. **黄芪的功效与临床应用的考证**　《神农本草经》最早记载了黄芪的功效与主治，曰其"主痈疽，久败疮，排脓止痛，大风癞疾，五痔，鼠瘘，补虚，小儿百病"。提出黄芪具有排脓、止痛、补虚之功，主治痈疽、久败疮、大风、癞疾、五痔、鼠瘘等外科病及小儿百病等。此时虽记载了黄芪具有"补虚"功效，但并未明确补益气血阴阳的具体方面。其后《名医别录》对其功效加以补充，言其主治"妇人子脏风邪气，逐五脏间恶血。补丈夫虚损，五劳羸瘦，止渴，腹痛泄利，益气，利阴气"。强调黄芪"补虚"的重点是"补丈夫虚损"和"益气"，提示黄芪善于治疗男性虚损与气虚病证。《名医别录》首次提出黄芪有"止渴，逐五脏间恶血"之功，为后世应用黄芪治疗消渴、血瘀病证奠定了基础。在疾病方面，《名医别录》认为黄芪主治"妇人子脏风邪气""五劳羸瘦，腹痛泄利"。可见，《名医别录》与《神农本草经》关于黄芪主治的记载有所不同。

唐代甄权《药性论》记载黄芪"治发背，内补，主虚喘，肾衰耳聋，疗寒热"。发挥创新了黄芪的功效和应用，为后世本草学的发展起到了推动作用。《日华子本草》认为，"（黄芪）助气，壮筋骨。长肉，补血，破癥癖，瘰疬瘿赘，肠风，血崩带下，赤白痢，产前后一切病，月候不匀，消渴，痰嗽，并治头风热毒，赤目等"。该书进一步明确黄芪"助气，补血"之"补虚"内涵，尤为重要的是明确指出黄芪能治疗消渴。金元时期，医家对黄芪的临床应用加以发扬，张元素《珍珠囊》认为，"黄芪甘温纯阳，其用有五：补诸虚不足，一也；益元气，二也；壮脾胃，三也；去肌热，四也；排脓止痛，活血生血，内托阴疽，为疮家圣药，五也"。其后，李东垣《珍珠囊药性赋》提出黄芪"温分肉而实腠理，益元气而补三焦，内托阴证之疮疡，外固表虚之盗汗"。在《药类法象》中强调黄芪"补虚"的作用体现在"补肺气，实皮毛"，并指出黄芪能"泻肺中火"。王好古《汤液本草》则认为，"（黄芪）治气虚盗汗并自汗，即皮表之药。又治肤痛，则表药可知。又治咯血，柔脾胃，是为中州之药也。又治伤寒尺脉不至，又补肾脏元气，为里药。是上、中、下、内、外、三焦之药"。其中，黄芪"补肾脏元气"之说，既是对《药性论》中黄芪治"肾衰耳聋"的发挥，又是一种创新观点，遗憾的是后世本草对此并未重视。

明代倪朱谟《本草汇言》增入"贼风之疴，偏中血脉，而手足不随者，黄芪可以荣筋骨"。缪希雍《本草经疏》认为，"黄芪甘温益元气，甘温除大热，为治劳倦发热之要剂"。陈嘉谟《本草蒙筌》谓黄芪"生用治痈疽，蜜炙补虚损"。清代张璐《本经逢原》认为，"（黄芪）入益气药炙用，入解表及托里药生用"。这一时期医家提出，不同的炮制方法能影响黄芪的功效与主治的发挥，临证时应依据病情加以选择。并提出黄芪"扶危济弱，略亚人参""肌表之气，补宜黄芪；五内之气，补宜人参，若内气虚乏，用黄芪升提于表"等观点。这些药物之间的比较鉴别至今仍指导着临床实践。

现代《中华人民共和国药典》（2010 年版）及《中药学》教材均认为黄芪具有补气升阳、固表止汗、利水消肿、生津养血、行滞通痹、托毒排脓、敛疮生肌等功效。临床主要用于治疗气虚乏力，食少便溏，中气下陷，久泻脱肛，便血崩漏；肺气虚弱，咳喘气短；表虚自汗，体虚感冒；脾虚水肿；内热消渴，气血亏虚，面色萎黄；气虚血滞，半身不遂，痹痛麻木及疮疡久溃不敛等。

（二）羌活的药性与临床应用考证

羌活为伞形科植物羌活 Notopterygium incisum Ting ex H. T. Chang 的干燥根茎及根，又称羌青、护羌使者（《神农本草经》）、胡王使者（《吴普本草》）、羌滑（《本草蒙筌》）、退风使者（《国药的药理学》）、黑药（《青海药材》）。羌活根颈部有枯萎叶鞘，茎直立，圆柱形，中空，有纵直细条纹，带紫色。生长于海拔 2000～4000 米的林缘及灌丛内，分布于中国的陕西、四川、甘肃、青海、西藏。

1. 对羌活药性的认识　羌活始见于《神农本草经》"独活"项下，列为别名。《药性论》将羌活单独列条，云："味苦，辛，无毒。"《药类法象》云："气微温，味苦甘平。"《药性赋》云："味苦、甘，平，气微温，无毒。升也，阴中之阳也。"《汤液本草》云："气微温，味苦甘平。苦辛，气味俱轻，阳也，无毒。足太阳经、厥阴经药，太阳经本经药也。"《本草经疏》云："羌活性温，辛、苦，气厚于味，浮而升，阳也。手足太阳行经风药，并入足厥阴、少阴经气分。"《本草蒙筌》云："味苦、甘、辛，气平、微温。气味俱轻，升也，阳也。无毒。羌活则气雄，独活则香细。气雄者入足太阳，香细者入足少阴。足知羌活本手足太阴表里引经之药，而又入足少阴厥阴二经。"《药性解》云："羌活，味苦甘平，性微温，无毒，入小肠、膀胱二经。"《本草备要》云："辛苦性温，气雄而散，味薄上升。入足太阳（膀胱）。以理游风，兼入足少阴、厥阴气分。（肾肝）泻肝气，搜肝风，小无不入，大无不通。治风湿相搏，本经头痛。同川芎，治太阳、少阴头痛。"《本经逢原》云："苦辛温，无毒。"《本草求真》云："羌活专入膀胱，兼入肝肾。"《得配本草》云："辛、苦，性温。气雄而散。"《本草经解》云："羌活气平，秉天秋燥之金气，入手太阴肺经；味苦甘无毒，得地南方中央火土之味，入手少阴心经、足太阴脾经。气味降多于升，阴也。"《本草分经》云："辛、苦，性温。气雄，入膀胱当游风。"

　　总之，历代本草多认为羌活性温，味苦、辛，无毒，多入太阳经，具有升散之性。

　　2. 羌活的功效与临床应用的考证　《药性论》云："能治贼风，失音不语，多痒血癞，手足不遂，口面㖞斜，遍身痹。"《日华子本草》云："治一切风并气，筋骨拳挛，四肢羸劣，头旋，明目，赤目痛，及伏梁水气，五劳七伤，虚损冷气，骨节酸疼，通利五脏。"《药类法象》云："治肢节疼痛，为君，通利诸节如神，手足太阳风药也。如川芎，治足太阳、太阴头痛，透关利节。"《药性赋》云："能散肌表八风之邪，利周身百节之痛，排巨阳肉腐之疽，除新旧风湿之证，乃手足太阳表里引经之药也。"《用药心法》云："去温湿风。"《珍珠囊》云："骨节痛非此不能除。"《本草发挥》云："羌活治肢节疼痛，手足太阳本经风药也。加川芎，治足太阳、少阴头痛，透关利节，又治风湿。"《本草蒙筌》云："能散肌表八风之邪，善利周身百节之痛。排阳肉腐之疽，除新旧风湿之证。须去黑皮腐烂，煎服方有神功。如若加入川芎，立止本经头痛。独活主治较羌活稍殊，乃足少阴表里引经。专治痛风与少阴经伏风，而不治太阳经也。故两足湿痹不能动履，非此莫痊；风毒齿痛头眩目晕，有此堪治。虽治伏风，又资燥湿。"《药性解》云："散入表风邪，利周身节痛，排巨阳腐肉之疽，除新旧风湿之证。"《本草备要》云："搜风，发表胜湿。"《本经逢原》云："治足太阳风湿相搏，一身尽痛，头痛肢节痛，目赤肤痒，乃却乱反正之主帅。督脉为病，脊强而厥者，非此不能除。"《本草求真》云："凡病因于太阳膀胱，而见风游于头，发为头痛。"《得配本草》云："入足太阳经气分，以理游风。治风湿相搏，本经头痛，骨节酸疼，一身尽痛，失音不语，口眼㖞斜，目赤肤痒，疽痛血癞。配独活、松节，酒煎，治历节风痛。君川芎、当归治头痛脊强而厥，太阳、少阴督脉为病。使细辛，治少阴头痛，少阴入顶。和莱菔子同炒香，只取羌活为末，每服二钱，温酒下，治风水浮肿。除风湿，宜重用；表风寒，须轻用。气血虚而遍身痛者禁用。今之发热头痛者，动用羌活汤，不知辛散药治风寒则效，若以治时疫毒火炽盛，益增燥烈，旋即胃阴干枯而毙。"

总之，历代本草多认为羌活能够祛风止痛，临床多用于外感所致头身关节疼痛，风湿痹痛等，配伍川芎、独活等药物可增强其疗效。

（三）柴胡的药性与临床应用考证

柴胡为伞形科植物柴胡 *Bupleurum chinense* DC. 或狭叶柴胡 *Bupleurum scorzonerifolium* Willd. 的干燥根。前者习称"北柴胡"，后者习称"南柴胡"。原植物野生或栽培，主产于东北、华北、西北及山东、河南、湖南、江苏、四川等地。味苦、辛，性微寒，归肝、胆经。功效为解表退热、截疟、疏肝解郁、升举阳气。临床用名有柴胡、醋柴胡、酒柴胡、鳖血柴胡。

1. 对柴胡药性的认识　历代本草多认为柴胡具有味苦，平而偏寒之性。《神农本草经》首载"味苦，平"。宋代《开宝本草》曰："味苦，平、微寒，无毒。"在其归经、升降浮沉方面，多认为其归少阳经，具有升散的特点。如《药类法象》云："此少阳、厥阴行经本经药也。"《药性赋》云："味苦，平，气微寒，无毒。升也，阴中之阳也……手足少阳表里四经之药也。"《汤液本草》云："气平，味微苦，微寒。气味俱轻，阳也，升也，纯阳，无毒。少阳经、厥阴经行经之药。"《本草经疏》云："柴胡禀仲春之气以生，兼得地之辛味。春气生而升，故味苦平，微寒而无毒，为少阳经表药。"《本草蒙筌》云："味苦，气平、微寒。气味俱轻，升也，阳也，阴中之阳。无毒。乃手足少阳、厥阴四经行经药也。"《本草备要》云："苦平微寒，味薄气升为阳。主阳气下陷，能引清气上行，而平少阳、厥阴之邪热（肝、胆、心包、三焦、相火）。"《本草分经》云："苦，微寒。胆经表药，能升阳气下陷，引清气上行，而平少阳、厥阴之邪热。"

2. 柴胡的功效与临床应用的考证　对柴胡功用的认识首见《神农本草经》，曰："主治心腹，去肠胃中结气，饮食积聚。"其"去肠胃中结气"的作用，为对柴胡理气作用的初步认识；其"主治饮食积聚"，《本草经疏》认为与其升阳作用相关。《名医别录》认为其具有寒凉之性，曰："主除伤寒，心下烦热，诸痰热结实，胸中邪逆。"

对柴胡解热功效的认识，《药性论》已有明确记载，曰："能治热劳，骨节烦疼，热气肩背疼痛，宣畅血气，劳乏羸瘦，主下气消食，主时疾内外热不解，单煮服良。"《药性论》还认为其有"宣畅气血"的作用，进一步认识其具有理气作用。其他本草对柴胡的解热作用多有认识，如《药类法象》："除虚劳寒热，解肌热，去早晨潮热。"《珍珠囊》云："去往来寒热，胆瘅非此不能除。"《日华子本草》曰："补五劳七伤，除烦，止惊，益气力，消痰，止嗽，润心肺。"其"补五劳七伤"之记载，进一步补充了《药性论》对柴胡治疗热劳作用的认识。所记载"除烦"作用，《开宝本草》也有相似记载，如《开宝本草》曰："除伤寒心下烦热，诸痰热结实，胸中邪逆。"明清时期，对柴胡升阳、发表解热的作用认识较多，如《本草纲目》记载"治阳气下陷"，并能够治疗诸疟、经水不调等。其他本草有其与升阳、发表解热相似的记载，如《本草经疏》："其性升而散，属阳，故能达表散邪也。邪结则心下烦热，邪散则烦热自解。阳气下陷则为饮食积聚，阳升则清气上行。"《本草蒙筌》曰："解肌表热，早晨潮热并寒热往来。"《本草备要》曰："宣，发表和里，退热升阳。"

《药性解》对柴胡的疏肝作用有明确记载，曰："主伤寒心中烦热痰实，肠胃中结气积聚，寒热邪气，两胁下痛。疏通肝木，推陈致新。"《本草分经》对柴胡升阳、发表解热、疏肝等作用记载较全面，曰："能升阳气下陷，引清气上行，而平少阳厥阴之邪热。宣畅气血，解郁调经，能发表，最能和里。"

《得配本草》对其配伍认识较多，其记载"得益气药，升阳气"，"行少阳，黄芩为佐"，对现代临床应用有较重要的指导作用。

（四）苍术的药性与临床应用考证

苍术为菊科植物茅苍术 Atractylodes lancea（Thunb.）DC. 或北苍术 Atractylodes chinensis（DC.）Koidz. 的干燥根茎。茅苍术主产于江苏、湖北、河南等地，北苍术主产于河北、山西、陕西等地。原植物生于山坡灌丛、林下及干燥草地。苍术味辛、苦，性温，归脾、胃、肝经，功效燥湿健脾、祛风散寒、明目。临床用名有苍术、炒苍术、制苍术、焦苍术。

1. **对苍术药性的认识**　早先苍术与白术不分，统称为术，首见于《神农本草经》，曰："味苦，温。"其后本草多认为苍术性温，味甘、辛，气味浓烈，入足阳明、太阴经。如《汤液本草》曰："气温，味甘，入足阳明、太阴经。"《本草发挥》曰："苍术气温，味甘。"《本草纲目》曰："赤术甘而辛烈，性温而燥，阴中阳也，可升可降，入足太阴、阳明，手太阴、阳明、太阳之经。"《本草经疏》曰："其味苦，其气温，其气芳烈，其味甘浓，其性纯阳。"《本草备要》曰："甘温辛烈。"《本草求真》认识到苍术"无毒"，曰："苍术专入脾，甘苦辛烈，气温无毒。"进一步补充了苍术药性的内容。

2. **苍术的功效与临床应用的考证**　对苍术功用的认识首见于《神农本草经》，曰："主治风寒湿痹，死肌，痉，疸，止汗，除热，消食。"其记载"主治风寒湿痹"，对现代临床有较重要的指导意义。由于《神农本草经》未分苍白术，根据临床应用，其"止汗"的记载，应为白术的功效。其他功用记载，后世本草认同者较少。《名医别录》认为，其既除风湿，又安脾胃，曰："其气芳烈，其味甘浓，其性纯阳，为除风痹之上药，安脾胃之神品。"

唐代李杲《药类法象》将白术、苍术的功效进行较详细的论述，曰："主治与白术同。若除上湿发汗，功最大；若补中焦、除湿，力小如白术。"后世本草及现代临床对《药类法象》关于白术、苍术作用的认识较为认可。

明清时代的本草在继承前人对苍术认识的基础上，对其功用有较多认识。《本草发挥》曰："主治与白术同。若除上湿，发汗，功最大。若补中焦，除中湿，力少，加白术。腹中窄狭者须用之。若治胫足湿肿，加白术。"又云："苍术体轻浮，气力雄壮，能去皮肤间腠理湿。"《药性解》曰："苍术，味甘辛，性温，无毒，入脾、胃二经，主平胃健脾，宽中散结，发汗祛湿，压山岚气，散温疟。使、忌同白术。"《本经逢原》曰："苍术辛烈，性温而燥，可升可降，能径入诸经，疏泄阳明之湿而安太阴，辟时行恶气。因经泔浸炒，故能除上湿发汗，与白术止汗则异，腹中窄狭者须之。"《本草新编》曰："气辛，味厚，性散能发汗，入足阳明、太阴经，亦能消湿，去胸中冷气，辟山岚瘴气，解瘟疫湿鬼之气，尤善止心疼。但散多于补，不可与白术并论。"《本草分经》曰："苦，温，辛烈。燥胃强脾，发汗除湿，能升发胃中阳气，止吐泻，逐痰水，辟恶气，解六郁，散风寒湿，治痿。"《本草崇原》认识到其运多补少，曰："白术性优，苍术性劣，凡欲补脾，则用白术；凡欲运脾，则用苍术；欲补运相兼，则相兼而用；如补多运少，则白术多而苍术少；运多补少，则苍术多而白术少。品虽有二，实则一也。"

《得配本草》对其配伍应用有较多认识，其记载"得川柏，治痿痹，加牛膝更好"，对现代临床应用有重要的指导作用。

（五）枸杞的药性与临床应用考证

枸杞为茄科植物宁夏枸杞 *Lycium barbarum* L. 的成熟果实，主产于宁夏、河北、甘肃、青海等地。始载于《神农本草经》，为传统滋补类中药，归肝、肾经，功效滋补肝肾、益精明目。本品入药历史悠久，早在《诗经》中就对其原植物有所记载，称为"杞"。枸、杞乃二树名，由于枸杞为灌木，棘如枸之刺，茎如杞之条，其树根盘错，茎枝多棘刺，故名枸杞。

1. 对枸杞药性的认识　作为传统中药材，枸杞早已被人们广泛运用，但由于历史条件的局限性或者思维方式、认识角度的不同，历代本草文献中，医药学家们对枸杞的药性和功效的认识并不一致，甚至可以说存在明显差异，差异主要集中在对本药药性属于性寒抑或性温，功效是补阴抑或补阳等方面有不同见解。

（1）**性寒之说**　《神农本草经》云其"味苦，寒"。《名医别录》言其"根大寒，子微寒，无毒"。《开宝本草》云其"味苦，根大寒，子微寒，无毒"。《本草经疏》言："枸杞感天令春寒之气，兼得乎地之冲气，故其味苦甘，其气寒而其性无毒……味甘平，其气微寒，润而滋补，兼能退热。"《本草蒙筌》谓"味甘、苦，气微寒，无毒"。《药性解》曰："枸杞子，味苦甘，性微寒，无毒，肝、肾二经。"《药鉴》云："气微寒，味甘苦，无毒。"《本草求真》云："枸杞专入肾，兼入肝，甘寒性润。"《神农本草经读》云："枸杞之苦寒清热，可以统主之。"《本草汇言》言其"味甘、微苦，气寒，性润，无毒。可升可降，阴中阳也"。《本草求真》云："枸杞专入肾，兼入肝，甘寒性润。今人因见色赤，妄谓枸杞补阳，其失远矣。岂有甘润气寒之品，而尚可言补阳耶。若以色赤为补阳，则红花、紫草其色更赤，何以不言补阳而曰活血？呜呼！医道不明，总由看书辨药不细体会者故耳。试以虚寒服此，不惟阳不能补，且更见有滑脱泄泻之弊矣，可不慎欤。"此言颇具代表性，历代本草据此说者较多。

（2）**性温之说**　历代本草和医籍据此说者亦有数家，代表性的论述者集录如下。《景岳全书》谓，"味甘微辛，气温，可升可降"。《本经逢原》谓，"枸杞子味甘色赤，性温无疑；根味微苦，性必微寒"。《本草新编》谓，"味甘、苦，气微温，无毒。甘肃者佳。入肾、肝二经"。叶天士《临证指南医案》认为，"枸杞温润，同沙苑之松灵入肝络"。《得配本草》谓，"味甘，微温而润"。

（3）性平之说　历代本草据此说者亦较多，其中以明代著名本草大家李时珍为代表。如《药性论》谓，"枸杞味甘，平"。《药品化义》谓，"枸杞子，阳中有阴，润，紫，和，甘，平，云微寒、云温，皆非。沉，补肾。性气薄而味浓，入肾肝二经"。《本草纲目》谓，"其苗乃天精，苦甘而凉，口焦心肺客热者宜之。根乃地骨，甘淡而寒，下焦肝肾虚热者宜之……至于子则甘平而润，性滋而补，不能退热，止能补肾润肺，生精益气，此乃平补之药，所谓精不足者，补之以味也"。《本草备要》谓，"平，补而润。甘平。其色赤属火，能补精壮阳，然气味甘寒而性润，仍是补水之药，所以能滋肾益肝明目，而治消渴也"。《本草通玄》谓，"枸杞子，味甘气平……平而不热，有补水制火之能，与地黄同功"。《本草便读》谓，"枸杞子，以甘肃甘州者为上，味甘，子少润泽有脂。其余土产者，子多味苦而劣，不堪用。其性平和，不寒不热"。

综观各家论述和分析考证诸家用药经验，以李时珍、汪昂之说较为客观准确，即"本药味甘质润，性平，鲜（生）枸杞则性属微寒，归经入肾、肝二经"之说较为合理。

2. 枸杞的功效与临床应用的考证

（1）汉至唐代　补虚损，益气力，明目窍。

汉代，医药学家对枸杞子的滋补强壮作用已有初步认识，《神农本草经》载枸杞子"坚筋骨，轻身不老"，《名医别录》谓其"补内伤，大劳，嘘吸，坚筋骨，强阴，利大小肠，久服耐寒暑"。《本草经集注》云其"补益精气，强盛阴道"。《药性论》曰其"能补益精诸不足，易颜色，变白，明目，安神，令人长寿"。《食疗本草》言其"坚筋耐老，除风，补益筋骨，能益人，去虚劳"。《肘后备急方》单用枸杞疗病，谓其"主补虚，长肌肉，益颜色，肥健人，能去劳热"。《外台秘要》载杞子散，用枸杞、干姜、橘皮、白术、吴茱萸、蜀椒为散，每服9g，和酒食进之，以长阳气而疗百病。杞子煎：以枸杞子、生地黄、人参、茯苓、天冬、杏仁等煎为膏，酒和服，能安五脏、好颜色、延年长生。

肝藏血，肾藏精，精血互生，肝肾同源。本品长入肝肾二经，既益肾精，又补肝血，为养血补精之要药。故凡见肝肾精血亏损之证，均宜选用本品。本品单用即能显效，入复方效果更佳。如《千金要方》《太平圣惠方》《博济方》之枸杞煎及《寿世保元》之枸杞膏均单用本品以补虚羸，治虚劳，壮元气，驻颜，润悦肌肤，延缓衰老。入复方则常与其他补肝肾、益精血之品同用。如《千金翼方》之五精酒，以本品与黄精、天门冬、炒白术、松叶同用。《圣济总录》之枸杞酒，以本品与生地黄汁同用以乌髭发、变白轻身，治疗精血虚损。

枸杞可医急慢性眼病。《肘后备急方》用"枸杞子捣汁，日点眼内三五次"，治目生赤翳。此为本药用于眼科病证之较早记载，分析此处使用的应是鲜枸杞。还有《千金要方》之补肝丸，用枸杞子配柏子仁、干地黄、茯苓、车前子、五味子、甘草、菟丝子、兔肝等治眼暗不明。

枸杞还可愈消渴，《千金方》中载："治虚劳苦渴不止。用枸杞子八两、酒拌微炒，地骨皮十两微炒，共研为末，麦门冬去心、熟地黄各四两，酒煮捣膏，和前药共为丸，梧子大。每早晚各服四钱，白汤下。"

（2）宋金元时期　重视疗目疾，补虚益精，治消渴。

肝肾阴血亏损可致视力模糊或减退。肝开窍于目，视力的正常保持需要肝血的濡养，若肝肾阴血亏虚，不能上注于目，则临床上多见视物昏花、视力减退。正如古人云："肝开窍于目，黑水神光属肾，二脏之阴气增益，则目自能明矣。"

本品长于补肝肾、益精血，故对视力有明显的改善作用，故凡视物不清之症，均可考虑使用，单用本品一味即有效果。枸杞益精明目的功效在此阶段深受重视，《圣济总录》载枸杞丸，用枸杞子、巴戟天、旋覆花、蜀椒为末，炼蜜为丸，治疗肝肾风气上攻，眼生黑花。《银海精微》中5方均配伍枸杞子，其中补肾丸，用枸杞子、石菖蒲、茯苓、人参、山药、泽泻、菟丝子、肉苁蓉为细末，炼蜜为丸，治眼目有黑花，芒芒如蝇翅者；驻景补肾丸，用枸杞子、五味子、酒熟地、酒肉苁蓉、酒楮实子、车前子、石斛、青盐，治肝肾俱虚，瞳仁内有淡白色，昏暗成内障；明目固本丸，用生地黄、熟地黄、天冬、枸杞子、干菊花为末，治心热，肾水不足，少睛光；通明补肾丸，用枸杞子、楮实子、五味子、人参、菟丝子、肉苁蓉、菊花、熟地黄、当归、牛膝、知母、黄柏，治玉翳遮睛，初起红肿。

枸杞滋补肝肾的传统功效仍继续发扬和应用。《太平圣惠方》载枸杞子丸，用枸杞子、干地黄、人参、茯神、炮附子、覆盆子、五味子、山药、菟丝子、肉苁蓉、石斛、山茱萸、桂心炼蜜为丸，能益颜色、养精气、壮筋骨、强力倍志，治虚损。

消渴是指以"多饮、多食、多尿、消瘦、尿甜"为主要特征的疾病。阴虚燥热是本病的主要病机，病程中阴虚及燥热互为标本转换。枸杞质润多汁，可滋阴生津，对本病各阶段治疗均十分对证。如《太平圣惠方》用枸杞子、白茯苓、牡蛎、麦冬、车前子、泽泻、牡丹皮、天花粉治消渴。《仁斋直指方》枸杞子丸，用枸杞子、菟丝子、白茯苓、黄芪、牡蛎粉、牛膝、熟地黄、麦冬、鸡内金、桑螵蛸治消渴。

（3）明清时代　甘平质润补肾阴阳，明目益精眼科常备。

这一时期众多医药学家在本草著作中对枸杞的功效加以较多阐述及发挥，使其核心功效更为突出和明晰，代表性的有《景岳全书·本草正》曰其"能补阴，阴中有阳，故能补气。所以滋阴而不致阴衰，助阳而能使阳旺……其功则明耳目添精固髓，健骨强筋，善补劳伤，尤止消渴，真阴虚而脐腹疼痛不止者，多用神效"。《本草备要》谓，"其色赤属火，能补精壮阳，然气味甘寒而性润，仍是补水之药，所以能滋肾益肝明目，而治消渴也"。《本草经疏》谓，"专于补肾润肺，生津益气，为肝肾真阴不足，劳乏内热补益之要药……故服食家为益精明目之上品"。

诸家论述说明枸杞补阴仍是其根本功效，是其诸多功效产生的基础。《本草新编》云："明耳目，安神，耐寒暑，延寿，添精固髓，健骨强筋。滋阴不致阴衰，兴阳常使阳举，更止消渴，尤补劳伤。"本书认为枸杞可平补阴阳，药性温和，双向调节，适应症广泛为其突出特点，并首次提出枸杞具有安神功效。《本草通玄》载："枸杞子，味甘气平，肾经药也。补肾益精，水旺则骨强，消渴、目昏、腰疼膝痛，无不愈矣。平而不热，有补水制火之能，与地黄同功。"《本草便读》言："凡子皆降，有收束下行之意，故能入肝肾，生精养血。精血充则目可明，渴可止，筋骨坚利，虚劳等证悉除矣。"此说充分肯定了枸杞在补肾益精药物中的重要地位和对虚劳证的明确疗效。

客观而言，因枸杞滋补药力较为和缓，难堪独担君药大任，在方剂中宜为臣佐之位，这一时期，临床常取本品平补之功，与滋阴、温阳药相伍，多用治肾阴不足，或肾阳亏虚，或阴阳俱虚之证。代表方剂如《景岳全书》之左归饮、左归丸、右归饮、右归丸等。再如《摄生众妙方》载之名方五子衍宗丸亦用枸杞子合菟丝子以平补阴阳为君，配伍五味子、车前子、覆盆子、菟丝子四药，填精补髓、疏利肾气、种子。

眼科仍继续广泛运用，且均在方中担当要药。如《仙拈集》卷二杞菊散，用枸杞子为主，配菊花，水煎服，久服青盲可以复明。《异授眼科》巴菊枸杞丸，用枸杞子、川巴戟、肉苁蓉、菊花，炼蜜为丸，治肾虚不足，青膜遮盖瞳仁，视物不明者。《奇方类编》之明目枸杞丸，用小茴、芝麻、川椒炒，枸杞独炒，熟地、甘草、白术、白菊花，清肝祛风明目的作用较强。《遵生八笺》之枸杞茶，单用本品用于明目。《眼科阐微》之枸杞膏，也是单用本品治读书劳目力，年过四十，神光渐减，两目昏花者。《先醒斋医学广笔记》以枸杞、菊花、白蒺藜三药等分，研成粉末做成丸，专治眼花之疾。

总之，诚如《本草汇言》所云"杞感天令至阳之气，而兼地之至阴之气，以生四气全备，五精俱存，能使气可充，血可补，阳可生，阴可长，火可降，风湿可去，有十全之妙用焉"。这段论述也可作为对枸杞药性功效客观公允评价的最好结论。

枸杞为滋补强壮之佳品，补益肝肾之良药，可阴阳双补，补阴为主，兼有助阳之功。本药亦为眼科常用要药。本品所治之诸疾多属肝肾阴虚所致。枸杞药性平和，不仅可以养阴补血，用于肝肾阴虚之腰膝酸软、头晕耳鸣、消渴等，久服尚可益气助阳，对阳气不足或气血阴阳两虚较甚者，亦可配伍相应药物以治之。

（六）仙鹤草的药性与临床应用考证

仙鹤草为蔷薇科植物龙芽草 *Agrimonia pilosa* Ledeb 的干燥地上部分。始载于宋代《本草图经》，又名龙牙草、狼牙草、脱力草。因其根生白芽，尖圆似龙牙，药用全草，故名。又一说本品因其根芽在《神农本草经》中称"狼牙"而得狼牙草之名。本品全株被白色疏柔毛，花穗长，以形似而称仙鹤草。《救荒本草》云："龙芽草……开五瓣小圆黄花，结青毛膏葵，有子大如黍粒，味甜。"

1. 对仙鹤草药性的认识　关于本药的药性，历代本草文献记载较少，其中《滇南本草》曰："性微温，味苦涩。"《履巉岩本草》云："味辛涩，温，无毒。"《生草药性备要》谓："味甜，性平。"综合历代本草、医籍记述和中医临床用药验证，可确定其药性特征为味苦、涩、微甘，性平，归入心、肝、肺经。

2. 仙鹤草的功效与临床应用的考证

（1）宋金元时代　杀虫止痒为主用，收敛止血亦常用。

本药在中医临床中有较悠久的使用历史，宋代《履巉岩本草》谓其"叶，治疮癣"。此为其功用主治的最早记载。《太平圣惠方》载有柳枝汤，药取嫩柳枝、狼牙草、茵陈、青蒿叶、麻黄、苦参、桃枝、槐白皮等细锉和匀，煮后去滓，更入盐及朴硝搅匀，于温室中洗浴。洗罢，衣覆汗出愈，切慎外风。主治风瘙皮肤生痦癗，搔之肿痒。

本品还是中医治疗寄生虫病的传统经验用药，治疗时以使用地下部分之冬芽为最佳，全草亦有效。如《太平圣惠方》中记有狼牙草散，方取狼牙草、鼠尾草、使君子、棠梨根、酸石榴根、贯众根、樗树皮、钩藤、龙胆、栗刺、射干，主治小儿蛔疳，干瘦发竖，或痢肚大。他如桃仁散、贯众散、槟榔散等均含有狼牙草，治小儿蛔虫病发作腹痛等症。《幼幼新书》载夺命丹：取狼牙草、苦参为主药，辅以雷丸、鹤虱、薏苡仁，诸药为细末，糯米饭为丸，如黍米大。每服 10 丸，取生地黄汁送下，主治小儿虫动不止，攻心危困。《圣济总录》载白芜荑散：取白芜荑、狼牙草、白蔹为散。每服 2g，以苦酒 100mL，空腹调下，主治小儿寸白虫。

本品主要功效收敛止血在此时期已开始广泛运用。仙鹤草为一味常用的止血药物，单用或配伍其他止血药同用，适用于身体内外部位的出血，广泛应用于吐血、咳血、衄血、便血、尿血、崩漏等出血之症，治咯血、吐血、尿血、便血、赤白痢疾、崩漏带下、跌打、创伤出血，无论寒热虚实皆可单用或配伍应用。这一时期的相关本草记述如《宝庆本草折衷》曰："茎叶，治金疮，止血，熟捣傅贴之。"《太平圣惠方》录狼牙散：狼牙草、黄芪、诃黎勒皮、白芍、白术去滓温服，主治妇人崩中、下血不止、心胸虚闷。

（2）明清时代　止血、解毒为主功，兼顾杀虫止痒。

至明清时代，仙鹤草的应用范围有所拓宽，应用重点亦有扩大，除止血功效继续被用以治疗各种内外出血证外，用本药解毒消肿治疗疮痈肿毒的功效也开始普遍使用，临床多配伍他药用于治疗痈肿疮毒诸证及瘰疬，还可止痢、截疟。

前者如《滇南本草》谓："治妇人月经或前或后，赤白带下，面寒腹痛，日久赤白血痢。"本药治疗痢疾，以治血痢为所长。因有收敛性，又有解毒疗疮之功，对久痢不愈者也佳，可标本兼治，配以苦参、地榆、马齿苋治疗痢疾，效果更为良好。《卫生易简方》载治便血方：取金粟狼牙草（焙干、入蚌粉炒）、槐花、百药煎。为末，每服 9g，米泔调，空腹服。《文堂集验方》取龙芽草 18g，红枣 5 枚，水煎治虚损唾血、咯血。

此期，关于仙鹤草治疗疮痈肿毒诸类病患在本草著作中也有较多记载，多以简便有效的单方或小方施治。如《卫生易简方》载："发背疼不可忍，用龙芽草些小，水和捣汁饮之，滓敷疮上。"《医学正传》之龙珠膏：取龙芽草、棘枣根、苏木等主治瘰疬。《万病回春》之龙芽一醉饮：取龙芽草（阴干），将好酒浸，捣取汁，量加乳香、没药、绿豆粉，入汁内同饮，将滓敷疮上，主治疔疮。《本草纲目拾遗》称："葛祖方：消宿食，散中满，下气，疗吐血各病、翻胃噎膈、疟疾、喉痹、闪挫、肠风下血、崩痢食积、黄白疸、疔肿痈疽、肺痈、乳痈、痔肿。"《本草求原》言："叶蒸醋贴烂疮，最去腐、消肿，洗风湿烂脚。"《植物名实图考》称其"治风痰，腰痛"。《伪药条辨》亦言本品"治瘰疬"。《百草镜》载，"龙芽草 30g，白酒 100mL，煎至 50mL，饱后服。治乳痈，初起者消，成脓者溃，且能令脓出不多"。《本草纲目》载仙鹤草"治疟疾寒热"。

特别是在明代《药镜·拾遗赋》中云："滚咽隔之痰，平翻胃之秽。""来医者群相畏惧，以为不治之症。余得此剂，十投九效，如饥荒之粟，隆冬之裘。"此乃仙鹤草可以治疗癌症的重要记载。另《生草药性备要》言："理跌打伤，止血，散疮毒。"《百草镜》曰："下气活血，理百病。"

仙鹤草性平，其功效发挥主要取决于其味之特点。其味苦可解毒清热，涩可收敛，熔清解收固于一炉，收不碍邪，清不伤正，其微甘之味还可扶正，故尤其对于久病不愈的各种内外疮毒、肿疡顽疾，是一味不可多得的妙药。

现代中医临床除了全面继承古代仙鹤草的止血、解毒等作用外，对本药功效还有较多创新和发展，尤其是仙鹤草的扶正补虚功能受到极大重视。在辨治脱力劳伤、神疲乏力、面色萎黄、气虚自汗、心悸怔忡等症中合理使用仙鹤草可获得良好的疗效。本品扶正力宏而不留邪，故外感、内伤病证皆可使用。本品既能补益气血，还能活血养心，正如现代著名中医药学家叶橘泉在其编著的《现代实用中药》中说："为强壮性收敛止血剂，兼有强心作用。"

古本草中关于本药"消宿食，散中满，下气活血"等功效则有待进一步验证和发挥。

（七）玉竹的药性与临床应用考证

玉竹为百合科植物玉竹 *Polygonatum odoratum*（Mill.）Druce 的干燥根茎。本品始见于《尔雅》，原名"荧""委萎"。《神农本草经》以"女萎"之名收载，列为上品。《医学入门》曰："萎，委委，美貌……女人用云去䵬斑，美颜色，故名女萎。"在历代本草和方药书中，葳蕤一名使用最多，是为本品之正名，玉竹则是它的异名。"葳蕤"一词，古文多作形容词，示草木之叶下垂貌。与葳蕤一名相比较，玉竹之名通俗易写，释义更形象、更直观，随着时间的推移，玉竹之名逐渐取代葳蕤，并最终成为本品的正名。

1. 对玉竹药性的认识 关于玉竹之药性，历来多谓其性平，如《神农本草经》载其"味甘，平"。《本草纲目》云："葳蕤性平，味甘，柔润可食。"《本草求真》谓："葳蕤一名玉竹，味甘性平质润。"《本草便读》述"玉竹其根多节多须，如缨络下垂之状，而有威仪，故又一名葳蕤。色白微黄，味甘微苦，气平质润之品"。《本草崇原》曰："葳蕤，气味甘平，质多津液，禀太阴湿土之精，以资中焦之汁。"

尚有少数本草或医籍谓其性微温或寒者，如《滇南本草》载其"葳参一名玉术，味甘微苦，性平微温"。《本草备要》称"葳蕤温润甘平，中和之品"。《脏腑药式补正》谓"玉竹甘寒润泽"。

实际上，从玉竹的主治功效来看，玉竹当为味甘微苦，性微寒之品，归肺、胃经。例如《药性本草》云其"主时疾寒热……故去虚劳客热"。《外台秘要》以玉竹单药煎汁饮，治发热口干、小便短涩者。《本草纲目》云其"主风温自汗灼热及劳疟寒热"。显然从这些主治病证来看，玉竹当为性偏寒凉之品。

2. 玉竹的功效与临床应用的考证

（1）汉至宋代　美容养生，疗体虚，解发热，愈目疾。

《神农本草经》言玉竹能"久服去面皯，好颜色，润泽，轻身不老"。《本草拾遗》言其"主聪明，调血气，令人强壮"。《瞿仙神隐方》记载服食玉竹法：以玉竹为丸服，有导脉气，强筋骨，去面皱美颜，久服有延年益寿之效。可见玉竹在汉代时期，常被视为补虚强壮、延寿美颜的重要药物，重视其保健功效在养生方面的使用，以单用居多。至唐代《药性论》概括其功用为"主时疾寒热，内补不足，去虚劳客热，头痛不安"。玉竹的治疗功效开始得到发挥和运用。《千金要方》之葳蕤汤，用玉竹、白薇、麻黄、独活、杏仁、川芎、甘草以疏风解表、清热养阴，主治风温之病，脉阴阳俱浮，汗出体重。再如《外台秘要》以玉竹五两煎汁饮，治发热口干、小便短涩者。

从宋代开始，在外感热病治疗中使用本药更为普遍。如《太平圣惠方》葳蕤散，用玉竹、柴胡各30g，羚羊角屑0.9g，石膏、桑根白皮、川朴硝各30g。为散，每服15g，水煎温服。主治伤寒数日，头痛、潮热不退或发憎寒。《圣济总录》之葳蕤汤，用玉竹、柴胡、羚羊角各30g，石膏15g。为粗散，每服5g，水煎服。治伤寒数日，余热不解，时发寒热。

若阴虚外感，或伤寒数日后热起，内热蒸腾，热势亢盛，津液易伤，甚则由热生风，此时皆可以玉竹为主药。本品既甘润滋养阴液，又性平而偏寒，兼能退热，且养阴而不恋邪，对素体阴虚，又外感风热，或感风寒从热而化，津液易伤，而见身热、微恶风寒、干咳少痰、头昏、心烦口干者，用之颇宜。因其本无透表散邪之力，故须与薄荷、白薇、淡豆豉、桔梗等疏散透热或麻黄、独活、白薇、石膏等发汗退热之品同用，共奏解表滋阴、扶正祛邪之功。后期热退阴伤，舌干口渴、饥不欲食、舌尖红少津者，常与沙参、麦冬、生地等同用。

《名医别录》谓其主"心腹结气，虚热，湿毒腰痛，茎中寒，及目痛眦烂，泪出"，"血为阴而主驻颜，气为阳而主轻身。阴精不足，则发虚热；肾气不固，则见骨痿及腰脚痛；虚而火炎，见头痛不安，目痛眦烂泪出；虚而热壅，则烦闷消渴；上盛下虚，则茎中寒，甚则五劳七伤，精髓日枯，而成虚损之证矣"。玉竹补虚清热兼顾，正与此证合拍，故用之效若桴鼓。

这一时期，玉竹主要用治外感时疾寒热及虚损劳热之证，故其性偏微寒，已不言自明。至于脏腑阴亏津乏，亦是本药的适证之一。如宋代《日华子本草》补前人之未逮，谓其"除烦闷、止渴、润心肺"，为本品润肺止渴的明确记载。

本品可清热明目，亦可作眼科治疗目痛之用。如《圣济总录》之甘露汤，以玉竹为主，配少量薄荷、生姜、蜜共煎服，治眼见黑花、赤痛昏暗；《卫生家宝方》之外洗方，与赤芍、当归、黄连配伍，各等份，煎汤熏洗，治赤眼涩痛。

（2）明清至近代　滋阴清热，治温病发热；生津益气，治消渴羸弱。

明清时代是中医药学术发展的鼎盛时期，本草著作中学术探讨和争鸣之风盛行，故对于玉竹在外感发热证的治疗地位和作用有进一步深入的认识。如《本草便读》言："玉竹其根多节多须，如璎珞下垂之状，而有威仪，故又一名葳蕤。色白微黄，味甘微苦，气平质润之品。培养脾肺之阴，是其所长，而搜风散热诸治，似非质润味甘之物可取效也。如风热风温之属虚者，亦可用之。考玉竹之性味功用，与黄精相似，自能推想。以风温风热之证最易伤阴，而养阴之药又易碍邪，惟玉竹甘平滋润，虽补而不碍邪。"此说颇有一定见地。在临床具体运用中，本药仍在温病各期使用，如《张氏医通》之玉竹饮子，用玉竹、川贝母各9g，茯苓、紫菀各6g，甘草、桔梗、橘皮各3g，生姜（同橘皮蜜煎）12g，主治温病痰火痰涎涌盛、咳逆喘满。再如清末俞根初《重订通俗伤寒论》记载之著名的加减葳蕤汤，乃由《千金要方》葳蕤汤减麻黄、独活、杏仁、川芎、青木香、石膏，加葱白、豆豉、薄荷、桔梗、红枣而成。本方滋阴清热，发汗解表，主治阴虚外感风热证。但玉竹在温热病治疗中整体逐渐偏重于后期应用，或作调理善后之用，如《杂病源流犀烛》之葳蕤汤，用玉竹、茯苓、枣仁、石膏、人参主治病后余邪未清，正气未复，多眠，身犹灼热。《重订通俗伤寒论》之加减玉竹饮子，用玉竹、川贝母各9g，西洋参、黄芩、紫菀各6g，橘红、桔梗、炙甘草各2.4g，水煎服。功能气津双补，兼理余痰，主治温病秋燥伏暑，津气两伤，液郁为痰，经治痰少咳减者。

　　除以上温热病外，外感燥伤肺阴证也较多使用本药。因燥邪犯肺，阴津被伤，可致干咳无痰或痰少而黏，以及口燥咽干等症。本品滋阴润燥之功颇佳，故常用治此证，可与北沙参、麦冬、天花粉等滋阴润燥之品同用。以《温病条辨》沙参麦门冬汤为代表，又如《温病条辨》玉竹麦门冬汤，主治燥伤胃阴。

　　玉竹亦为润燥止咳之药。若冬时有非节之暖，阳气不藏，少阴受病，或春时伏气发温，更感于风之证，皆宜用之。盖玉竹为少阴、厥阴二经之向导也。本品滋阴润肺，其性平而微寒，略兼退虚热之功，可用于阴虚久咳、阴虚劳嗽等，后者见干咳少痰，或痰中带血，或痰少而黏，不易咯出，午后潮热、手足心热，舌红脉细数。本品常与滋阴退热、化痰止咳药配伍。如《张氏医通》之玉竹饮子，与川贝、桔梗、紫菀等同用；《医醇賸义》之保肺济生丹，与川贝、杏仁、瓜蒌皮、天冬、麦冬等同用。

　　此期对玉竹治疗内伤杂病的功效也有了较新认识和发展，最重要者是滋阴润燥治内热消渴，其次是益气养阴疗体弱虚羸。前者如《本草正义》谓："玉竹，味甘多脂，柔润之品，《本草》虽不言其寒，然所治皆燥热之病，其寒何如，上古人以治风热，盖柔润能息风耳，阴寒之质，非能治外来风邪。凡热邪燔灼，火盛生风之病最宜。今惟以治肺胃燥热，津液枯涸，口渴溢干等症；而胃火炽盛，燥渴消谷，多食易饥者，尤有捷效。内热消渴，可配天花粉、山药、生地黄、生葛根等。"《脏腑药式补正》言玉竹甘寒润泽，谓能滋养脾胃，正以甘能滋阴，润能养液耳。代表方剂如清代《医醇賸义》逢原饮、祛烦养胃汤等。此类用法开启了后世应用玉竹治疗初发型糖尿病中医辨证属燥热阴虚型之先河。后者表现在此期诸家本草中关于玉竹补益五脏、滋养气血功效记载甚多。如《滇南本草》谓："葳参一名玉术，味甘微苦，性平微温，入脾，补气血，补中健脾。脾经多气多血，故气血双补。脾胃为人之总统，后天根本，灌溉经络，长养百骸，脾胃盛而资以为生者是也。"本书还载有"主男妇诸虚方"，与丹参同用，水煎服，主治男、妇诸虚，肢酸体软，自汗盗汗。《本草经疏》云："详味诸家所主，则知其性本醇良，气味和缓，譬诸盛德之人，无往不利，终始一节，故可长资其利用而不穷。正如斯药之能补益五脏，滋养气血，根本既治，余疾自除，以一药而所主多途，为效良夥。"《本草纲目》曰："萎蕤性平味甘，柔润可食。故朱肱《南阳活人书》治风温自汗身重，语言难出，用萎蕤汤，以之为君药。予每用治虚劳寒热痎疟，及一切不足之证，用代参、芪，不寒不燥，非大有殊功，不只于去风热湿毒而已，此昔人所未阐者也。"《本草备要》曰："葳蕤温润甘平，中和之品。若蜜制作丸，服之数斤，自有殊功。与服何首乌、地黄同一理也。若仅加数分于煎剂，以为可代参、芪，则失之远矣。大抵此药性缓，久服方能见功。而所主者，多风湿、虚劳之症。故臞仙以之服食，南阳用治风温，《千金》《外台》亦间用之，未尝恃之重剂也。若急虚之证，必须参、芪，方能复脉回阳，斯时即用葳蕤斤许，亦不能敌参数分也。时医因李时珍有可代参、芪之语，凡遇虚证，辄加用之，曾何益于病者之分毫哉？"《本草求真》云："葳蕤一名玉竹，味甘性平质润。据书载能补肺阴及入肝脾肾以祛风湿，与人参、地黄称为补剂上品，并云可以当参。其说未尝不是，但此气平力薄，既与人参力厚不若，复与地黄味浓不合，即使用至斤许，未有奇功，较之人参之补元、地黄之滋阴，不啻天渊矣，矧可用此当参以挽垂绝之倾乎？况书载云祛风除湿，不无疏泄于补，更云不及，曷云可称上剂耶？"

　　综上所述，历史上多位医药学家虽对玉竹补益功效的强弱存在一些争议，但众多本草文献中均记载、阐释玉竹具有温和、持续的补益五脏、滋养气血的功效，反映出古代医药学家分别从玉竹的药性特点、复方配伍等多角度对玉竹补虚功效进行过深入和广泛的探析，最终确定出玉竹益气补虚养血这一基本功效作用。这不仅为玉竹的功效理论研究奠定了基础，提供了新思路，而且对于现代深入研究、拓宽玉竹临床运用的领域，具有非常重要的启发和指导作用。

第二节　中药的剂量

　　中药剂量是临床治疗过程中药物发挥药效时所需要的用量。中药剂量包括单味药用于治疗的用量、组成方剂时各药的用量等，是影响中药药效的重要因素之一。晋代裴頠曾言"药物轻重，分两乖互，所可伤夭，为害尤深"。对于一般药物，合适的剂量能保证药物发挥疗效，又不至于发生不良反应或者浪费药材。对于有毒中药，剂量更是安全用药的关键。俗谓"剂量是中医不传之秘"，说明中药剂量的选择具有一定难度。临床确定剂量有较大的灵活性，没有统一固定的规律可循。一般而言，剂量主要是根据历代治疗经验所确定。不过，古今医书中所载药物剂量有时变化较大，计量单位也不一致，加之我国历代度量衡制度不统一，变革频繁，各个时期的度量衡实器又随历史而毁没，因此给现今中药剂量的考证研究带来较大的困难。从现存医书中看，中药剂量曾采用过计数、估量、拟量和度量衡计量单位等多种计量方法。

一、中药剂量的数目计量方法

　　中医药早期发展过程中常以个体数目表示药物剂量，如古医书《五十二病方》《养生方》中所载的药物大多数采用计数或估量、拟量的方法。武威汉代医简的《治百病方》中，附子常以"果（颗）"计。《伤寒论》中，大枣、附子、杏仁、半夏、栀子、水蛭、虻虫、桃仁、乌梅、栝楼、石膏、枳实等以"枚"计量，竹叶以"把"计量。其他尚有以个、片、具等作为计量单位的。个体较大且形体较均匀的植物类药物如大枣、栝楼、杏仁或动物类药物如猪胆、斑蝥、蜈蚣及人部类的紫河车等，都常以个体数目计量。这种计量方式简便易行，曾长期存在。但是，数目计量方法也有明显不足之处。由于产地、古今药物品种等原因，药物个体重量往往有一定的差异，因此，同样数目的药物常常实际用药量并不相同。为此，陶弘景《本草经集注》言："凡方云巴豆如干枚者，粒有大小，当先去心皮竟，秤之，以一分准十六枚；附子、乌头如干枚者，去皮竟，以半两准一枚；枳实如干枚者，去核竟，以一分准二枚；橘皮，一分准三枚；枣有大小，以三枚准一两。"《医心方·药斤两升合法》引《范汪方》言，"附子一累或如干者，以大小重八铢为正"；引《录验方》言，"附子一枚以重三分为准"；引《小品方》言，"人参一枚者，以重二分为准"。

对于作用缓和的药物，这种实际用药量的差别或许不会有太大影响，但对有一定毒性的药物来说，数目计量方式显然不适用于医疗实践。因此，目前仅在个别方剂中保留以数量计量，如全鹿丸，全方各药都有准确剂量，只有全鹿是"一只"。一些不要求准确剂量的药物也还袭用此种方式，如若干节葱、若干片姜或外用药中的若干头蒜之类。

二、中药剂量的拟量、估量方法

在古代度量衡制成熟应用之前，中医药临床药物剂量除以个数论外，尚采用估量、拟量等方法进行简单计量。拟量是以常见的实物来比似药物的重量或体积。用以拟量的，如"大如拳""大如枣"；对于丸药大小的描述则有"如鼠矢""如苔（小豆）"及"梧实""弹丸"之类。武威汉代医简的《治百病方》及汉代《伤寒杂病论》则以"方寸匕""刀圭""钱匕"作为散剂的估量单位。用以估量的方法包括"三指撮""三指大撮""三指撮到节""把""束"等，还有"一衰杯""半杯"之类。拟量、估量方法和数目计量方法一样比较粗略，不够准确。

历代医家也注意到拟量单位的繁杂和不准确性，故先后提出不同的拟量单位之间的换算方法。如《医心方》引《范汪方》提出：二麻子约为一小豆，三小豆约为一梧实或六麻子。陶弘景《本草经集注》则言："凡丸药有云如细麻者，即今胡麻也，不必扁扁，但令较略大小相称耳。如黍粟亦然，以十六黍为一大豆。如大麻子者，准三细麻也；如胡豆者，即今青斑豆也，以二大麻子准之；如小豆者，今赤小豆也，粒有大小，以三大麻子准之；如大豆者，二小豆准之；如梧子者，以二大豆准之；一方寸匕散，蜜和得梧子十丸为度；如弹子及鸡子黄者，以十梧子准之。"《雷公炮炙论·序》提出以单一品种的物体比拟各种不同物体，即"凡方云丸如细麻子许者，取重四两鲤鱼目比之；如大麻子许者，取重六两鲤鱼目比之；如小豆许者，取重八两鲤鱼目比之；如大豆许者，取重十两鲤鱼目比之；如兔蕈许者，取重十二两鲤鱼目比之；如梧子许者，取重十四两鲤鱼目比之；如弹子许者，取重十六两鲤鱼目比之"。

散剂的估量单位有刀圭、匕、钱等。陶弘景《本草经集注》称："凡散药有云刀圭者，十分方寸匕之一，准如梧子大也。方寸匕者，作匕正方一寸，抄散取不落为度。钱五匕者，今五铢钱边五字者，以抄之，亦令不落为度。一撮者，四刀圭也。""凡云钱匕者，以大钱上全抄之；若云半钱，则是一钱抄取一边尔，并用五铢钱也。"散药的粒度和组成都会影响抄取不落的实际高度，实际体积不可能完全相同。至于刀圭、一字、半钱等，由于没有准确的界限，更难一致，只能是不十分准确的估量单位。撮，在中医药中是三指撮的简称，原指散、末以三指并拢所取得的药量。陶弘景言："一撮者，四刀圭也。十撮为一勺，十勺为一合。"《医心方·药斤两升合法》引《范汪方》则称："廿黍粟为一簪头，三簪头为一刀圭，三刀圭为一撮，三撮为一寸匕，五撮为一勺。"此都是估量，只能作参考。

液体的估量常用盏或其他家用茶具、食器，其容量随着形状、大小而有差别。为了相对稳定，《小品方·述旧方合药法》规定：服汤云一杯者，以三合酒杯子为准也。《太平圣惠方·论合相》曰："凡煮汤，云用水一大盏者，约一升也；一中盏者，约五合也；一小盏者，约三合也。"许洪《指南总论》则称："一小钟者，约三合也。"小盏与小钟同。《医学正传·凡例》规定：凡云用水一盏，即今之白茶盏也，约计半斤之数。《医方类聚》引《备预百药方》曰："一升，准小茶碗。"有学者实测宋瓷大白盏，折合200mL。以上数据也有较大的差异，只作参考。

除容量的估量外，还有重量的估量，因药而异。陶弘景言："云干姜一累者，以重一两为正……甘草一尺者，重二两为正。凡方云某草一束者，以重三两为正。云一把者，重二两为正。"《医心方》《千金要方》及《证类本草》引文均有"云桂一尺者，削去皮竟，重半两为正"。《小品方·述旧方合药法》又称："凡黄柏一片者，以重二两为准。""麻黄一束者、一把者、一握者，并以重三两为准也。"这一类估量在现存古方中并不多见，准确性也更差，但在地方性草药配方手册中偶可见到。

三、中药剂量的度量衡计量方法

随着社会生产的发展进步，法定度量衡逐渐成为中药用量的主要计量标准。数目计量、估量和拟量方法虽然仍有使用，但是从整个医药历史来看，度量衡计量方法逐渐成为最主要的药物计量方法。

原则上来说，度量衡计量方法能够使中药用量逐步规范、统一，提高用量的准确性。不过，由于我国历史上随着朝代更迭，度量衡制度时有变革，同样的度量衡单位在不同历史阶段往往有着不同的实际数值。因此，了解历代医方的用药剂量，有必要首先了解历代度量衡制度的沿革概况。

在当今科技史研究中，古代度量衡换算主要有三种观点，一种是依据古代货币和嘉量核算，如吴承洛《中国度量衡史》引用吴大徵根据新莽货币推算新莽时1两合今13.67464克，以及刘复据新莽嘉量推算新莽时1两合今14.6666克的数据，将这两个数据平均后认为新莽时1两合今13.9206克；另有一种是依据标准衡器铜权核算，柯雪帆等根据国家计量总局《中国古代度量衡图集》东汉光和大司农铜权等有关资料进行核算，认为东汉 1 斤合今 250 克，1 两合今 15.625 克；还有一种是依据出土传世衡器核算。如丘光明等所著的《中国科学技术史·度量衡卷》中，在考证东汉各种质地的 37 枚铜权后，根据各方面条件综合分析，把东汉 1 斤量值约定为 220 克，1 两折合今之 13.75 克。现引录丘光明等所著的《中国科学技术史·度量衡卷》中中国历代度量衡单位量值表如表 6 - 1：

表 6 - 1　中国历代度量衡单位量值表

	一尺合厘米数	一升合毫升数	一斤合克数	一两合克数
西汉	23.1	200	250	15.63
新莽	23.1	200	245	15.31
东汉	23.1	200	220	13.75
三国	24.2	200	220	13.75
晋	24.2	200	220	13.75
南北朝之南朝	24.7	200	220	13.75
南北朝之北朝	25.6（前期），30（后期）	300（前期），600（后期）	330（前期），660（后期）	20.63（前期），41.25（后期）
隋	29.5	600	660	41.25
唐	30.6	600	662~672	41.38~42.00
宋	31.4	702	661	41.31
元	35	1003	610	38.13
明	32	1035	596.8	37.30
清	32	1035	596.8	37.30
民国	33.3	1000	500	31.25

医药行业度量衡制度有自身一定的特殊性，现分述我国历代药物剂量问题中争议较大的几个方面：

1. 神农秤的争议　《本草经集注·序例》提出，"古秤唯有铢、两，而无分名。今则以十黍为一铢，六铢为一分，四分为一两，十六两为一斤。虽有子谷秬黍之制，从来均之已久，正尔依此用之"。《千金方·序例》在转引陶氏这段原文后又加了一段注文："此则神农之秤也。吴人以贰两为壹两，隋人以三两为壹两，今依肆分为壹两称为定。"《嘉祐本草》引《唐本草》云："但古秤皆复，今南秤是也。晋秤始后汉末以来，分一斤为二斤，一两为二两耳。金、银、丝、绵并与药同，无轻重矣。古方唯有仲景而已，涉今秤若用古秤，作汤则水为殊少，故知非复秤，悉用今者耳。"而《汉书·律历志》言："一龠容千二百黍，重十二铢，二十四铢为两，十六两为斤。"由此一铢应为一百黍。《礼记》曰："虽分国如锱铢。"孔颖达《礼记正义·儒行》引《算法》称"十黍为参（当是絫，后同），十参为铢，二十四铢为两"，亦是一百黍为一铢。《淮南子·天文训》称"其以为量，十二粟而当一分，十二分而当一铢……二十四铢为一两"，则是一百四十四粟为一铢。《说苑》称"十六黍为一豆，六豆为一铢"，则合九十六黍为一铢。这样，神农秤的"十黍为一铢"，大约仅相当于汉代通行的衡量计值的十分之一。

汉、晋间是否存在量值如此之小的神农秤引起中日医药界多位学者的考证与争议。日本不少学者和我国少数学者认为汉晋间我国医药行业中确实有"神农秤"存在。约19世纪中期的日本学者小岛学古在《经方权量考》中提出，"张仲景方，云某药几铢，某药几两，某药一斤若半斤者，皆当从神农之秤而为正矣"。丹波元坚《药治通义》中引用了小岛学古的论点，并补充了相应论据，如《医心方》引《范汪方》云："六十黍粟为一分，此与本说同义。"另外，《说文解字》云："铢，权十分黍之重也。"杨倞《荀子注》云："十黍之重为铢。"其后喜多村直宽认为，"而如医方则用其十分之一，故《千金》载本说有此则神农之秤也"，即赞成"神农秤"的存在。平井《古方分量考》载一两约为二分五厘（近似于今1.0g），大冢敬节《药物的权量》载汉制一两合今1.3g，清水藤太郎《国医药物学研究》载一两等于1.42g，日本《第三改正日本准药局方》载一两合今2.0g。矢数道明《汉方处方临床应用解说》认为，仲景方基本上按一两为1.33克折算。粟岛行春等考据认为，汉之一两相当于今之1～1.6克。日本这些学者的汉代药物剂量换算方法均遵从了神农秤"十黍为一铢"之说。我国亦有学者从文献角度大量举证，认为要注意医药行业的特殊性，肯定"药秤"说，也据《名医别录》"十黍为一铢"说认为东汉一药两合今1g左右，最大不过1.6g。

但是，我国许多学者认为神农秤"十黍为一铢"之说有可能是"传写之误"造成的。如《说文解字》云："铢，权十分黍之重也。"而清代段玉裁《说文解字注》指出，"铢，权十絫黍之重也（各本作权十分黍之重也。今正……絫，十黍之重也。此云铢，权十絫黍之重也……言十絫黍者，谓百黍也。必言黍者，蒙十黍之重为絫而言）"，故认为原书诸本皆漏"絫"字而有误。

《荀子·富国》曰："割国之锱铢以赂之，则割定而欲无厌。"唐代杨倞《荀子注》云："十黍之重为铢。"而大约成书于南北朝的《孙子算经》曰："十黍为一累，十累为一铢，二十四铢为一两。"隋唐学者大多认为"百黍为一铢"，如孔颖达在《礼记·儒行》中说："一铢重一百黍。"颜师古在《汉书·律历志》中提出"权轻重者不失黍累"，并引东汉学者应劭曰："十黍为累，一累为一铢。"而《唐六典》中更明确地记载："权衡度量之制，皆总其文籍而颁其节制……凡权衡以秬黍中者，百黍之重为铢，二十四铢为两，三两为大两，十六两为斤。"

另外，明代张景岳《类经附翼》中也探讨药物应用度量衡的问题，认为"十黍为一铢"药秤为传写之误。其言道："唐·孙真人《千金方》曰：古秤惟有铢两而无分名，今则以十（十当作百，传写之误）黍为一铢，六铢为一分，四分为一两（合今之六钱也），十六两为一斤，此则神农之秤也。"清代钱潢指出，"权者，所以秤物平施，知轻重也。本起于黄钟之重，一龠容千二百黍，重十二铢……此班固之说也。其以千二百黍为十二铢，是以百黍为一铢。而陶隐居以十黍为一铢，乃十之一耳。自西汉至梁，虽多历年所，其多寡之不同，乃若是耶？恐不能无误谬也……自当以班志为准，陶说为非矣"。

清代吴谦主持编纂《医宗金鉴·订正仲景全书伤寒论注》"正误存疑"篇中收录李时珍在《本草纲目》中所引用的陶隐居《名医别录·合药分剂法则》,亦是对陶弘景这段"十黍为一铢,六铢为一分,四分为一两"后被孙思邈称之为"神农秤"的论述表示怀疑。

因此,我国历代医家大多数认为,"神农之秤"与通行秤近十倍的差距是由"传写之误"造成的。日本有医家依照"神农之秤"临床处方用药,而我国中药临床药量基本未受"神农秤"之说影响。

2. 药物度量衡制度的大、小制　我国南北朝的量衡制度变化剧烈。一方面,北朝度量衡值急剧增长。北朝末时,重量方面已高达"以古称三斤为一斤"(《隋书·律历志》)。另一方面,南北朝各地区度量衡量值相差悬殊。北朝度量衡值增长剧烈,而"梁陈依古称"或"齐以古称一斤八两为一斤",导致南朝、北朝度量衡量值相差较大,故出现"南人适北,视斗为升"等乱象。

隋朝建立后,在北朝旧制的基础上进行度量衡的统一。据《隋书·律历志》记载,开皇量、衡是"以古三而为一",即以古斗(莽制)三升为一升,以古秤三斤为一斤。但是,"以古三而为一"的大制使得调音律、测圭影、称量药物颇为不便。因此,隋炀帝大业年间又重制斛斗称度,下令恢复古制。

唐、宋时期的度量衡基本沿用隋制。唐代将隋朝的大、小制作了明确规定。依《唐六典》,小制一尺二寸为大制一尺,三小升为一大升,三小斤为一大斤。官民日常用大制,而调钟律、测晷影、合汤药及冠冕之制悉用小制。

因此,药物度量衡方面,一般认为汉晋使用古秤,隋、唐时候大、小制并行,宋以后直至明、清,逐渐统一用国家规定的度量衡制度。小岛学古描述医用度量衡的变迁过程:汉,晋世用之一斤者……迄于梁之时,皆遵而用焉。如合二斤以为一斤,盖创于吴时。北魏之初,又用复秤,至孝文之时,再复古制。北齐一斤者,古之一斤半。周玉秤四两,当古秤四两半。隋开皇,以古秤三斤为一斤,则当今之百六十钱为一斤者,乃是唐代之大秤。大业中,依复古秤,乃唐代之小秤,实居大秤三之一,而医药则用之。及宋代,析一两为十钱,遂立钱、分、厘、毫之目。

是以,在两晋、隋唐间的医书如《肘后方》《外台秘要》《千金方》等皆可以见"大斤""大两""小两""大斛""人石""大斗""小斗""大升""小升""大合""小合"等用量记载。如《外台》卷二十二之"雄黄膏":好牛酥五大两,蜜蜡半两,雄黄一小两(研),朱砂二分(研),藁本半大两,藜芦二分,杏仁四分(去皮尖),芎劳三分,白芷三分,鳗鲡鱼三分,升麻三分。《外台》卷三十七引薛侍郎方的"黄芩饮子":黄芩二大两,栀子仁二七枚,干葛二大两,芒消半大两……以水三大升,煮取软一大升,绞去滓,下芒消调之,分温两服,快利即瘥止。《千金方》卷二十二之"乌麻膏":生乌麻油一斤,黄丹四两,蜡四分(皆大两、大升)。当时,合汤药用药秤小斤小两,量药亦为小升小斗。若用通行的大斤大两,则需标出。

3. 后世医家对汉代药物剂量的认识　由于大、小度量衡制度等原因,导致后世对前代药物剂量的换算颇有争议，特别在汉末仲景方药物剂量换算方面。历代各家通过累黍法、权衡器考证法、古币考证法或依据方剂中药物的配比合理性等，纷纷提出各自的换算方法。现列举后世医家不同的折算方法。

（1）"古之三两即今之一两"及相近观点　隋唐时候渐行大制，大制三倍于汉之量值。这一史实多载于各典籍，所以不少医家执"古三两即今一两"之观点，即汉代一两约是宋代以后三钱三分。宋代林亿等校《千金要方》，于凡例中言："孙氏生于隋末，终于唐永淳中，盖见隋《志》、唐《令》之法矣。则今之此书，当用三两为一两、三升为一升之制。世之妄者，乃谓古今之人大小有异，所以古人服药剂多。无稽之言，莫此为甚。今之用药，定以三两为今一两，三升为今一升。"宋代庞安时《伤寒总病论·太阳证》芍药甘草汤条下云："古之三两，准今之一两。古之三升，今之一升。"宋代朱肱《伤寒类证活人书·卷十二》云："寻常疾势轻者，只抄粗末五钱匕，水一盏半，入姜枣，煮七八分，去滓服之，未知再作。病势重者，当依古剂法，古之三两即今之一两也，二两即今之六钱半也，古之三升，即今之一升也。料例大者只合三分之一是也。"

金代成无己《注解伤寒论》中云："云铢者，六铢为一分，即二钱半也；二十四铢为一两也。云三两者，即今之一两；二两，即今之六钱半也。"元代王好古《汤液本草》记载了其师李东垣对仲景方药物剂量的换算比例，亦主张"云三两，即今一两"。

明代许宏在《金镜内台方议》"论分两"篇中云："伤寒方中，乃古分两，与今不同，详载之。铢：曰铢，二十四铢为一两。两：曰两，古之三两为今一两。分：曰一分者，即今之二钱半也。"明代陈嘉谟《本草蒙荃》"修和条例"篇中引用了成无己《注解伤寒论》中的折算比例"云三两，即今之一两。云二两，即今之六钱半"。李中梓在《伤寒括要》凡例中所引述的古今量值折算比例与王肯堂类似，同样认为古三两为今一两，古三升为今一升，可为准则。

清代黄元御《伤寒悬解》"铢两升斗考"篇曰："汉书律历志：量者，龠合升斗斛也，本起于黄钟之龠……一千二百黍为一龠，重今之一钱七分，合龠为合，今之三钱四分也，十合为升，今之三两四钱也，一龠重十二铢，今之一钱七分也，两之为两，今之三钱四分也。"

宋代陈无择详证度量衡之变，考证认为汉唐一合为宋代三钱。陈无择《三因极一病证方论·五科凡例》曰："凡看古方类例，最是朝代沿革，升合分两差殊，若数味皆用分两，不足较也，第中间有用升合枚数，大段不同。升斗秤尺，本自积黍，黍自不可见，度量衡卒亦难明。今以《钱谱》推测，粗知梗概……至宋广秤，以开元钱十个为两，今之三两，得汉唐十两明矣……按药书，汉方汤液，大剂三十余两，小剂十有余两，用水六升或七升，多煎取二升三升，并分三服。若以古龠量水七升，煎今之三十两，未淹得过；况散末药只服方寸刀圭匕，丸子如梧桐子大，极至三十粒，汤液岂得如此悬绝。又如风引汤，一剂计五十五两，每两只用三指撮，水三升，煮三沸，去滓温服一升。观其煮制，每只三指撮，未应料剂如此之多，此又可疑也。今以臆说，汉方当用半两钱二枚为一两，且以术附汤方较，若用汉两计一百八十铢，得开元钱二十二个半重，若分三服，已是今之七钱半重一服；若以唐方准计，三百三十六铢，得开元钱四十二个重，每服计今之十四钱重，大略可知；若以开元钱准得一百单五个重，分三服，每服计三十五钱重。此犹是小剂，况有大剂各件，两数之多者，未易概举。留心此道，幸少详焉。"明代朱橚《普济方·论合和》援引了陈无择度量衡考证之论。王肯堂《证治准绳伤寒·凡例》亦曰："陈无择以钱谱推测度量衡法，颇协时宜，今引其说于此，用古方者宜详考焉。"清代尤在泾《医学读书记·古方权量》云："按陈无择《三因方》云：汉铜钱质如周钱，文曰半两，则汉方当用半两钱二枚为一两。今之三两，得汉唐十两。且以术附汤方校……此说最有根据。《千金》以古三两为今一两，古三升为今一升。仍病其多，不如陈说为是。"清代陈修园《长沙方歌括》也认为古之一两合清代三钱，他先列举钱天来、汪苓友、程扶生等各家之言，然后加按语曰"诸说颇有异同。大抵古之一两，今折为三钱。不泥于古，而亦不离于古也"。

宋代沈括则认为汉三斤合宋代十三两，即汉代一两约合宋代二钱七分。沈括《梦溪笔谈·辨证》曰："予考乐律，乃受诏改铸浑仪，求秦汉以前度量斗升，计六斗当今一斗七升九合，秤三斤当今十三两，一斤当今四两三分两之一，一两当今六铢半。即汉三斤合宋代十三两。"清代钱天来《伤寒溯源集·卷后附录·铢两升合古今不同辨论》称许沈括考辨云："若统论之，李东垣之一两，准古秤三两，犹未详加考较，尚觉粗疏，失之太重，不若沈存中以儒臣兼理天文乐律，奉诏改铸浑仪，制熙宁晷漏，象数历法，靡不通晓，则其理深学博，运思精密，有非东垣李氏之所能几及者。"

民国时章太炎对汉代五铢货泉、五铢钱、汉武帝三铢、王莽货布、宋四铢、西汉一斤重黄金方寸等多种文物进行考据，认为古之一两约折合当时二钱至三钱强，与"古三两即今一两"之说较为接近。

（2）"古之一两，今用一钱"观点及辨析　明代李时珍在《本草纲目·陶隐居名医别录合剂法则》中引用李东垣之论"六铢为一分，即二钱半也。二十四铢为一两。古云三两，即今之一两；云二两，即今之六钱半也"之后，又曰："蚕初吐丝曰忽，十忽曰丝，十丝曰厘，四厘曰絫，十厘曰分，四厘曰字，二分半也，十絫曰铢，四分也，四字曰钱，十分也。六铢曰一分（去声），二钱半也，四分曰两，二十四铢也……二十四两曰镒，一斤半也，准官秤十二两……古今异制，古之一两，今用一钱可也。"清代汪昂《汤头歌诀》亦曰："大约古用一两，今用一钱足矣。"清代陈修园《长沙方歌括》也提到其时"或又谓古今量度，惟汉最小，汉之一两，惟有今之三钱半强。故《千金》《本草》以古三两为今一两，古三升为今一升。然世有古今，时有冬春，地有南北，人有强弱，大约古用一两，今用一钱足矣。宜活法通变，不必胶柱而鼓瑟，则为善法仲景者矣"。

"古之一两今用一钱"的结论影响深远，不少医家从之而用于临床。现今教材如二版教材《伤寒论讲义》即言"处方应用时，一方面根据前人考证的量制折算，更重要的是依据临床实践。凡论中云一两者，折今约一钱；云一升者，按重量折今六钱至一两不等，按容量可折60至80毫升"。一两折今之一钱，大约相当于3克。此后包括五版教材《伤寒论讲义》均采用了此说。

但李时珍"古之一两今用一钱"之说一直颇引争议。如清代钱天来《伤寒溯源集·铢两升合古今不同辨论》曰："又如李时珍之所谓今古异制，古之一两，今用一钱可也，此言非由考订而来，乃以臆见强断之词也。倘据此用之，宁毋失之太少乎？若果如此说，如仲景之五泻心汤，及小陷胸汤中之黄连，旋覆代赭汤中之代赭石，桂枝大黄汤中之大黄，桃花汤中之干姜，皆用古秤一两而分三次服之，若以一钱准之，又分为三次服。则每服止三分三厘矣，其何以治最剧最险之危症乎？恐不若以宋秤准之，犹是二钱六七分，尚有三次分服之理。"

不过，清代李冠仙《知医必辨·杂论》曰："如仲景立方，动以斤计，或称升合，似甚多也。及其用末药，不过方寸匕，丸药如梧子大，所服不过三十粒，又似甚少。何丸、散、汤液之相悬如此耶？考《千金》《本草》，皆以古三两为今之一两，古三升为今之一升，则所两者，仅得今之三钱耳！且仲景汤液总分三次服，则又止得三分之一。合而计之，岂非古之一两，仅得今之一钱乎？惟世有古今，地有南北，人有强弱，药有刚柔，医者知所变通，庶几有得耳。"《曹颖甫医学全书》提及民国时曹颖甫的学术思想时言："仲圣之药量，以斤两计，骤观之，似甚重，实则古今权衡不同，未许齐观。历来学者考证达数十家，比例各异，莫知适从，且古今煎法服法悬殊。古者若桂枝汤但取初煎之汁，分之为三，日一服、二服、三服；今则取初煎为一服，次煎为二服，是其间不无径庭。姑摒此种种勿论，简言之，吾师之用量，大抵为原方之什一，例如桂枝、芍药原作三两者，师常用三钱是也。余视证之较轻者，病之可疑者，更减半用之，例如桂、芍各用钱半是也。以此为准，利多弊少。"

由此可见，仲景汤液若总分三次服，其药量即为三服之量，依"古之三两即今之一两"之说，那么一服之量就合"古之一两，今用一钱"之论。以此而言，"古之三两即今之一两"之说与"古之一两，今用一钱"之说似皆成立。前引宋代陈无择《三因极一病证方论·五科凡例》曰："汉方当用半两钱二枚为一两，且以术附汤方较，若用汉两计一百八十铢，得开元钱二十二个半重，若分三服，已是今之七钱半重一服。"汉两一百八十铢，二十四铢一两，即为七两半，"若分三服，已是今之七钱半重一服"，也是应"古之一两，今用一钱"之说。

因此，析算古方之药量应明确煎煮之法，详察所折算之药量是每服之药量抑或每剂之药量。陈修园《长沙方歌括》也提到，"汪苓友云：古云铢者，六铢为一分，即二钱半，二十四铢为一两也。云一升者，即今之大白盏也。古方全料谓之一剂，三分之一谓之一服。凡用古方，先照原剂，按今之码子折实若干重。古方载三服者，只取三分之一，遵法煎服；载两服者，宜分两次服之；顿服者，取一剂而尽服之。只要按今之码子折之。至大枣、乌梅之类，仍照古方枚数，以码子有古今之不同，而果枚古今无异也"。

（3）其他古方药量折算观点　金代刘完素《素问玄机原病式》中认为，"仲景之世四升，乃唐、宋之一升，四两为之一两。向者人能胜毒及多咬咀，汤剂有异今时之法"。即汉四两合金代一两，汉代一两相当于金代二钱五分。

明代张景岳认为，汉一两合明代六钱，汉十斤合明代六斤。《类经图翼·律原·黄钟生衡》曰："今考羊头山秬黍，以时制等子秤之，其中者百粒得二分五厘整，积至两龠二千四百粒，秤重六钱。可见今之六钱为古一两，今之六斤为古十斤，其余可以类推，大率古之于今，乃五分之三耳，先儒以为三分之一非也。置今求古则用六归，以古求今则用六因。求度量亦如之，但率法不同耳。度以八为率，今之八寸，即古之一尺；量以三为率，今之三斗，即古一斛；权以六为率，今之六钱，即古一两也。凡度量衡，以今求古，皆置今为实而用归，以古求今，皆置古为实而用因，则得之矣。"张景岳"羊头山秬黍"此段实出明代朱载堉《律学新说》。《类经图翼·律原·古今衡数不同》又曰："臣家有汉钱数十枚，凡若干种，每种虽度数分寸仿佛，而厚薄轻重不匀。以《汉食货志》校之，彼志云：货泉重五铢，货布重二十五铢，大泉重十二铢，大布重二十四铢。臣以今时等子，将钱每种或十枚或五枚，总秤之以均其轻重，而用算法求之，合其一两之数，则大泉合今三钱三分，货泉合今三钱五分，货布合今三钱七分，大布合今三钱八分，此皆汉时一两之数，而率皆乖异，与宋吕大临考古图之说相同。大率汉之一两，惟有今之三钱半强，是汉三两为今一两强。其数与秬黍之法不同者，盖因刘歆误以秭黍为秬，故律、度、量、衡，四器皆失之小，其余器皿，率多舛谬矣。又史言晋之秤两，不与古同；梁陈根据古秤；齐以古秤一斤八两为一斤；后周玉秤四两，当古秤四两半；隋以古秤三斤为一斤；唐量衡与古校，皆三之一。然史文缺略，今不能的悉其数。"清代程扶生也赞成汉一两合清代六钱。陈修园《长沙方歌括》曰："程扶生云：古以二十四铢为一两，一两分为四分去声，六铢为一分，计二钱五分。则所谓十八铢者，盖三分之重，古之七钱半也。然以古今量度及秬黍考之，以一千二百黍之重，实于黄钟之龠，得古之半两，今之三钱也。合两龠为合，得古之一两，今之六钱也。十铢为一千黍之重，今之二钱半也。一铢为百黍之重，今之二分半也。"

清代徐灵胎持论汉一两合清代二钱。《医学源流论·古今方剂大小论》曰："今之论古今方者，皆以古方分两太重为疑，以为古人气体厚，故用药宜重，不知此乃不考古而为此无稽之谈也。古时斗、升、权、衡，历代各有异同。而三代至汉，较之今日仅十之二。余亲见汉时有六升铜量，容今之一升二合。如桂枝汤乃伤寒大剂也，桂枝三两，芍药三两，甘草二两，共八两，二八不过一两六钱为一剂，分作三服，则一服不过今之五钱三分零。他方间有药品多而加重者，亦不过倍之而已。今人用药必数品，各一二钱或三四钱，则反用三两外矣。更有无知妄人，用四五两作一剂。近人更有用熟地八两为一剂者，尤属不伦。用丸散亦然，如古方乌梅丸，每服如桐子大二十丸，今不过四五分。若今人之服丸药，则用三四钱至七八钱不等矣。末药只用方寸匕，不过今之六七分，今亦服三四钱矣。古人之用药分两，未尝重于今日。"《慎疾刍言·制剂》也提到，"古时权量甚轻，古一两，今二钱零。古一升，今二合。古一剂，今之三服。又古之医者，皆自采鲜药，如生地、半夏之类，其重比干者数倍。故古方虽重，其实无过今之一两左右者。惟《千金》《外台》间有重剂，此乃治强实大症，亦不轻用也"。

清代王绳林（朴庄）则推演认为，古一两者合清代之七分六厘。其《考正古方权量说》一文载于《吴医汇讲》，曰："古方自《灵》《素》至《十金》《外台》，所集汉、晋、宋、齐诸名方，凡云一两者，以今之七分六厘准之。凡云一升者，以今之六勺七抄准之。"他认为，"凡古方权量，皆起于律，黄帝律尺九寸，夏尺则加一寸而为十寸，今木工之曲尺是也……以曲尺之寸度作方径一寸六分，上下相等，深七分八厘强，共积二千分，即古药升之容积……药升一升，容黄钟两龠之实。以秬黍二百四十粒为一两，但秬黍之重，今无可考。依《千金》论蜜一斤，得药升七合及《灵台仪象志》，水与蜜同积异重之比例，若二十与廿九，而次第以准测之，古一两，今七分六厘也……秬黍一秤二米，用以量龠，取基圆滑而齐（见《考工记》轮人条下注疏中）。自刘歆变乱古法，置秬用秔，前明郑世于特觅秔黍，权以今平，每龠一千二百粒，重三钱，未足为训也"。

值得注意的是由于药用度量衡的变化，宋元以降，医家书中录用古方时，做法不一。有的先言所依古今药量折算方法，而后改动古方药物剂量录入，或是据临床经验改动古方药物剂量录入。如南宋许洪订注《太平惠民和剂局方·指南总论三卷·论合和法》谈到，"又古方药味多以铢两，及用水皆言升数，年代绵历浸远，传写转见乖讹，或分两少而水数多，或水数多而分两少，轻重不等，器量全殊，若不别其精粗，何以明其取舍？今则加减合度，分两得中，削旧方之参差，合今时之行用"。其书中收录的桂枝汤，即桂枝、芍药各一两半，甘草一两，煎服法乃上为粗末，每服二钱，以水一盏，入生姜三片、枣三枚、擘破，同煎取七分，去滓，温服。此方中药物剂量约是仲景原剂量的一半，应为折算剂量。北宋《太平圣惠方》的桂枝汤也是桂枝一两，赤芍药一两，炙甘草半两，煎服法改为捣筛为散。每服四钱，以水一中盏，入生姜半分，枣三枚，煎至六分，去滓。此方中药物剂量约是仲景原剂量的三分之一，似已折合成当时的大制。北宋许叔微《普济本事方·卷八》中提到的仲景方的用量都不是《伤寒论》《金匮要略》书中的原方用量，都有所减少。其中麻黄汤、桂枝汤、大青龙汤等都只取剂量的一半，另一些方如大柴胡汤、竹叶石膏汤等部分用药剂量也都比原方剂量少，甚至有些药如柴胡、大黄等剂量只取原方的四分之一。元代吴恕在宋代李知先《活人书括》基础上增补的《伤寒图歌活人指掌》中曰："伤寒方内，所载衡量，皆依汉制，与今之轻重浅深不同者，盖随时更变也。若古方大陷胸汤，大黄六两，芒硝一升，甘遂二钱，水六升，煮取二升，分二服，以今用之，无乃太甚乎？若以汉之五铢钱秤较，加以二倍，颇与今数合。后世以古之三两，为今之一两，则仿佛也。若桂枝汤用桂枝、芍药、生姜各三两，即今之一两，甘草二两，即今之六钱二字半，水六升，即今之二升三合半，庶可适中。"因而该书中方剂的剂量，均按这一比例折成了当时的剂量。清代陈修园等医家在书中未交代古今剂量的不同，径按当时的用量改动仲景方的药量。

另一方面，有的医书则是直接录用古方而对药物剂量不加改动，如明代许宏《金镜内台方议》先交代了古今剂量的不同，即"伤寒方中，乃古分两，与今不同，详载之。铢：曰铢，二十四铢为一两。两：曰两，古之三两为今一两。分：曰一分者，即今之二钱半也"。然后该书照原剂量录用仲景方而不加改动。清代徐灵胎《伤寒论类方》交代了古今剂量的不同之后，也照原剂量录用仲景方而不加改动。而北宋末年《圣济总录》虽言"吴人以二两为一两，隋人以三两为一两。今以新法斤两为则"，该书中的桂枝汤、麻黄汤却是仲景方的原剂量。

因此，使用医书所载古方，不但要注意该方的成方年代，而且须注意载方之医书对药物剂量是否有改动，以此确定方中具体药物用量，便于临床使用。

第七章 本草学相关知识

第一节 本草药物释名

中药药名十分复杂，名称的来源由多种因素所致，了解名称的来历对于认识药物的源流、进行品种考证和药材鉴别具有十分重要的意义。"释名"是本草学术中的重要组成部分，历代不少综合性本草将之作为重要内容进行阐述，明代李时珍的《本草纲目》有专门一项以阐释本草名物，即对本草名物进行训释，运用训诂学方法，推求中药名称命名的来源，解释药名的形、音与药物关系。本草名物训释的方法大体可归纳如下：

一、从自然属性释名

朱丹溪《本草衍义补遗·石膏》云："尝观药命名，固有不可晓者，中间亦多有意义，学者不可不察。如以色而名者，大黄、红花、白前、青黛、乌梅之类是也；以气而名者，木香、沉香、檀香、麝香、南香之类是也；以质而名者，厚朴、干姜、茯苓、生地黄之类是也；以味而名者，甘草、苦参、龙胆草、淡竹叶、苦酒之类是也；以能而名者，百合、当归、升麻、防风、硝石之类是也。"书中对命名规律作了简要的归纳。但药物的属性是多方面的，单从药物的自然属性方面分析，药物命名的考源可分为以下几个方面：

（一）从药物形色质地训释

从药物的形态特征、色泽、质地等，考察语源，训释命名之由。

1. 形态特征 例如：玛瑙，为玉石类矿物药，常为红棕色，表面多凹凸不平，古人以马脑之形喻之而称作马脑。《本草拾遗》："赤烂红色，似马之脑，故名。"《本草纲目》："按《增韵》云，玉属也。文理交错，有似马脑，因以名之马脑。"因其属玉石类，后世字从"玉"旁而写作玛瑙。白头翁，其植物全株密被白色长柔毛，好似人之白发。《新修本草》云："白毛寸余，皆披下，似纛头，正似白头老翁，故名焉。"白头翁又名野丈人（《神农本草经》），言其如白发不梳之状；或胡王使者，亦以其长毛与胡人所蓄发型相似而名。

2. 色泽特征　白果，种子呈核果状，内种皮骨质，灰白色，白果之名当得于此。《绍兴本草》称其为银杏，并云："以其色如银，形似小杏，故以名之。"雄黄，为硫化物类矿物，半透明，呈深红色或橘红色。《石雅》称为鸡冠石，当以色得名。苏恭曰："宕昌、武都者为佳，块方数寸，明澈如鸡冠。"又苏颂曰："形块如丹砂，明澈不夹石，其色如鸡冠者真。"

3. 药物质地　朴消，为一种盐类矿物药，此物见水即溶，所以称为"消"，俗写作"硝"。朴消，为"消"之一种，其质粗朴，未经炼制，故称朴消。《开宝本草》云："消即是本体之名，石者乃坚白之号，朴者，即未化之义也。"明党参，本品经汤煮者，似党参而呈半透明状，故称明党参。未经汤煮者，药材断面粉性而似沙参，故名粉沙参。"明""粉"皆言其质。

（二）从药物气味训释

用气味命名，一般直接冠以表示气或味的名词；也有借用具有该气味的某一物体来记述该药的名称。而气味的浓淡、播散力强弱等都可作为命名的素材。气味可以是原动物、植物、矿物与生就有的，也可以是经加工炮制后才具备的，或者是在煎煮、烹饪时散发出来的。例如：松香，为松科松属若干种植物中渗出的油树脂，经加工而成，有浓厚的松节油气，因而有松香、松胶香等名。其他如木香、降香、檀香、丁香等皆以香气著称。沉香，《南方草木状》称作蜜香，《本草纲目》记载："《南越志》言交州人称为蜜香，谓其气如蜜脾也。"苦参，李时珍云："苦以味名，参以功名。"鸦胆子，本品成熟时色黑，大小如鸟胆，且味极苦，故有鸦胆子之名。

（三）据药物特性训释

中药的属性是多方面的，有的表现为物理化学特性，如寒水石、磁石；有的则为生物特性，如生长方式独特的桑寄生，生长周期长的公孙树（即白果），生命力强的九死还魂草（即卷柏），结果方式特殊的无花果、落花生，繁殖方式不同寻常的落地生根。甚至是在特殊的情况下的特殊表现，如余甘子、揝不齐（即鸡眼草）。有时，几种药物因只有某一相同的特性而有同一个名称，如地肤、莼、海萝等都以"葵"称之。

1. 理化特性　例如：方解石，为碳酸盐类矿物药，被敲破后，呈块块方形解离，故得此名。消石，为硝酸盐类，水溶性较好，投入水中即消，故名消石。寒水石，《本草纲目》云本品"拆片投水中，与水同色，其水凝动"，故名凝水石。又云："夏月研末，煮汤入瓶，倒悬井底、即成凌冰，故有凌冰、白水、寒水、凌水诸名。"

2. 生物特性　例如：冬虫夏草，为冬虫夏草菌的子座及其寄主虫草蝙蝠蛾等的幼虫尸体的复合体。冬季菌丝侵入蛰居于土中的幼虫体内，使虫体充满菌丝而死亡，夏季从幼虫的头部长出子座。《本草从新》云："冬虫夏草，冬在土中，至夏则化为草。"《纲目拾遗》："夏之草，冬之虫。"故冬虫夏草由生长特性得名。白果，又名公孙树，言公种而孙始得食，乃由其生长周期长而得名。

3. 特殊属性　例如：鸡眼草，叶用指甲揝后，小叶沿羽状脉断开而不齐，互相嵌入如人字形，故有掐不齐、人字草之称。余甘子，为大戟科植物油柑的果实，《新修本草》称作庵摩勒。陈藏器云："人食其子，先苦后甘，故曰余甘。"急性子，为凤仙花的种子，其蒴果成熟时，触之即迸裂，性颇急速，故有急性子之名。

（四）从药物产地训释

例如：川芎，《本草纲目》："其出关中者，呼为京芎，亦曰西芎；出蜀中者，为川芎；出天台者，为台芎；出江南者，为抚芎，皆因地而名也。"代赭石，"赭"，言其色红也；"代"，《本草经集注》曰："出代郡者名代赭。"《本草纲目》曰："代，即雁门也。"即指其产地代郡雁门（今山西代县）。化橘红，"化"者，言其产于化州。因本品与橘相类，外层果皮色红，故有化橘红之称。

（五）从药物产境、生境训释

产境，是指矿物药出产地的具体环境；生境，是指原动、植物的生长环境，包括气候、地理位置、海拔高度，以及水、阳光的供给条件和土壤情况等。产境、生境，是原矿、动、植物存在的必要条件，也是其固有特性之一。例如：水蛭，生活于水田、沼泽中，故称水蛭。水蓼，又称虞蓼、泽蓼，因其生水边或浅水中，故名水蓼。《本草纲目》谓："山夹水曰虞。"虞蓼、泽蓼之得名亦同此义。

（六）从药物生长时月训释

例如：辛夷，又名迎春。《本草拾遗》云："其花最早，南人呼为迎春。"夏枯草，每年于六七月份果实成熟后即开始枯萎，因此而得名。天葵草，《植物名实图考》称其为"夏无踪"，同样因其立夏即枯也。

（七）从药物其他用途训释

中药除了具有治病防病的作用外，还常有其他用途。如有些药物含有色素，可用作染料；有些药物因其表面粗糙，可用作打磨器具的工具；有的则可用来加工成食品或作辅料；有的可用于制作"洗涤剂"；有的可用其植株做成清洁工具；更有甚者，利用药物的毒性，制成射杀野兽的毒药等。无论是何种用途，都是药物特有属性的充分利用，并在名称中亦有所显现。

例如：木贼，本品古人用于木器加工。《本草纲目》云："此草有节，面糙涩，治木骨者，用之磋擦则光净，犹云木之贼也。"以其可打磨木器得名。地肤子，又称王蕙、王帚、落帚。《本草纲目》曰："子落则老，茎可为帚，故有帚、蕙诸名。"按《说文解字》云："蕙，埽竹也。"《礼记》郑玄注："蕙，竹帚。"地肤为草类，故从"艹"作"蕙"。

没药，英文名称 Myrrha，古埃及用没药防腐以保存除去内脏的尸体作为干尸，称木乃伊（mirra），myrrha 一词源于此。"没药"之名为音译。

二、从药用属性释名

中药的产生，经历了漫长的历史阶段。早期的人们在寻求食物的过程中，逐步发现哪些东西能果腹充饥，哪些东西对人有害，哪些可以帮助人们战胜病痛……并通过反复的实践，进一步确定了药物的范围，积累了用药治病的知识。经过一代代人的不懈努力，最终形成了一套完整的中药理论体系。为了准确把握药物的药用属性，有关中药的性味、功能主治、炮制加工方法、药用取材及伪品历史等常在药名中有所体现。

（一）从药物性味训释

例如：寒水石，因其性寒，能清热降火，可治多种热病而得名。《本草纲目》云："其性大寒如水，故名寒水石。"西瓜，又名寒瓜，因其性寒，故陶弘景称之为寒瓜。乌头，又名鸡毒，《淮南子》曰："夫天下之物，莫凶于鸡毒。"高诱注："鸡毒，乌头也。"

（二）从药物功能主治训释

中药名称不少以其功用主治作为命名的依据。用功用命名药物，可以观其名而知其用，便于对药物的掌握和应用。

例如：光明盐，《雷公炮炙论》称之为圣石。雷敩在序中云："圣石开盲，明目而如云离日。"此盐化水点目，可以明目。光明盐的名义，不仅谓其结晶体的明净，也与它的明目功能有关。决明子、草决明（即青葙子）及动物药石决明，因都有明目的功能，故皆有"决明"之名称。茺蔚子与地肤子，都有"益明"的别称。《神农本草经》云茺蔚子有"明目益精"之功，《广济方》《圣惠方》用地肤子治雀目及肝虚目昏。故《本草纲目》云："益明，因其子功能明目也。"阳起石，多用于下元虚冷，治男子阴痿不起，故称"阳起石"。李时珍亦云："以能命名。"骨碎补，《本草拾遗》云："骨碎补，开元皇帝以其主伤折，补骨碎，故作此名。"当归，《本草纲目》云："当归调血为女人要药，有思夫之意，故有当归之名。"

（三）从药物用法用量训释

药物的用法用量，有时可在中药的名称中有所反映。

例如：人参，又名人衔。《本草经考注》释为："衔者，服食之谓，言人服之则补虚，可于人之草，故名人衔。"据《正字通》云："凡口含物曰衔。"本品历来被认作大补之品，常含食口中，由此得名。闹羊花，又称八厘麻，谓剂量超过八厘，即有中毒症状。

（四）从临床取材训释

有些药物根据治疗病证的需要，或取新鲜，或取陈久，或取自某一生长阶段，或取自某处等。根据这些不同的取材，可赋予专门的药物名称。

例如：陈皮，为成熟橘的果皮，入药以陈年者为佳，故名陈皮、贵老。此外，陈仓米、陈壶卢瓢、陈棕皮等，皆为用药取陈年者而得名。诃子，又名随风子者，《传信方》云："其子未熟时，风飘堕者谓之随风子。"黄芩，药用部位为根，若取老根，木部枯朽者，称枯黄芩或枯芩。

（五）由加工炮制方法训释

为提高药物的疗效或减轻毒副作用，有些药物必须经过特殊的加工和炮制。有些加工炮制方法颇具特色，并常在药物名称中表现出来。

例如：玄明粉，又称风化消，《本草纲目》云："以芒消于风日中消尽水气，自成轻飘白粉也。""风化"即为药之制法。法制半夏，简称法半夏。所谓"法制"，是指按照一定的法度进行制作。《御药院方》尚有法制红半夏、法制陈皮、法制生姜等，一般皆是加用多种药物同制而成，工艺也较复杂规范，因此称作"法制"。

三、从声韵释名

（一）辨象声词

在为事物命名之初，事物的各种特征，均可作为取名的依据。刘师培《小学发微补》言："盖古人造字，既象物形定字形，复象物音定字音。"即是说，文字中既有象形词，也有象声词。考察本草文献中的药物名称，也有一部分是据声为名的象声词。如李时珍称"虎"之名，是"象其声也"。但在有些本草书中，把象声的名称说成是动物"自呼其名"。事实上，这是一种误解。动物非人，不晓人语，其名字是人类为之所起，用以区别和标识动物。其叫声与其名字吻合，正是因为它们的名字是人们根据它们的叫声命名的缘故。

例如：蛤蚧，《开宝本草》云："一雄一雌，常自呼其名曰蛤蚧。"即蛤蚧之名，是取自其鸣叫声。《方言》作"蛤解"，《日华子本草》作"蛤蟹"，皆为此名之音转，亦与叫声相近。蛴螬，《本草纲目》云："蛴螬，《方言》作蠀螬，象其蠹物之声。"蛴螬之名，是从其啃食时所发出的声音拟声而来，"齐""曹"为声符，因其为虫类，则加虫旁为蛴螬。

（二）据声转

本草药名的产生，很大程度受到古今语音或方音转变的影响。通过探求药名间音转现象，可以弄清部分本草药名的衍生轨迹及其音义关系。

例如：钟乳石，《名医别录》作公乳。从语音学上可探得二者之间的联系。《尔雅》云："夫之兄为兄公。"郭璞注："今俗呼兄钟，语之转耳。"按公见母东韵与钟章母钟韵，系东钟通转。绿青，又名石绿，《本草衍义》作石碌。按绿、碌上古音均为来母屋韵，在有些地区，仍读绿为（lù），与碌音近，故石碌、石绿为同音假借。蕊，《名医别录》称石濡，濡、蕊声组皆为日母双声，石濡为石蕊一声之转。又百蕊草，亦称之为百乳草（《本草图经》），古音蕊、乳俱为日纽，为一声之转。辛夷，亦作辛雉（《甘泉赋》），《本草纲目》曰："雉、夷声相近也。"按上古音，夷喻脂与雉定脂，二者音近，辛雉即辛夷之音转。黄芪，《名医别录》称作戴椹、独椹。按古音，戴端母月韵，独定母屋韵，二者声母相近，独椹即戴椹之音转。

（三）析形声字

形声字，是六书中的一种。在汉字发展过程中，形声字的数量越来越多。到秦汉以后，已成为使用量最多的一类文字。形声字由表示汉字意义的形符和表示汉字读音的声符两部分组成。形符和声符的功能泾渭分明。但是，宋人王圣美在对汉字的研究中发现，有些形声字的声符除表音外，尚兼有表意作用，而且同一声符的形声字意义相通。由于声符多居于字的右边，因此，人们称他的发现为"右文说"。

在药物名称中，也有大量形声字。利用"右文说"这一研究方法，也可弄清部分药物名称的命名源流。

例如：芫花，"芫"为形声字。《说文解字》曰："芫，从艹，元声。"《尔雅·释诂》："元，酋也。"《说文解字》："元，始也。"本品花先叶开放，簇生枝顶，为小灌木。《本草汇言》："茎干不全类木，又非草本，草中木，木中草也。"《说文解字》从"艹"则称芫花。《尔雅》认为"芫"当从"木"作"杬"。《本草经考注》则认为，"古唯作元，后或从'艹'或从'木'……元音之字自有赤义，此物根茎皮淡黄赤色，故名元"。无论"元"表何意，在"芫"字中，既作声符表音，又同时表意。桃仁，《说文解字》："桃，果也。从木，兆声。""桃"为形声字。高树藩以"兆"即预兆，古人有视桃花盛衰以预卜丰歉之说，故桃从兆声，声旁兼表意。李时珍谓："桃性早花，易植而子繁，故字从木、兆。十亿曰兆，言其多也。"亦为一说，但未免望文生训。

（四）析急读、缓读

急读，也叫急呼、急声；缓读，也称慢声、慢读。一两个音快读，连为音，为急读：反之，一音慢读，分为二音，则为缓读。如"之于"和"之旷"是慢声，"诸"是其急声；"次"是急声，"蒺藜"是其慢声。这是古汉语中一种特殊的语言现象，是古人用字尚音、依音用字的一种表现形式。部分本草药物名称是从其他名称的急读、缓读中衍生出来的。利用这种发音上的特殊现象来分析本草名物，可以弄清一些名称的由来。

例如：刺蒺藜，《诗经》名茨。顾炎武《音学五书·音论卷下》云："《诗·墙有茨》传曰：'茨，蒺藜也。'蒺藜正切茨字。"《说文解字》曰："薺，蒺藜也。"引《诗经》作"墙有薺"，朱骏声《说文通训定声》谓"茨"乃"薺"之假借，并释之曰："薺即蒺藜之合音。"按上古音，蒺，从母来质韵。藜，来母脂韵。茨，从母脂韵。蒺藜急读正作茨。葎草，《名医别录》称"勒草"。《开宝本草》称来莓草。来母之韵；莓，明母之韵；勒，来母职韵。之、职对转，来莓急读作"勒"。

（五）据倒呼

倒呼，即颠倒双音节词的二个音节顺序的读音方法，属古代语音演变之异例。这种现象可能是双音节词连续复读，致二音节首尾相接，不分前后顺序所致。本草药名中，也有这种情况，并且常掺杂一些急读、缓呼及音转的成分，共同构成了药物名称的繁衍。

例如：薪蓂，《神农本草经》又名蔑菥、马辛。蓂、马、蔑皆为明母字，菥、辛皆为心母字。薪蓂倒呼为蔑菥、马辛。

（六）析联绵词

联绵词，也称作"连绵语""连语"，是指两个音节联缀表达一个整体意义，却只含一个词素的词。在本草名物训诂中，可见部分名称是属于联绵词之类。

例如：五味子，又称荎蕏，为联绵词，音义源自"踌躇"。《玉篇》："踌躇，犹豫也。"《楚辞·九辩》："塞淹留而踌躇。"远志，又称葽绕，叠韵联绵词，与妖娆、窈娆同义。远志草茎细小，随风招摇，故得葽绕之名。

（七）辨方言

方言是从不同时期的古汉语中分化出来的，各种方言间的发展极不平衡，虽然都有自己的发展演变，但或多或少保留了部分古音，就全体方言而言，几乎古汉语的所有语音现象在不同的方言地区都有遗迹可寻。因此，人们称方言是研究古汉语的"活化石"。方言与古汉语语音的某些一致性，使得我们可以运用古汉语的音韵学知识，来探索方言与标准语间的音转关系，继而推求地方性药名的来由。

例如：芡实，《方言》："葰、芡，鸡头也。北燕谓之葰，青徐淮泗之间谓之芡。"葰为芡之古方言，并且仅有"芡"这唯一的义项，当是为记载方言而造的专字。商陆，《本草纲目》云："北音讹为章柳。"实际是当时北方某些地区的口音读此名时，发音有些改变，再按改变了的发音记录下来，则成了"章柳"。而它们的上古音，商，书母阳韵；章，章母阳韵，二字声近韵同。柳，来母幽韵；陆，来母觉韵，二字声同韵近。这些就是方言中保留下来的上古音。

（八）辨音译

汉语吸收外来语的方法，基本有两种：音译和意译。音译法，因是依声用字，所以在其使用历史上，同一个外来语翻译后的书写形式常多种多样，如鸦片，又作亚片等。早期的音译词在被汉语吸收、承认后，其书写形式逐步汉化，借助汉字偏旁符符的表意功能，对原来的音译词进行进一步加工，如"目宿"改为从"艹"头的"苜蓿"，"宾郎"改成从"木"旁的"槟榔"，"师子"改作从"犭"旁的"狮子"等，依其所属类别，进行文字上的类化。

意译法也有几种情况，有的意译词从翻译之初一直沿用；有的则经过反复修改才得以定型下来；而有的开始是音译，后来因其所代表的概念被中国文化吸收融合，遂又造出新词代替原有的音译词而改成意译词，如番红花、番泻叶等。

音译、意译两种方法也常结合使用。音译加类名词，如茉莉花、诃子等。

本草中所引进的外来药名，因相当部分为历史文献所载，加上其所引进的药物主产地多数仍在域外，其所表示的也仅是药物名称，因此，本草中的外来药名仍以音译为主，意译词则较少。音译名称的表现形式与整个汉语中的音译词基本一致。

外来药名在本草释名中，被误解的情况很多，如谓琥珀是"虎死精魄入地所化"；称阿魏是"夷人自称曰阿，此物极臭，阿之所畏也"等。这对了解名称的来源及药物的传播历史，都产生了一定的消极影响。因此，考察外来药物名称来源是一项很有意义的工作。

例如：硼砂，最初来自西戎，"硼砂"是外来语，中古拉丁语为 Borax，古法语 Boras，阿拉伯语 Bauraq。蓬砂、鹏砂、朋砂均是同一音的不同译写。从"石"旁的硼砂，与其为矿物药的类别更相符。补骨脂，乃梵语 vakuci 的音译名。其他名称如婆固脂、破故纸、补骨鸱等皆为音近字异之译名。本品有补肾强腰之功，而肾主骨，补肾即可补骨，故"补骨"之音译同时兼有意译成分。

四、从字义释名

（一）析字形

在药物名称中，往往因字体的演变，而使它的本义很难辨别。许慎《说文解字》以篆书为依据，对其所载九千多个汉字，逐一进行了形体上的分析。篆书是人们在没有发现甲骨文、金文之前，已知存在的最早字体，所以，《说文解字》是形训的重要依据。一般而言，借助《说文解字》，往往可以求得反映初始意义的原始字形，利用因形索义的方法，可以解释部分药名的来由。

例如：朱砂，《神农本草经》原名丹砂。"丹"，篆文作"月"，为象形字。《说文解字》："丹，巴越之赤石也。象采丹井，一象丹形。"段玉裁注："巴郡、南越皆出丹沙。"《说文解字》之"丹"即丹砂，因其色朱红，故又称朱砂，"朱"是指事字，篆文作"米"。《说文解字》："朱，赤心木，松柏属。从木，一在其中。"用"一"记其赤色所在。

（二）训词义

药物名称中也有相当部分是古代词义构成的，要弄清这些名称的名义由来，必须对这些含义古奥的词进行专门的训释。

例如：马勃，又称马㿉勃（《本草经集注》）。《字汇·穴部》："㿉，与屁同。"《集韵·至韵》："屁，《字林》：下出气也，或作㿉。"以此，马㿉勃即马屁勃。勃，《说文解字》："勃，排也"。而缪启愉《齐民要术·种麻》校释："粉末叫做勃。"本品体轻虚，弹之见粉尘如烟，故称"勃""㿉勃"。"马"言其大也，本品为真菌子实体，体形较大，而称马勃等名。石韦，唐·玄应《一切经音义》引《字林》："韦，柔皮也。"生石上，叶革质如皮，故名石韦。《本草纲目》曰："鞬，亦皮也。"故亦称石鞬。

（三）求引申

药物一些名称是由原有的某个名称所表达的意义引申而来的。弄清其间的引申关系，也就可明白其名称的由来。

例如：麻黄，《名医别录》称其为卑相，而《广雅》称其为狗骨。狗骨者，取其形似而得名。卑相之名，当由狗骨之义引申而来。木通，又称之为王翁、万年。王翁乃由木通逐步音转而来，其义引申可理解为长寿之人，万年之名即由此引申而得。

（四）破通假

通假，也叫通借，是用音同或音近的字来代替语义毫不相干的正字。药物名称存在着通借现象，若不能找出其所对应的正字，则无法准确诠释名称的由来。因此，辨识通借字，也是名物训诂的一个重要方面。

1. 声符字与形声字相替代 菟丝子，《山海经·中山经》记载："蓸草，其实如菟邱。"郭璞注："菟邱，菟丝也。"而《广雅》"菟"字均作"兔"。《太平御览》引《吴普本草》作"兔丝实"。此处"兔"与"菟"，为声符字替代形声字之通假。

2. 同声符形声字相替代 锁阳，原得名于温摄肾阳之功用。"锁"者，固摄也，《丹溪心法》作"琐阳"，锁、琐音同，即为同声符形声字通借。

3. 同音字相替代 樱桃，本由其形貌得名，"樱"为正字。又称英桃、莺桃等，"莺""英"俱为"樱"之同音假借字。

硫黄，又称作留黄。硫、留同音，"硫"为正字，"留"为同音假借。

（五）辨古今字

古今字，是指同一个词在同一个意义上先后产生的不同的字形。本草药名的形成，也有一些是因古今字产生的。若不解古今字形之变，而仅拘泥于字形上作解释，往往不得其要领。因此，辨别古今字，也是训释药物名称的一个重要方法。

例如：榧子，《神农本草经》作"彼子"，《新修本草》作柀子。《说文解字》："彼，往有所加也。从彳，皮声。"上古无"榧"字，据"古无轻唇音"说，古时"彼"通"匪"。后来据义类分化，"彼"字从"木"旁而为"柀"。"匪"字亦分化出"榧"。至中古，发音上出现上轻唇音，"匪"与"彼"读音分开，"榧"乃专指本品，一直使用至今。陈藏器《本草拾遗》将本品的花写作"榧华"。《广雅》："匪，非也。""匪"古亦通"非"，"非"从"木"旁分化，亦写作"柀"。所以"彼""柀""榧"均是"榧"之古字。

（六）辨比拟表意词

古人在描述事物大小形貌中，常采用一种比拟表意的语词，这类词在事物名称中所表达的意义与该词的本义并无直接关系，而是比拟某一特征的引申义。对于这类词，决不可从其字面义强求解释。

例如：大蓟，又称马蓟、虎蓟，小蓟则称为猫蓟，二者相比而言，喻其大小之别。以"马"比喻大的，还有马蓼、马蜩、马蜂等。今山东称大枣为马枣，广东称大豆为马豆，皆是此例。牛蒡，是草类，其植株高可达 1.5 米，其叶亦大，故以牛称之。

五、从避讳、民俗释名

（一）从避讳，考得名之因

避讳，又称敬讳，是我国古代历史上特有的一种文化现象，是封建礼教的产物。本草文献也会受到这种文化现象的浸染，有相当数量的药名在避讳风的影响下发生了改变。弄清避讳之因，这些名称的来由也就不难理解了。

例如：玄参、玄明粉，清朝康熙皇帝名"玄烨"，为避其偏讳"玄"字，而用音近字"元"代替，遂改作元参、元明粉。常山，原作恒山。为避汉文帝刘恒之讳改称"常山"。"常"与"恒"字义相同。

（二）据民俗忌讳，考名称由来

封建迷信思想对我国的民族文化有很深的影响。百姓出于迷信，讳言、讳用一些凶恶和不吉利的字词及其音节，并对与不吉利的字词谐音的物名进行改称。

例如：白花蛇舌草，花色白，善治蛇伤，叶片狭长似舌而得名。因当地人行商讳言"蚀"，"舌"与之音近，遂改"舌"为"利"，称作"白花蛇利草"。桔梗科半边莲，福建又名蛇舌草，而广东称蛇利草；茜草科鹨哥舌，广西称鹨哥利等，皆属此类。

（三）从道士、方士隐秘心态考隐名

受方士和道家的影响，有些药物用隐名代称，这些隐名大多从形态特征、功用主治，或词义间的辗转替代等方面而命名，用语玄虚隐晦，不易为人所理解。也有使用反义词或夸张手法的，或将一字拆为二字，或据某一说法而起的怪诞名称。

例如：伏龙肝，《本草经集注》记载："此灶中对釜月下黄土也……以灶有神，故号为伏龙肝，并以迁隐其名尔。"《本草纲目》曰："按《广济历》作灶忌日云：伏龙在不可移作。则伏龙者，乃灶神也。"牛膝，《本草纲目》谓："《本经》又名百倍，隐语也，言其滋补之功，如牛之多力也。""百倍"是据其功用的夸张说法。防风，又名屏风，《本草纲目》云："屏风者，防风隐语也。"

（四）据传说、典故释得名之由

在中国古代的传说典故中，有一部分是释本草药物名称来历的，通过考察这些典故，可以了解药物名称的由来。

例如：杜仲，亦作思仙、思仲。《本草纲目》云："昔有杜仲服此得道，因以名之。思仲、思仙，皆由此义。"《何首乌传》对何首乌名称来由，有较详细的叙述："昔何首乌者，顺州南河县人，祖名能嗣，父名延秀。能嗣常慕道术，随师在山，因醉夜卧山野，忽见有藤二株，相去三尺余，苗蔓相交，久而方解，解了又交。惊讶其异，至旦遂

掘其根归。问诸人，无识者。后有山老忽来，示之。答曰：'子既无嗣，其藤乃异，此恐是神仙之药，何不服之？'遂杵为末，空心酒服一钱。服数月，似强健。因此常服，又加二钱，服之经年，旧疾皆痊，发乌容少，数年之内即有子名延秀，秀生首乌。首乌之名，因此而得。生数子，年百余岁，发黑。"何首乌的别称交茎、交藤、夜合等均由此传说得名。使君子，《开宝本草》载："俗传始因潘州郭使君疗小儿，多是独用此物，后来医家因号为使君子也。"

六、考讹误而释名

古籍在历代流传过程中，会导致字词的讹误。本草文献也不例外，由于流传中出现的讹误，可能导致药名的改变而产生出新的名称。有些名称因未能及时更正，以讹传讹，得以流传下来。对这类名称缘讹生训，必然得出错误的结论，因此勘误纠错，也是本草名物训诂的一个重要方面。

（一）字形相近致讹

在传抄刊刻中，有时会把一个字误写成另外一个与此字形相近的字，导致"形近之误"，若这种错误发生在药名中，则会引起新的药名的衍生。

例如：贯众，《吴普本草》称伯芹。"伯"之义，取义于贯众"一根贯百枝"，而"芹"之义难解。另据《经典释文》作"伯药"，义取于"百头之药"，较易理解。"药"字俗写作"茱"，与"芹"字形近，"伯芹"应为"伯药"形近之讹。桑寄生，《神农本草经》又称作"寄眉"，《广雅疏证》："屑，各本伪作屛……又名寄屑，屑与屛字形相似而伪，今订正。"马先蒿，《神农本草经》曰："一名马屎蒿。""屎"为俗字，古多作"矢"，"矢"或作"失"，复讹作"先"，马先蒿当为"马矢蒿"形近之讹。《本草纲目》："马先蒿气如马矢，故名。马先，乃马矢字讹也。"然其传讹已久，并又由马先蒿音转而产生出"马新蒿"一名。

（二）字体流变致讹

同一药物名称因书写形式不一，常引起讹误，演变成新的名称。

例如：常山，《神农本草经》亦称互草，《吴普本草》作恒山，此名源于产地。"恒"，古亦写作"亙"，与"互"形颇相似，由此而讹作"互草"。白芷，又作白茝。《本草经考注》曰："盖茝字隶变作芷。"此为字体变化滋生之名。

（三）因传抄夺字或版损字残致讹

在文献的传抄刊刻中，出现文字错漏，或因书版损坏而产生文字残缺，都可改变原来的药名字样，或使原名变成更简略的新名，或使两个名称合为一个名称等，从而导致新药名的产生。

例如：连翘，李时珍曰："按《尔雅》云：'连，异翘。'则是本名连，又名异翘，人因合称为连翘矣。"即因脱"异"字，使"连，异翘"变为新的名称"连翘"。卷柏，《太平御览》引《吴普本草》曰："一名神枝（讹作投）时。"《名医别录》曰：

"一名交时。"《吴普本草》因夺"交"字，致使"神枝、交时"误为"神枝时"。

（四）句逗讹误

古人著书，行文中无标点符号，后人阅读时，根据个人的理解加以断句，因看法不一，断出的句子自然不同。药名中同样存在这种问题，当断不断，或不当断而断，使原来连写在一起的几个名字重新组合，便生出新的名称。

例如：贯众，《尔雅》有："篇苻止泺贯众。"这几个名称的断句，因理解有异而出现不同的结果。郭璞注把"篇苻止"三个字断为一句，作为一个名称，"泺"单独作一个药名，并言"篇苻止"名义未详。郝懿行通过对贯众其他异名之间音义关系的比较，认为当把"止泺"作为一个药名，并指出"止泺"即"伯药"之形讹，较郭氏更为合理。

中药的名称蕴含着极其丰富的信息。通过对历代本草名物训诂的研究，可见中药的命名方法比较纷繁，存在大量的同名异物、同物异名现象。药物释名研究有助于理清药物名实关，帮助开展药物品种考证研究。另外，药物释名的方法，反过来就是药物命名的方法。药物释名研究有助于在整理研究前人命名方法的基础上，制订出一套科学的、合理的中药命名方法，以便能以最小的文字量，最大程度地反映出有关药物的信息量，把名称与药物紧密联系起来，促进中药名称标准化研究。

第二节　本草药物分类法

我国传统的中药分类方法，主要有三品分类、功能分类、药物形质分类、经络（归经理论）分类、药性分类等，现代中药学尚有药用部位分类、现代自然分类系统分类、中药药理作用分类、中药化学成分分类等分类方法。

一、三品分类法

三品分类始见于《神农本草经》。《神农本草经》药物分为上、中、下三品，主要是依据药物养命、养性、治病的功效及药物毒性有无、大小等来分类。其云："上药一百二十种为君，主养命以应天，无毒，多服久服不伤人，欲轻身益气不老延年者，本上经。中药一百二十种为臣，主养性以应人，无毒有毒，斟酌其宜，欲遏病补虚赢者，本中经。下药一百二十五种为佐使，主治病以应地，多毒，不可久服，欲除寒热邪气破积聚愈疾者，本下经。"《神农本草经》三品分类纲领中蕴含着"应天""应人""应地"的思想，陶弘景《本草经集注·序例》中即言上品药性如"天道仁育，故云应天"，中品药性如"人怀性情，故云应人"，下品药性如"地体收杀，故云应地"。三品分类的"养命""养性""治病"及崇尚金石药物的思想深受道家医学影响。

《神农本草经》三品分类法作为目前我国最早的药物分类法，在我国药学史上具有重要意义。其贡献首先在于开创了本草药物分类的先河，初步建立起较有条理的分类系统。其次它开创了以药物功效为主要标准的分类思想，对后世具有很大的启示作用。其后的《本草经集注》《新修本草》和《证类本草》等本草中，虽不再沿袭《神农本草经》的以三品为主要分类方法，但仍将三品分类作为二级分类标准放在一定的地位。至《本草纲目》始不分三品，只在出自《神农本草经》的药下加以注明，存其原始。但直至清代，仍有一些药学著作，如《本草崇原》《本草经读》《本经疏证》等，延用三品分类法。

《神农本草经》三品分类法也存在着明显的弊端，使其在流传过程中渐致废弃，其根本原因是三品混淆。三品混淆现象从一开始就存在，其后历代本草增补的药物日益增多，又往往难以认定其品属，且由于药物及药物和疾病的复杂性，使后世医家也逐步认识到，仅仅以药物良毒为主划分品类，显然是不够的，对临床用药缺少实际指导意义。所以陶弘景编纂《本草经集注》时，曾指出当时流传的《神农本草经》"三品混糅，冷热舛错，草石不分，虫兽无辨"，不能适应时代需要，于是创立了按药物形质的分类方法，列三品分类于次要地位。到了宋代，药物增多，难以按三品归类的矛盾已很明显，如《嘉祐本草》补注总序中谓"凡药旧分上、中、下三品，今之新补，难于详辨"，故只好用"但以类附见"的办法处理。至李时珍《本草纲目》则明确指出，"《神农本草经》自陶弘景至唐宋诸家，药品大加增补，兼或退出，虽有朱墨之别，三品之名，而实已紊矣"，所以舍弃三品而另辟新途。他还举《神农本草经》列为上品的黄连为例，谓"黄连大苦大寒之药，用之降火燥湿，中病即当止，岂可久服？"此言虽然是批评道家的黄连"久服长生"之说，实也指明了黄连列于上品之不当。

二、药物形质分类法

药物形质分类法即药物传统自然属性分类法，就是我国古代按照药物形态特征进行的简单分类方法。药学方面的药物形质分类法由陶弘景《本草经集注》首创，该书将药物分为玉石、草木、虫兽、果、菜、米食6类，各类又分为上、中、下三品，第一次出现了二级分类方法。在按药物形质分类的前提下，同时保留了《神农本草经》三品分类格局。另外，附设了"有名无用"类，把有些基原不明或已不用的药物，载录备考。

药物形质分类法体现了药物自身在种类、性状上的区别与联系，虽然相当粗略，却是中药现代自然分类系统分类的滥觞。其后，《新修本草》《开宝本草》《嘉祐本草》《证类本草》《本草衍义》《宝庆本草折衷》《汤液本草》《本草品汇精要》《本草蒙筌》《本草约言》《太乙仙制本草药性大全》等都基本上承用药物形质分类方法，或略有变化。至此，药物形质分类法已被本草学家广泛采用，成为传统本草分类的主流分类方法。如《新修本草》分为玉石、草、木、兽禽、虫鱼、果、菜、米等8类，各类仍分上、中、下三品，亦列"有名无用"类，并纠正了《本草经集注》在药物具体分类方面的不少舛谬。正如孔志约在该书序中举例所说，"谬粱米之黄白，混荆子之牡蔓。异蘩蒌于鸡肠，合由跋于鸢尾。防葵野狼毒，妄曰同根。钩吻黄精，引为连类。铅锡莫辨，橙柚不分"。《证类本草》将所载1746种药物分为玉石、草、木、人、兽、禽、虫鱼、果、米谷、菜10类，除人部外，其余各类仍分上、中、下三品，另亦保留"有名未用"类。《本草品汇精要》除按《证类本草》的分类方法分类（不含人部）外，又按《皇极经世书》的观念，将玉石分为"石、水、火、土、金"5类，如石之水、石之火、石之土等；将草木谷菜果分为"草、木、飞、走"4 类，如"草之草、草之木、草之飞、草之走"等；禽兽虫鱼则仿《周礼》动物分类，分成"羽、毛、鳞、甲、蠃"5 类，而概称为"羽虫、毛虫、鳞虫、甲虫、蠃虫"。另外，又在各药下，以加注的方式，说明其生成，如玉石有"石生、土生、炼成、锻成"等；草木谷菜果有"特生、散生、植生"等；禽兽虫鱼中有"胎生、卵生、湿生、化生"。这样，实际上形成了四级分类法。

明代在《本草纲目》问世之前，重要的本草著作大都沿袭《证类本草》的分类方法。而李时珍在《本草纲目》中进一步改进了药物分类方法，这标志着传统自然属性分类方法已达到成熟阶段。李时珍具有崭新的分类思想，提出了"不分三品，惟逐各部；物以类从，目随纲举"，"从微至巨"，"从贱至贵"等一套分类纲领，在药物分类方面做出了巨大贡献。

《本草纲目》对 1892 种药物，首先进行一级分类，即分成水、火、土、金石、草、谷、菜、果、木、服器、虫、鳞、介、禽、兽、人等 16 部（纲）；然后进行二级分类，共分 60 类（目），其中水部分为天水、地水 2 类，火部 1 类，土部 1 类，金石部分为金、玉、石、卤石 4 类，草部分为山草、芳草、隰草、毒草、蔓草、水草、石草、苔、杂草、有名未用 10 类，谷部分为麻麦稻、稷粟、菽豆、造酿 4 类，菜部分为荤辛、柔滑、蓏菜、水菜、芝栭 5 类，果部分为五果、山果、夷果、味、蓏、水果 6 类，木部分为香木、乔木、灌木、寓木、苞木、杂木 6 类，服器分为服帛、器物 2 类，虫部分为卵生、化生、湿生 3 类，鳞部分为蛇、龙、鱼、无鳞鱼 4 类，介部分为龟鳖、蚌蛤 2 类，禽部分为水禽、原禽、林禽、山禽 4 类，兽部分为畜、兽、鼠、寓、怪 5 类，人部 1 类。这种分类体系，集前代分类知识之大成，系统详明，达到了"析族分类，振纲分目"的目的，成为传统自然属性分类方法的一个典范。当时《本草纲目》创用的植物分类方法，在世界范围内也处于先进水平。

《本草纲目》根据生物体态、习性、内含物、生态和用途等，排成分类谱系，体现了朴素的物种进化思想，是近代自然分类的前奏。如乔木、灌木、苞木（竹类）、寓木（寄生植物）和蔓草类（攀援、藤本植物），是按体态和生活习性归类的；芳草、毒草和香木类，是按含有物归类的；山草、隰草、水草和石草类，是按生态环境归类的。谷、菜、果大多为栽培植物，对它们的二级分类，则主要根据用途、作物类别和地理分布来划分，切于实用。李时珍还根据前人经验和他的实践总结，把一些在外部形态上具有明显共有特征的植物汇集在一起，从一定程度上揭示了物种的自然类群，向着近代自然分类法迈出了一步。如瓜类、豆类、菊类、兰类、竹类、禾谷类、天南星类等，大致相当于现代植物分类系统中的"科"，水菜类主要相当于现代的藻类植物门，芝栭类相当于现代的真菌植物门的担子菌纲植物。在毒草类，把蘭茹、大戟、泽漆、甘遂、续随子排列在一起，并描述它们茎叶"有白汁"（大戟醇等三萜类化合物），结实"一颗三粒相合生"（蒴果 3 室，每室 1 粒种子），"每枝开细花，青绿色，复有小叶承之，整齐如一"（指小的杯状花序，承托以小总苞）等，这正是现代称大戟属（Euphorbia）植物的特征。在芳草类，将药物高良姜、豆蔻、缩砂仁、益智仁等排列在一起，这些植物都含有挥发油，属于姜科植物，与现代自然分类相符；对伞形科植物、蓼科植物等，也作了类似排列。李时珍对植物形态、生态习性的观察比较和描述记载，都为近代中药分类打下了基础。他所确定的物种，大多数被承袭下来并沿用至今。

当然，《本草纲目》的分类方法，并非尽善尽美，其中有一些分类标准不统一，部分药物分类不当，与现代科学分类还有很大距离，如在草部列入"有名未用"类和属于低等植物的苔藓类，将珊瑚、水银列入玉、石部，将苦参、连翘等灌木类列入草部等，但作为时代的产物，仍然瑕不掩瑜。

三、功能分类法

中药按功能分类的方法，从广义的角度说，在《神农本草经》三品分类中已有萌芽。但中药功能分类方法的形成，经过了较长的历史过程，其间产生过一些过渡形式，如梁代陶弘景创立的"诸病通用药"和唐代陈藏器创立的"十剂"等。它是中药功能分类方法形成与发展过程中的重要环节。

像任何分类都有其长处与不足一样，中药形质分类方法主要的缺点就是不便于临床检索应用。"诸病通用药"的创设，就是企图把药物的主治功能与诸病分类联系起来，弥补这一缺点。所以《本草经集注》在创此体例时说："诸药，一种虽主数病，而性理亦有偏著。立方之日，或致疑混，复恐单行径用，赴急抄撮，不必皆得研究。今宜指抄病源所主药名，便可于此处疗。若欲的寻，亦兼易解。"本着这个指导思想，《本草经集注》类列风眩、伤寒、消渴、呕吐、痰饮、不眠等83种病证，分别列出主要用药，注明药性。

《新修本草》沿用《本草经集注》类例，只是在部分病证下增补了少数药物，并在各药下说明出自《神农本草经》或《名医别录》。《嘉祐本草》中的"诸病通用药"，新增了惊悸、心气、肺痿等9项，将病证扩充至92项，其中如出汗、止汗、下气、蚀脓等，已明显按药物功能立项了。

《本草纲目》编写"百病主治药"，在前代本草"诸病通用药"的基础上，进行了较大的增补，对病证进行了比较系统、全面的归纳，分为诸风、诸气、呕吐、泄泻、咳嗽、怔忡等113大类。各类又细分项，风湿类分为风湿、寒湿、湿热3项；喘逆又分为风寒、痰气、火邪、虚促、鲂鮈5项。各项下分别列举主治药物，简注药性功能及用法。这是一个按病证及药物功能归类药物的纲要，至此，这种被历代本草惯用的体例已臻于完善。

陈藏器《本草拾遗》的"十剂"之说即是药物功能分类的新发展，其内容为"宣可去壅，生姜、橘皮之属；通可去滞，通草、防己之属；补可去弱，人参、羊肉之属；泄可去闭，葶苈、大黄之属；轻可去实，麻黄、葛根之属；重可去怯，磁石、铁粉之属；滑可去着，冬葵子、榆皮之属；涩可去脱，牡蛎、龙骨之属；燥可去湿，桑白皮、赤小豆之属；湿可去枯，白石英、紫石英之属"。这较"三品"分类前进了一步，更能切合临床应用，也为后世药物功能分类开辟了新的道路。

此外，对中药功能分类的形成产生过重要影响的还有金代张洁古创立的《脏腑虚实标本用药式》。这些从药物功能着眼，联系疾病、脏腑和治法对药物进行综合研究的尝试，都为中药功能分类的形成积累了经验。

中药功能分类在明清时代出现了一些新的形式，如王纶《本草集要》中部仍按中药的形质分类，但下面专设"药性分类"，分为治气、寒、血、热、痰、湿、风、燥、疮、毒、妇人、小儿等12门，各门又按药物功能细分，如治气门分为"补气清气温凉药、行气散气降气药、温气快气辛热药、破气消积气药"4类，各类列相应药物。这种分类具体而细，无疑是一大进步。贾所学撰《药品化义》，分为气、血、肝、心、脾、肺、肾、痰、火、燥、风、湿、寒等13类论述药物。上述这些分类形式和论述，都是中药功能分类法发展过程中的新尝试。

中药功能分类方法经过长期的酝酿、过渡，发展到清代才逐渐完善。其时间较长的基本原因是由于对药物的功能分类需要经过长期的、反复的临床实践验证。这是深层次上的中药分类，难度比较大，不像自然属性分类那样直观。但功能分类最能体现中药分类特色，适合中医临床应用，迨至清代，已成为中药分类方法的一个主流。

中药功能分类方法在清代的代表作是黄宫绣的《本草求真》，该书指出了一般本草著作按药物形质即自然属性分类之不足。黄宫绣认为，"形质虽同，而气味不就一处合编，则诸药诸性又分散各部而不可以共束矣"。为弥补这一缺点，他采用了以药物性用为依据的编次方法，即"悉从药性气味类裁，如补火则以补火之药一类，滋水则以滋水之药一类，散寒则以散寒之药一类，泻热则以泻热之药一类，以便披阅"。为了使"气味既得依类而处，而形质亦得分类合观"，他一方面对于一药而兼有数性者，选择其主要气味为主归类，另一方面则采取加注的办法，即在药名之下注明是草、是木、是金、是石之类的自然属性，并依次编号。在卷后附一药物目录，按草、木、果、谷、菜、金、石、水、土、禽、兽、鳞、鱼、介、虫、人等自然属性分类药物，实现其"分类合观"的编写宗旨。

《本草求真》采用了较典型的药物功能分类方法，上编将药物分为补剂、收涩、散剂、泻剂、血剂、杂剂、食物7大类，然后进行二级分类，并细分为31类，即又将补剂分为温中、平补、补火、滋水、温肾5类，收涩剂分为温涩、寒涩、收涩、镇虚4类，散剂分为散寒、祛风、散湿、散热、吐散、温散、平散7类，泻剂分为渗湿、泻湿、泻水、降痰、泻热、泻火、下气、平泻8类，血剂分为温血、凉血、下血3类，杂剂分为杀虫、发毒、解毒、毒物4类，食物未再分类。下编则为"脏腑病证主药"和"六淫病证主药"，分别按肝、心、脾、肺、肾、命门、三焦、胆、胃、大肠、小肠、膀胱等十二脏腑经络，以及风、寒、暑、湿、燥、火、热、痰、气、血、积、痛、消渴等13种六淫病证列出主药。这是以药物功能为主，试图从不同角度进行药物归类的尝试。《本草求真》以功能分类为主，还兼顾自然属性分类、脏腑病证分类，以实现"分类合现""编号检索"等。这种分类方法突出药性、药理作用和功能，实用性强，对以后的中药功能分类影响很大。

由于医药学家不断吸取前人对中药功能分类的经验，所以分类逐渐趋于精细、确当。如文晟撰《药性摘录》，收药433种，按药物功能分为温中、平补等31类。陆九芝撰《本草二十四品》，收药297种，按功能分为消散风寒、避除温暑等24类。陈珍阁撰《新订本草大略》，收药328种，按功能分为26类。吴恂如撰《新著本草精义》，收药306种，按功能分为36类。总之，清代按中药功能分类的方法已相当流行，特别是一些临床应用类本草著作，大都采用了这种分类方法。其共同特点是收载常用药，分类简明，内容扼要，切合实用，为近代和现代中药功能分类奠定了基础。

四、经络分类法

《本草分经》撰者清代医家姚澜认为，以前的本草多以草木虫鱼分门而类比，对于所入之经络每多忽视。为弥补这一不足，该书"以经络为纲，以药品为目"，创用了新的分类方法，即将所收载的 804 种药物，按十二经络及命门、奇脉为纲进行分类。对于一药而兼入数经者，在总目每药下加注；对于不循经络诸药，作为杂品另列一门。各经络又分为补、和、攻、散、寒、热 6 类。卷后列"总类便览"，按药物自然属性分为草、木、金、石、虫、鱼等 15 类，各类下列举药名，注明归经。清代吴钢撰《类经证治本草》按经络分类药物，收经内药 1019 种，各经又分补、泻、温、凉、平、散 6 个子目；另收"经外药总类"858 种，大体依《本草纲目》分类。

清代包诚撰《十剂表》，采取以十二经络为经，"十剂"为纬，列表归类药物。其他如清代吴古年撰《本草分队发明》，清代凌奂撰《本草害利》等，亦按脏腑经络分类药物。总之，按脏腑经络进行分类的方法，突出了中药的归经学说，在清代颇为一些医药学家所推崇。但在实际上，一药并非只归一经，有些药可兼入数经，也有些药尚不清楚入何经，以此作为分类依据必然出现交叉重复，不能统一归纳所有药物，而且临床用药也不能只着眼于药物的归经。所以这种分类方法在清代时兴了一阵后，就很少再被采用。

五、药性分类法

所谓药性分类法即以药物的四气五味（性）对药物进行分类。如明代杨崇魁《本草真诠》下卷按温、热、平、凉、寒五性分类药物；明代蒋仪《药镜》按温、热、平、寒四性分类，并在各药下注以序号。清代蒋居祉《本草择要纲目》收药 356 种，亦按寒、热、温、平四性分类。采用药性分类法者大都是启蒙、普及性的本草，有的还采用诗词骈语形式，简洁流畅，明白易记，在清代颇为流行。

此外，清代还出现了按脉象分类药物的方法，如龙柏《脉药联珠》，但这种按脉象分类药物的方法，实际上仍然是按寒、热、温、凉四性分类，达不到"联药于脉"的目的，因而并未被人采用。

总之，明、清时期出现的传统分类方法的多样化探索，表现了古代医药学家为改进中药分类方法曾做过不懈的努力。有些分类方法虽已不再使用，但仍有一定的借鉴作用。

主要参考文献

[1] 谢宗万. 多原性药材取名的原则与方法刍议 [J]. 中药材, 1989 (11): 40-42

[2] 那琦. 本草学 [M]. 增订版. 台湾: 南天书局有限公司, 1982

[3] 陈重明, 黄胜白. 本草学 [M]. 南京: 东南大学出版社, 2005

[4] 郝近大. 本草今义辨 [J]. 中国中药杂志, 1988, 13 (11): 3-5

[5] 郝近大. 应重视和加强本草学研究 [J]. 中国中药杂志, 1986, 11 (6): 3-6

[6] 郝近大. 论本草学及其在现代中药研究中的作用 [J]. 中医药图书情报, 1990 (4): 41-45

[7] 陈仁寿. 本草文献研究的思路和方法刍议 [J]. 中国中药杂志, 1997, 22 (6): 323-325

[8] 谢宗万. 中药材品种论述 (上册) [M]. 第2版. 上海: 上海科学技术出版社, 1990

[9] 马继兴. 中医文献学 [M]. 上海: 上海科学技术出版社, 1990

[10] 尚志钧, 林乾良, 郑金生. 历代中药文献精华 [M]. 北京: 科学技术文献出版社, 1989

[11] 赵燏黄. 本草新诠 [M]. 哈尔滨: 黑龙江科学技术出版社, 1988

[12] 陈重明, 黄胜白. 本草学 [M]. 南京: 东南大学出版社, 2005

[13] 尚志钧, 林干良, 郑金生. 历代中药文献精华 [M]. 北京: 科学技术文献出版社, 1989

[14] 江苏新医学院. 中药大辞典 [M]. 上海: 上海科学技术出版社, 1977

[15] 南京中医药大学. 中药大辞典 [M]. 第2版. 上海: 上海科学技术出版社, 2006

[16] 马继兴. 神农本草经辑注 [M]. 北京: 人民卫生出版社, 1996

[17] 国家中医药管理局《中华本草》编委会. 中华本草 [M]. 上海: 上海科学技术出版社, 1999

[18] 胡世林. 中国道地药材 [M]. 哈尔滨: 黑龙江科学技术出版社, 1989

[19] 谢宗万. 药材品种延续论与药材品种变异论 [J]. 中药材, 1987 (1): 36-41

[20] 谢宗万. 药材品种延续论与药材品种变异论 (续) [J]. 中药材, 1987 (2): 35-36

[21] 彭华胜, 程铭恩, 王德群, 等. 药用木瓜的资源与采收加工调查 [J]. 中华中医药杂志, 2009, 24 (10): 1296-1298

[22] 彭华胜, 郝近大, 黄璐琦. 中国边疆省份地道药材分布与地缘政治格局关系 [J]. 中国中药杂志, 2013, 38 (17): 2901-2905

[23] 郑金生. "道地药材" 的形成与发展 (Ⅰ) [J]. 中药材, 1990, 13 (6): 39-40

[24] 郑金生. "道地药材" 的形成与发展 (Ⅱ) [J]. 中药材, 1990, 13 (7): 43-45

[25] 彭华胜, 郝近大, 黄璐琦. 近2000年来气候变化对道地药材产区变迁的影响——以泽泻与

枳壳为例［J］. 中国中药杂志, 2013, 38（13）: 2218 – 2222

［26］彭华胜, 王德群. 赤芍、白芍划分的本草学源流［J］. 中华医史杂志, 2007, 37（3）: 133 – 136

［27］彭华胜, 王德群. 白术地道药材的形成与变迁［J］. 中国中药杂志, 2004, 29（12）: 1133 – 1135

［28］黄璐琦, 郭兰萍, 胡娟, 等. 道地药材形成的分子机制及其遗传基础［J］. 中国中药杂志, 2008, 33（20）: 2303 – 2308

［29］谢宗万. 中药品种理论与应用［M］. 北京: 人民卫生出版社, 2008

［30］谢宗万. 中药材品种论述（上册）［M］. 第 2 版. 上海: 上海科学技术出版社, 1990

［31］裴鉴. 中国药用植物志［M］. 北京: 科学出版社, 1956

［32］江苏省中医研究所药物研究室. 江苏中药名实考［M］. 南京: 江苏人民出版社, 1959

［33］赵燏黄. 药用黄芪本草学及生药学的研究［M］. 北京: 科学出版社, 1959

［34］谢宗万. 中药品种理论研究［M］. 北京: 中国中医药出版社, 1991

［35］中国医学科学院药物研究所. 中药志（第四册）［M］. 北京: 人民卫生出版社, 1988

［36］吴晗. 烟草初传入中国的历史［J］. 益世报, 1935

［37］吴晗. 谈烟草［J］. 光明日报, 1959

［38］黄汉儒. 关于张景岳生平及著作的若干考证［J］. 中华医史杂志, 1983, 13（3）: 145

［39］李璠. 中国栽培植物发展史［M］. 北京: 科学出版社, 1984

［40］王留兴, 杨振翔, 张振凌. 浅谈《本草蒙筌》对中药炮制的贡献［J］. 江西中医药, 2008, 39（3）: 6 – 7

［41］张清华, 刘成基.《炮炙大法》评述［J］. 中药材, 1992, 15（3）: 46 – 47

［42］曹卫菊, 丁霞.《本草纲目》药物炮制理论探析［J］. 江苏中医药, 2003, 24（7）: 11 – 12